肖相如医学丛书

外感病初期辨治体系重构

善治者先治外感

（第二版）

肖相如　董正平　石玥　李佩◎编著

全国百佳图书出版单位

中国中医药出版社

·北　京·

图书在版编目（CIP）数据

外感病初期辨治体系重构：善治者先治外感 / 肖相如等
编著 . —2 版 .—北京：中国中医药出版社，
2022.1
（肖相如医学丛书）
ISBN 978–7–5132–6671–0

Ⅰ . ①外… Ⅱ . ①肖… Ⅲ . ①外感病—辨证论治
Ⅳ . ① R254

中国版本图书馆 CIP 数据核字（2021）第 007925 号

中国中医药出版社出版

北京经济技术开发区科创十三街 31 号院二区 8 号楼
邮政编码 100176
传真 010-64405721
廊坊市晶艺印务有限公司印刷
各地新华书店经销

开本 710×1000 1/16 印张 22.5 字数 353 千字
2022 年 1 月第 2 版 2022 年 1 月第 1 次印刷
书号 ISBN 978 – 7 – 5132 – 6671 – 0

定价 88.00 元
网址 www.cptcm.com

服 务 热 线 010-64405510
购 书 热 线 010-89535836
维 权 打 假 010-64405753

微信服务号 zgzyycbs
微商城网址 https://kdt.im/LIdUGr
官 方 微 博 http://e.weibo.com/cptcm
天猫旗舰店网址 https://zgzyycbs.tmall.com

如有印装质量问题请与本社出版部联系（010-64405510）

《肖相如医学丛书》出版说明

有学者才会有学术，有学术才会有疗效。

所谓学者，就是有健全的人格，有自由的灵魂，为了学问而学问，不图名，不逐利，不媚权，不流俗，内心宁静，独立思考，坚持质疑的人。学术是有价值的，学术可以为学者带来名利，但学者不是为了名利而做学问。判断真假学者的根据，是看其在名利和学问之间的选择，在权势和真理之间的选择。

对中医而言，有学术才会有疗效，做学问就要静下心来。我的人生态度是健康、快乐、自由地学习、工作、生活。我享受读书、教书、临证、思考的生活状态。我的理想是成为北京中医药大学最好的老师和最好的医生。我要用我的行动告诉我的学生，做纯粹的中医也能活得自由自在，理直气壮。要做学问，要想成为真正的学者，不能执着于追名逐利。所以我没有任何职务，没有获过任何奖励，没有做过实验研究，我的身份就是老师和医生。我硕士研究生就读于湖北中医学院（今湖北中医药大学）的伤寒论专业，博士研究生就读于中国中医研究院（今中国中医科学院）的肾病学专业。这样的教育背景决定了我的学习和工作领域，即《伤寒论》和肾病学，我的主要工作就是教《伤寒论》，看肾病。

经典是中医的基本功，临床思维能力和疗效的好坏，都取决于经典的水平。经典之中，重中之重是《黄帝内经》和《伤寒论》。幸运的是，我系统地上过三次经典课，而且是湖北中医学院最好的老师给我们上的四大经典。其中《伤寒论》我专门学了六年，工作以后主要从事《伤寒论》的教学，要想教好《伤寒论》，不熟悉《黄帝内经》《金匮要略》和温病学是不可能的，当然，我也教过《黄帝内经》和温病学。同时，我也十分热爱老师这个职业，我主要的时间和精力都用于教学，就是备好课和上好课，上好课的前提是备好课，备好课就是读书，特别是读经典，起码要自己先读明白了，才可能教给学生。我是一个很敬业的老师，因为我很享受备课和上课的过程。这也意味着我比绝大多数的中医拥有更好的学习经典的条件，我的工作要求我必须学习经典。正因如此，与很多不重视经典的中医相比，我可能对经典更熟悉一点，临床疗效也可能要好一点。

肾病学，是我攻读博士研究生的专业，也是我临床研究的方向。医学的发展越来越快，范围越来越广，分科越来越细。这就要求医生有坚实的医学基础知识，包括中西医的基础知识，在医学院的理论课学习阶段就要打牢基础；从临床实习开始到主治医师的阶段要广泛地学习、了解各科的知识，具备大内科医生的能力；成为主治医师以后，要确定相对固定的专业方向，并进行深入的学习和研究。很多人认为中医是不分科的，也是不能分科的，必须什么病都会看，否则就是水平不够。这不是事实，也不利于医学的发展。医学分科古代就有，如疾医、疡医、食医、大方脉、小方脉、带下医、哑科，等等。现在的中医，不仅要分科，而且还应该参考西医的分科，并学习西医的专科知识，否则容易误诊误治。来找我治疗的肾病患者中，就经常有人是被所谓的"铁杆中医""纯中医"治坏了的。比如，一位肾功能损害的患者，找一位"铁杆"的老中医治疗，他老人家也不要患者做相关的检查，当然也看不懂，结果越治越重，患者实在扛不住了，去医院一查，都到尿毒症了；有一次，碰到一位老中医，他知道我是肾病科的医生，他跟我说，中医治疗尿毒症就是小菜一碟，把我听得直冒冷汗。这位估计连什么是尿毒症都不清楚，尿毒症的治疗哪有容易的？

所以，我认为，医生要根据自己的兴趣，选择相对固定的领域，持之以恒地学习、研究、思考，进行学术积累，即"术业有专攻"。这次出版的这些小册子，就是我在《伤寒论》和肾病这两个领域学习过程的一些记录。

写作是一种有效的学习方式，要想弄清楚一个问题，最好是就这个问题写一篇文章，写文章的目的并不是发表论文，而是让自己先弄明白这个问题。因为不阅读文献，不积累足够多的资料，没有思考清楚之前，是不可能写出一篇文章来的。把一个领域的主要问题都写成了论文，就可以出一本小册子了。虽然水平不一定高，但这是自己做过的事情，是自己的一些思考，无论对与错，或许对同道有些参考意义。

关于《伤寒论》，我于2009年11月出版了《肖相如论伤寒》，2016年7月出版了《肖相如伤寒论讲义》，还有就是这次将要一起出版的《特异性方证》。

《肖相如论伤寒》是我学习、运用、研究《伤寒论》的一些体会，也算是我学习《伤寒论》的小结。该书共有三部分，即专题论述、讲稿和医案。在专题论述部分，对一些概念进行了辨析，提出了我的理解，比如表证并不是六淫都有、解肌的实质是补脾胃、脾约不是麻子仁丸证、少阳不是半表半里、四逆汤不是少阴病的主方、寒厥不会有厥热胜复、第326条不能作为厥阴的提纲、乌梅丸不是厥阴病的主方等，这是全书的重点；讲稿部分是对我上课讲稿的整理；医案部分是我运用《伤寒论》方的验案。

《肖相如伤寒论讲义》是因为现行的教材中错误的概念太多，还有就是表述不规范，这严重影响了中医的传承和交流，我认为教材应该在规范概念的基础上，用学术语言进行规范、平实、准确地表述，这就是我做的尝试。因为《肖相如论伤寒》中的主要内容融入到了《肖相如伤寒论讲义》中，为了避免重复，这次的丛书"伤寒论"部分只选了《肖相如伤寒论讲义》，而没有将《肖相如论伤寒》一并再版。《肖相如伤寒论讲义》的再版修订有以下几方面：一是对错别字进行了校勘；二是加了张仲景的原序；三是加了条文索引；四是加了方剂索引；五是将讲义中没有讲到的原文作为备考条文附后。

《特异性方证》是这次要一起出版的新书。"特异性方证"是我根据《伤寒论》的实际内容引申提出的一个新概念。"特异性方证"，就是方和证之间具有特异性的关联，可以达到药到病除的特效，具有精准、快捷、高效的特征。

现行的以教材为代表的主流观点认为，《伤寒论》的核心是辨证论治，但《伤寒论》的实际内容并不支持这一观点。《伤寒论》的核心是方证，主要讨论的是方和证之间的关联程度，有的是"主之"，有的是"宜"，有的是"可与"，有的是"不可与"。其中，只有"主之"的方证之间关联程度最高，可以达到药到病除的特效，属于"特异性方证"。所以，"特异性方证"是方证中的精华，是医学的最高境界。

同时，"特异性方证"也是中医的标准化体系，具有确定性和可重复性。辨证论治背离了张仲景的正确方向，使中医失去了确定性和可重复性。

《外感病初期辨治体系重构》于2015年10月出版。《伤寒论》主要讨论的是外感病，实际内容以外感寒邪为主。治疗外感病是中医的基本功，但外感病的误治很严重，究其原因，在于现行教材关于外感病初期辨治的理论基本上是错误的，对外感病初期的辨治体系进行重构是刻不容缓的，所以在困惑了几十年之后，我花了十年的时间进行研究和思考，出版了《外感病初期辨治体系重构》。从研究范围来说，算是对《伤寒论》的一点延伸。这次纳入丛书再版，对错别字进行了校勘，其他内容不做大的修改。

《阳痿治疗集锦》于1992年8月由山西科学技术出版社出版，是一本关于阳痿治疗的资料性小册子。1991年我在西苑医院出诊，应邀在《北京晚报》的"科技长廊"发表了一组中成药治疗阳痿的科普文章，导致就诊的阳痿患者急剧增加，于是就将收集到的关于阳痿治疗方法的资料整理成册，出版了《阳痿治疗集锦》。阳痿是最常见的性功能障碍，其他的性功能障碍也不少，为了适应临床治疗的需要，又对常见的性功能障碍的治疗方法进行了学习和研究，由中国医药科技出版社于1995年4月出版了《中西医结合性治疗学》。也就是说，关于性功能障碍，我出版了《阳痿治疗集锦》和《中西医结合性治疗学》两本小册子。山西科学技术出版社于1998年7月将《阳痿治疗集锦》更名为《阳痿病防治》再版。这次将《阳痿治疗集锦》更名为《阳痿治法集锦》，纳入丛书再版，对错别字进行了校勘，其他内容不做大的修改。

《肖相如论治肾病》于2005年10月出版。主要内容有我对导师时振声先生治疗肾病学术经验的学习和总结，中医治疗肾病基本理论问题，我对常见肾病的学习、治疗、研究的心得，还有就是我对慢性肾功能衰竭治疗研究的专题，特别是我提出的"慢性肾功能衰竭的整体功能代偿疗法"，最后是我的博士学位论文的内容，关于慢性肾炎气阴两虚的研究。其中的主要内容我都发表过学术论文，所以，也算是我学习、治疗、研究肾病的小结。虽然关于肾病的书很多，但个人的专著却很少，因为我的这本小册子主要是个人的思考、心得，比较贴近临床，所以还比较受欢迎，2017年4月修订后再版，再版时第一版脱销已久。这次纳入丛书再版，对错别字进行了校勘，其他内容不做大的修改。

《发现肾虚》于2010年4月出版。肾虚证广泛存在，肾虚是中医学的重要概念，也是一个近乎家喻户晓的概念，以慢性疲劳综合征为代表的肾虚证患者主要就诊于肾病科。但是，关于肾虚证，并没有规范、完整的体系。在肾病科，肾虚证的患者很多，因为临床治疗的需要，我着手对这一专题进行学习、研究，以《黄帝内经》关于肾的功能和肾虚的记载为基础，对肾虚证进行了较为系统的整理，基本构建了肾虚证的理论框架。因为肾虚证是一个大众关注度很高的话题，我于2011年1月在中国轻工业出版社出版了科普版《养生肾为本》，2014年4月出版了《肾虚吗》。在北京卫视《养生堂》、江苏卫视《万家灯火》、中央人民广播电台中国之声《养生大讲堂》等很多栏目也做过关于肾虚的科普节目。《发现肾虚》此次纳入丛书再版，对错别字进行了校勘，其他内容不做大的修改。

《阳痿治法集锦》《肖相如论治肾病》《发现肾虚》，算是我在肾病这个领域学习过程的小结。

《西医不治之症的中医治疗验案》于2008年4月出版，是一次意外事件引出的应景之作。2006 年，有人发起了取消中医的网上签名，中医的存废又成了热点，很多人跟我说，您应该就此发出一些声音。为此发声的人很多，不如做点实际工作，用事实告诉大家，仅仅有西医是不够的，很多疾病在西医的体系内是没有治疗方法的。当时，在校的研究生也在热议这件事，我把我的想法告诉了他们，得到了他们的积极响应和支持。于是，在侯中伟和陈松鹤两位博士的带领下，通过各位编委的辛勤工作，这本小书得以问世，出版之后很受欢迎。这本书是全体编委的集体成果，此次纳入丛书再版，就是为了让我们的这本小书能够影响更多的人。除了对错别字进行校勘外，其他内容不做大的修改。

概括而言，《肖相如伤寒论讲义》《特异性方证》和《外感病初期辨治体系重构》，是我学习《伤寒论》和外感病的一些心得体会；《阳痿治法集锦》《肖相如论治肾病》和《发现肾虚》，是我学习肾病的一些心得体会；《西医不治之症的中医治疗验案》则是对中西医关系的思考。需要说明的是，出版较早的书中有的观点可能和出版较晚的书中的观点有矛盾之处，说明我的认识在变化。

这次将这些小册子呈现给大家，只是想以此说明，医生需要放弃名利，独善其身，静下心来读书、临证、思考、总结，给真正想学中医而又困惑的人一点借鉴。若能对大家有所启迪，则已幸甚！一家之言，一己之见，难免有错误和偏颇，欢迎讨论，欢迎赐教，欢迎批评！

肖相如

2021 年 11 月 2 日于北京花家地

引言：问题的提出

外感病初期必须辨别寒热，这是众所周知的，也是共识。现在的中医教科书中辨寒热的方法是根据恶寒和发热的轻重来辨别，而临床的事实是，根据发热和恶寒的轻重不能区分外感病初期的寒热属性。外感寒邪初期的麻黄汤证发热往往很高，恶寒也很重；而外感热邪初期的银翘散证、桑菊饮证发热往往并不高。这就告诉我们，现在中医的理论不能辨别外感病初期的寒热性质。辨不清外感病初期的寒热性质，外感病初期的误治就成为必然。

每年的流感流行、2003 年的 SARS、2005 年的禽流感、多次的猪流感（甲型 H1N1、H7N9）等，一次次地警告世人，传染病对人类的威胁并没有解除，同时也告诉世人，西医并不足以解除传染病对人类的威胁。这就意味着中医必须参与传染病的防治。无论是从医学的责任，还是从中医本身发展的需要，中医参与传染病的防治都是必须的。有了中医必须参与防治传染病的前提，需要考虑的问题是，中医防治传染病的理论和方法成熟吗？

传染病属于中医的外感病。中医能辨别清楚外感病初期的性质吗？比如 2003 年的 SARS，光病名就不下十几种，如伏暑、冬温、伤寒、春温、风温、瘟疫、天行、瘟病、肺毒疫、肺湿疫、肺闭疫、肺痹疫、非典肺毒疫等。显然，如果让这些持不同病名的中医师去治疗，肯定有人的治疗是错误的。这也告诉我们一个问题，就是中医外感病的治疗理论和方法不能正确指导临床实践，中医参与防治传染病是很容易发生误治的，特别是初期的治疗容易发生错误。而对于外感病而言，初期的正确治疗是关键，初期的误治往往是致命的。所以，《黄帝内经》认为："善治者治皮毛……治五脏者半死半生也。"

问题的实质在于，学术界普遍忽略了用中医自身的理论来指导外感病初期的辨证和治疗，片面地认为外感病的初期是温病，不能用温药；即使是治疗错误，用凉药也比用温药稳妥。其实，无论是用寒凉的方药治疗感受寒邪引起的外感病，还是用温热的方药治疗感受热邪引起的外感病，其后果都是严重的。张仲景的宗族中有十分之七的人是死于感受寒邪引起的外感病，如果是误治的话，怎么能排除他们不是死于用寒凉的方药误治的呢？金元四大家中著名的寒凉派刘河间就曾因偏执于寒凉，自己患伤寒而久治不愈，后经张元素治愈；近代名医恽铁樵的三个孩子因为伤寒被误作温病治疗致死等，不一而足。

显然，不建立外感病初期正确的辨治体系，不解决外感病初期误治的问题，中医参与传染病的防治和突发性公共卫生事件的干预是困难的，对中医的发展也将产生严重的影响。

外感病初期存在的理论问题

1.表证是什么？

2.表证等于外感病初期吗？

3."恶寒"的形成机理是什么？

4.外感热邪可能导致"恶寒"吗？

5.根据"恶寒"和"发热"的轻重能区分外感病初期的寒热性质吗？

6.《伤寒论》第6条是"太阳病，发热而渴，不恶寒者，为温病"，能将原文中的"不恶寒"改成"微恶寒"吗？

7."八纲辨证"中的"表里辨证"的概念规范吗？对临床有何指导意义？

8."卫气营血辨证"中的"卫"是表证吗？"卫分证"的治法是发汗吗？

9.叶天士的"在卫汗之可也"和"温邪上受，首先犯肺"有矛盾吗？"温邪上受，首先犯肺"的治法是发汗吗？

10."风"是什么？怎么治疗外感的"风"？

11."风为阳邪"，那么，治疗"风"的药是阴药吗？

12."风为阳邪，其性开泄，善行数变"，怎么可能郁遏卫气导致的"恶寒"？"风、寒、湿三气杂至，合而为痹"的"痹"和

"风"有关系吗？

13. "风为百病之长"，有什么证据能证明？没有"风"就不会感受其他的邪气吗？

14. "风为百病之长"指"风"为一切外邪的总称，那感受所有的外邪都可以叫感受了"风邪"吗？

15. "火"有外感的吗？

16. "暑"邪是什么？香薷散有祛暑的功效吗？

17. "燥"邪是什么？杏苏散有润燥的功能吗？

18. 杂气（疫疬之气）能指导临床吗？

19. "辛凉解表剂"桑菊饮的主药桑叶和菊花并没有辛味，也没有解表作用，怎么能叫"辛凉解表剂"？临床上谁用桑叶、菊花解表？

20. "辛凉解表剂"银翘散的主药金银花、连翘是清热解毒药，也没有辛味，怎么能叫"辛凉解表剂"？

21. "辛凉解表剂"麻杏甘石汤是解表的吗？方中的麻黄是解表的吗？《伤寒论》中怎么用？

22. "辛凉解表剂"柴葛解肌汤的适应证是三阳合病，三阳合病的治法是"辛凉解表"吗？

23. "辛凉解表剂"升麻葛根汤有"透疹"的作用吗？"疹"的发生机理是什么？有谁用升麻葛根汤治过"疹"？

24. 《中医诊断学》和《温病学》中记载"斑疹"的发生机理为"热入营血"，而《中药学》中记载"辛凉解表药"薄荷、牛蒡子、蝉蜕、升麻、葛根、浮萍有"透疹"的功效，《方剂学》中记载"辛凉解表剂"升麻葛根汤有"解肌透疹"的功效。也就是说，根据《中医诊断学》和《温病学》，"斑疹"是营分证和血分证；而根据《中药学》和《方剂学》，"疹"是卫分证。究竟该怎么理解？

第一版前言

在我当医生后相当长的时间里对外感病初期的治疗感到恐惧，因为我辨不清楚外感病初期寒热的性质。这就促使我关注、思考这个问题，我发现辨不清外感病初期寒热性质的不仅是我，而是绝大多数的医生，也包括很多著名的医生，我的博士导师时振声老师也遇到过这个问题。时老师有一个经验方——荆防银翘汤，由荆芥、防风、紫苏叶、金银花、连翘、淡竹叶、茯苓、陈皮组成，用于外感病初期辨不清寒热的时候，而且很多医生都跟我提到过时老师的这个方。这说明大家都在关注这个问题，只是没有得到解决，所以外感病初期的误治很严重。

令我百思不得其解的是，为什么这么严重的问题，整个学术界都视而不见？现在我才知道想要探讨这个问题有多难！

首先，从问题的本身而言，涉及整个中医的理论体系，从《黄帝内经》关于外感病病因的理论，将外感病称为"伤寒"，到《难经》将伤寒的概念泛化，到《伤寒论》将温病初期称为"太阳病"，到明清时期温病学派的形成，提出卫气营血辨证和三焦辨证，伴随着寒温之争又将温病的概念泛化，直到现在的教科书中风热表证和辛凉解表法，形成了一个实质错误而表面完善的体系，不可能在短时间内，从局部解决这个问题。

其次，绝大多数的人虽然遇到了和我一样的问题，但是他们并不认为中医关于外感病的理论有问题，所以如果有人提出对现有外感病理论的质疑，他们会本能地反对。比如，2003年8月4日我在中国中医药报发表了《温病初期不是表证》后就有人跟我说，你这是要否定温病学吗？我和很多学者探讨这个问题，他们认为，这个问题不需要探讨，你改变不了这个理论体系；因为我的精力和时间都有限，准备指导我的研究生探讨这个问题，我的朋友们也劝我，这个问题风险太大，答辩不容易通过；到现在为止，也还有人认为我是要否定中医的理论体系。

只是我已经确认，中医关于外感病初期的理论是错误的，我会坚持探讨这个问题。随着研究的深入，我的认识也越来越清楚，论据也越来越充分，陆续发表了多篇论文，做了数十次专题讲座，引起了强烈的反响。现在有越来越多的人愿意跟我探讨这个问题，很多学者表示了对我的支持。2009级博士研究生董正平在我的指导下完成了博士学位论文《基于中医"四淫""八质"因素的外感病初期诊疗模式探讨》；2011级硕士研究生石玥在我的指导下完成了硕士学位论文《辛凉解表剂之"解表"质疑》；2011级硕士研究生李佩在我的指导下完成了硕士学位论文《基于肖氏表证辨治思路对辛凉解表药的探究》。三位研究生的选题都是围绕外感病初期辨治体系而展开的，而且都是对现行教科书中理论体系的质疑，从开题到答辩，都得到了与会专家坚定的支持和热情鼓励。

经历了30多年的困惑，经过了10多年的探索，我对外感病初期的辨治体系有了初步的认识。虽然只是初步的，而且肯定也是粗浅的，但我还是迫不及待地想要公诸于世，因为还有很多的医生正在经历我所经历过的困惑，千千万万的病人还在遭受误治带来的灾难。只是书名颇费思量，最终还是没有满意的选择，姑且名为《外感病初期辨治体系重构》吧。这个书名有些狂妄，大家会质疑：你有能力重新构建外感病初期的辨治体系吗？大家完全有理由质疑我的能力。从另一角度而言，外感病初期辨治理论的混乱，外感病初期的误治严重，影响了中医的生存，阻碍了中医的发展，这是有目共睹的。对于如此重大的问题，至今没有人进行研究，没有人提出解决方案，这是令人震惊的事。如此而论，重新构建外感病初期的辨治体系，舍我其谁也？

感谢我的博士研究生董正平，硕士研究生石玥、李佩！感谢你们对我的信任以及为此付出的辛勤劳动！

感谢中国中医药出版社我一见如故的新朋友刘观涛先生！感谢中国中医药出版社我的老朋友农艳女士！感谢你们对我的帮助理解和对本书的出版所付出的心血！

肖相如

2014 年 7 月 15 日于北京

目　录

第一章

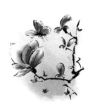

外感病初期辨治理论的混乱

第一节 对教材的质疑

中医学教材为中医人才的培养做出了重大贡献，无论是教材的体系，还是教材的门类，都已经相当完善。虽然教材中还存在一些概念问题，但这是瑕不掩瑜的，并不会影响教材的成就。我提出这些问题，只是为了使教材更加完善。

一、《中医基础理论》

下面是《中医基础理论》"风邪的性质和致病特征"的内容。

内容摘抄

风性轻扬开泄，易袭阳位。风邪具有轻扬、升发、向上、向外的特性。其性开泄，指其伤人易使腠理不固而汗出。故风邪侵袭，常伤及人体的上部（头、面）和肌表，如头面、咽喉、皮肤、腰背等处，使皮毛腠理开泄，出现头痛、汗出、恶风、咽痒咳嗽等症。

质疑

治疗因风性开泄而使腠理不固导致的汗出用什么药？是祛风的药吗？

风邪常伤及人体上部和肌表，腰背算上部吗？下面说的"风、寒、湿三气杂至而引起的痹证"，是在上部吗？

风邪"使皮毛腠理开泄，出现头痛、汗出、恶风、咽痒咳嗽等症"，头痛、咽痒咳嗽和皮毛腠理开泄有什么关系？咽痒咳嗽怎么治疗？用的是祛风的药吗？

内容摘抄

风性善行数变。"善行"，指风性善动不居，游移不定。故其致病具有病位游移、行无定处的特征。如风、寒、湿三气杂至而引起的痹证，若见游走性关节疼痛，痛无定处，则属于风邪偏盛的表现，称为"行痹"或"风痹"。

"数变"，指风邪致病变幻无常，发病迅速。如风团（荨麻疹）就表现为皮肤瘙痒时作，疹块发无定处，此起彼伏，时隐时现的特征。同时，以风邪为先导的外感病，一般发病急，传变也较快。如风中于头面，可突发口眼㖞斜；小儿风水证，起病仅有表证，但短时间内即可出现头面一身俱肿、小便短少等。

质疑

痹，就是不通。风性开泄，还善行，怎么可能不通呢？只能是通得太过呀！治疗痹的游走性关节疼痛用的是祛风药吗？祛风药都是什么药？荨麻疹是风邪引起的吗？治疗荨麻疹是用的祛风药吗？口眼㖞斜是因为风邪引起的吗？治疗是祛风吗？小儿风水是风邪引起的吗？治疗是祛风吗？

内容摘抄

风性主动。"主动"，指风邪致病具有动摇不定的特征。如风邪入侵，常现颜面肌肉抽掣，或眩晕震颤、抽搐、颈项强直、角弓反张、两目上视等。临床上因受风而面部肌肉颤动，或口眼㖞斜，为风中经络；因金刃外伤，复受风毒之邪而出现的四肢抽搐、角弓反张等症，也属于风性主动的临床表现。

质疑

"颜面肌肉抽掣，或眩晕震颤、抽搐、颈项强直、角弓反张、两目上视等"，是感受风邪引起的吗？治疗是用祛风药吗？"面部肌肉颤动，或口眼㖞斜"，是感受了风邪吗？治疗是用祛风药吗？"金刃外伤后出现的四肢抽搐、角弓反张等症"，是风邪引起的吗？治疗是用祛风药吗？

内容摘抄

风为百病之长。长者，始也，首也。风为百病之长，一是指风邪常兼他邪合而伤人，为外邪致病的先导。因风邪四季皆有，其性善动，凡寒、湿、暑、燥、热诸邪，常依附于风邪而侵犯人体，从而形成风寒、风湿、风热、风燥等证；二是指风邪袭人致病最多。风邪终岁常在，故发病机会多；风邪伤人，无孔不入，表里内外均可伤及，侵害不同的脏腑组织，可发生多种病证。古人甚至将风邪作为外感致病因素的总称。

质疑

有什么根据说"凡寒、湿、暑、燥、热诸邪，常依附于风邪而侵犯人体"？"风寒、风湿、风热、风燥"等证指的是什么证？"风寒"和"寒"的区别是什么？"风"四季皆有就为"百病之长"，"寒"不是四季皆有吗？"热""湿""燥"难道不是四季皆有吗？如果"将风邪作为外感致病因素的总称"，那就和"外邪"是同义词，上面的"风邪"的这些特征就是所有"外邪"的特征吗？

二、《中医诊断学》

下面是《中医诊断学》"六淫辨证"的内容。

内容摘抄

风淫证

证候表现：恶风，微发热，汗出，苔薄白，脉浮缓；或有鼻塞、流清涕、喷嚏，或伴咽喉痒痛、咳嗽；或突起风团、皮肤瘙痒；或突发肌肤麻木、口眼㖞斜；或肌肉僵直、痉挛、抽搐；或肢体关节游走作痛；或新起面睑、肢体浮肿等。

证候分析：风为阳邪，其性开泄，易袭阳位，善行而数变，常兼夹其他邪气为患。故风淫证具有发病迅速、变化快、游走不定的特点。风淫证根据其病位不同而有不同的证候。

风邪袭表，伤人卫气，卫气不固，腠理疏松，则见恶风发热、汗出、脉浮；风邪袭肺，肺气失宣，鼻窍不利，则见咳嗽、咽喉痒痛、鼻塞、流清涕或喷嚏；风邪侵袭肤表、肌腠，营卫不和，则见突起风团、皮肤瘙痒；风邪或风毒侵袭经络，经气阻滞不通，轻则可出现肌肤麻木、口眼㖞斜，重则肌肉僵直、痉挛；风与湿相兼，侵袭筋骨关节，阻痹经络，则见肢体关节游走疼痛；风邪侵犯肺卫，宣降失常，通调水道失职，则见面睑、肢体浮肿。

质疑

"风为阳邪，其性开泄，易袭阳位"，治疗阳邪就要用阴药，治疗风邪的药是阴药吗？"其性开泄"，就要固涩，治风的药是固涩的吗？"易袭阳位"，阳位是什么地方？上为阳，下为阴，背为阳，腹为阴，风邪只伤上半身和背部吗？而且阴、阳是相对的概念，上半身不是还要分阴阳吗？背部不是还可分阴阳吗？

"风邪袭表，伤人卫气，卫气不固，腠理疏松，则见恶风发热、汗出、脉浮"。风邪袭表，伤人卫气，卫气不固，腠理疏松，怎么就见"恶风""发热"了呢？风邪导致"恶风"的机理是什么？"发热"的机理又是什么？"恶风"和"发热"的机理是相同的吗？

"风邪袭肺，肺气失宣，鼻窍不利，则见咳嗽、咽喉痒痛、鼻塞、流清涕或喷嚏"。风性是开泄的，风邪袭肺怎么可能导致肺气失宣呢？应该肺气比正常更加宣才对呀！鼻窍怎么会不利呢？应该比正常更利才对呀！而且在后面的"寒淫证"中也有"咳嗽、鼻塞、流清涕"，其机理也是"肺卫失宣""肺失宣降"，怎么"开泄"的"风邪"和"收引"的"寒邪"都能导致"肺气不宣"呢？

"风邪侵袭肤表、肌腠，营卫不和，则见突起风团、皮肤瘙痒"。"风邪侵袭肤表、肌腠，营卫不和"和"风邪袭表，伤人卫气，卫气不固，腠理疏松"的区别是什么？为什么一个是"突起风团、皮肤瘙痒"，一个是"恶风发热、汗出、脉浮"？"突起风团、皮肤瘙痒"是感受了风邪吗？

"风邪或风毒侵袭经络，经气阻滞不通，轻则可出现肌肤麻木、口眼㖞斜，重则肌肉僵直、痉挛"。"风毒"是什么？"风邪"和"风毒"的区别是什么？"轻则可出现肌肤麻木、口眼㖞斜，重则肌肉僵直、痉挛"，这是感受了外邪吗？这是感受了风邪吗？

"风与湿相兼，侵袭筋骨关节，阻痹经络，则见肢体关节游走疼痛"。"风为阳邪，其性开泄，善行数变"，怎么可能阻痹经络？"肢体关节游走疼痛"是风引起的吗？治疗这种关节疼痛用的是祛风药吗？

"风邪侵犯肺卫，宣降失常，通调水道失职，则见面睑、肢体浮肿"。风性是开泄的，怎么能使肺失宣降？这种水肿的治疗用的是祛风药吗？

内容摘抄

寒淫证

证候表现：恶寒重，或伴发热，无汗，头身疼痛，鼻塞，流清涕，脉浮紧。或见咳嗽、气喘、咳稀白痰；或为脘腹疼痛、肠鸣腹泻、呕吐；或为四肢厥冷、局部拘急冷痛；口不渴或渴喜热饮，小便清长，面色苍白，舌苔白，脉弦紧或沉迟有力。

证候分析：多因淋雨、下水、衣单、露宿、在冰雪严寒处停留、食生、饮冷等感受阴寒之邪所致。寒为阴邪，具有凝滞、收引、易伤阳气的特性。

寒淫证常分为伤寒证和中寒证。伤寒证是指寒邪外袭于肌表，阻遏卫阳所表现的表实寒证，又称风寒表证。寒邪束表，腠理闭塞，肺卫失宣，故见恶寒、无汗、鼻塞、流清涕、脉浮紧；寒凝经脉，经气不利，则见头身疼痛等。中寒证是指寒邪直中于里，伤及脏腑、气血，遏制并损伤阳气，阻滞脏腑气机和血液运行所表现的里实寒证，又称内寒证、里寒证等。寒邪伤于不同的脏腑，可有不同的证候特点。寒邪客肺，肺失宣降，故见咳嗽、气喘、咳稀白痰等症；寒滞胃肠，使胃肠气机不利，和降、传导失常，则见脘腹疼痛、肠鸣腹泻、呕吐等症。

此外，临床上寒淫证还有多种类型，如寒滞肝脉证、寒滞心脉证、寒凝胞宫证、寒胜痛痹证等，均可见肢冷，局部拘急冷痛，无汗，面色苍白，舌苔白，脉弦紧或沉迟有力。

质疑

"伤寒证是指寒邪外袭于肌表，阻遏卫阳所表现的表实寒证，又称风寒表证"。只是"寒邪外袭于肌表"，为什么又称为"风"寒表证？和风有关系吗？治疗需要祛风吗？

"寒邪束表，腠理闭塞，肺卫失宣，故见恶寒、无汗、鼻塞、流清涕、脉浮紧"。"恶寒"究竟是怎么形成的？不会"发热"吗？如果有"发热"的话，又是怎样形成的？

内容摘抄

燥淫证

燥淫证指外感燥邪，耗伤津液，以口鼻、咽喉、皮肤干燥为主要表现的证。

证候表现：口唇、鼻腔、咽喉干燥，皮肤干燥甚至皲裂、脱屑，口渴欲饮，舌苔干燥，大便干燥，小便短黄，或见干咳少痰、痰黏难咳等。属于温燥者常兼见发热，微恶风寒，有汗，咽喉疼痛，舌边尖红，脉浮数；属于凉燥者常兼有恶寒发热，无汗，头痛，脉浮紧。

证候分析：燥淫证的发生有明显的季节性或地域性。燥邪具有干燥、伤津耗液、易伤肺脏等致病特点。

燥邪伤人，多从口鼻而入，最易损伤肺津，影响肺的宣发和肃降功能，从而表现为皮肤、口唇、鼻腔、咽喉、舌苔干燥，干咳少痰等症；大便干燥，小便短黄，口渴欲饮，系津伤的表现。

燥淫证有温燥和凉燥之分。温燥多见于初秋之季，气候尚热，余暑未消，燥热侵犯肺卫，在干燥津伤的表现基础上，又见发热、微恶风寒、有汗、咽喉疼痛、舌边尖红、脉浮数等风热表证之象；凉燥多见于深秋季节，气候既凉，气寒而燥，人体感受凉燥，除了有干燥的表现之外，还见恶寒发热、无汗、头痛、脉浮紧等表寒证候。

临床常见的燥淫证有燥邪犯表证、燥邪犯肺证、燥干清窍证等。

质疑

既然"发热，微恶风寒，有汗，咽喉疼痛，舌边尖红，脉浮数等"是"风热表证"之象，还能称为"燥"吗？温燥是怎么形成"微恶风寒"的？

既然"恶寒发热，无汗，头痛，脉浮紧等"是"表寒"证候，还能称为"燥"吗？治疗用什么方药？是"润燥"的吗？

内容摘抄

火淫证

火淫证指外感温、热、火邪，阳热内盛，以发热、口渴、面红、便秘、尿黄、舌红、苔黄、脉数等为主要表现的证。

证候表现：发热，微恶寒，头痛，咽喉疼痛，鼻塞，流浊涕，舌边尖红，苔薄黄，脉浮数；壮热喜冷，面红目赤，汗多，烦躁或神昏谵语，吐血、衄血，痈肿疮疡，小便短赤，大便秘结，舌质红或绛，苔黄而干或灰黑干燥，脉洪滑数。

证候分析：多因外感温热火邪；或因其他外邪郁积化热化火而成。火、热、温邪同属一类性质，仅有轻重之别。温为热之渐，火为热之极，故常有火热、温热并称。火、热、温邪为阳邪，其性燔灼急迫，伤津耗气，具有炎上、生风、动血、易致疮疡的特点。

热邪犯表，卫气失和，故发热，微恶寒；火热上扰，故头痛、咽喉疼痛、鼻流浊涕；舌边尖红、脉浮数为热邪客表之征；火热炽盛，充斥于外，故见壮热喜冷；火热上炎，则面红目赤；热扰心神，轻则烦躁，重则神昏谵语；邪热迫津外泄，故见汗多；热盛伤津，则口渴饮冷，大便秘结，小便短少黄赤；热盛动血，血液妄行，故见吐血、衄血；火热郁结不解，局部气血壅滞，肉腐血败，则发为痈肿疮疡；舌红绛，苔黄而干或灰黑干燥，脉洪滑数，均为火热炽盛之象。

火淫证的常见证型有风热犯表证、肺热炽盛证、心火亢盛证、胃热炽盛证、热扰胸膈证、肠热腑实证、肝火上炎证、肝火犯肺证、热闭心包证、热入营血证等。

质疑

"外感温、热、火邪"。温、热、火是一回事吗？"火"有外感的吗？外感火邪是什么样？是烫伤了吗？

"热邪犯表，卫气失和，故发热，微恶寒"。热邪犯表，怎么导致卫气失和？卫气怎么失和？卫气失和怎么会出现发热？卫气失和怎么会出现微恶寒？

"舌边尖红、脉浮数为热邪客表之征"。热邪客表究竟客在什么地方？在身体的表面吗？

"火淫证的常见证型有风热犯表证"。火淫证的证型怎么会有"风热犯表证"？"风热"是什么热？

三、《伤寒论》

下面是《伤寒论选读》"太阳病纲要"的内容。

内容摘抄

在原文第1条"太阳之为病，脉浮，头项强痛而恶寒"的［解析］中说："外邪束表，卫气被遏，不能正常发挥'温分肉'功能，故见恶寒。"

质疑

所有的外邪都能束表，使卫气被遏吗？比如说，热邪是炎上的，向外发散的，怎么束表？怎么使卫气被遏？再比如说，暑邪、燥邪怎么束表？怎么郁遏卫气？

内容摘抄

在原文第2条"太阳病，发热，汗出，恶风，脉缓者，名为中风"的［解析］中说："本证由风寒之邪袭表，营卫失调所致。由于风寒之邪袭表而风邪偏盛，卫阳浮盛，与邪相争，故发热；风性疏泄且伤卫阳，使卫外不固，营不内守，营阴外泄，故见汗出；卫外不固且汗出肌腠疏松，不胜风袭，故见恶风。"

"由于太阳中风证以汗出、脉缓为特征，故后世又称其为中风表虚证。但必须注意，证名'表虚'，却非虚证，因为这只是与无汗出、脉浮紧的伤寒表实证对举而言。此外，太阳中风证在本条只提恶风，实则仍为恶风寒，因为恶风与恶寒只是程度的轻重不同。"

质疑

"本证由风寒之邪袭表，营卫失调所致，由于风寒之邪袭表而风邪偏盛"。"风寒"之邪究竟是"风"还是"寒"？风性是开泄的，寒性是收引的，风邪是阳邪，寒邪是阴邪，怎么能混为一谈呢？

如果"恶风和恶寒只是程度的轻重不同"，恶风的形成机理是"风性疏泄，且伤卫阳，使卫外不固，营不内守，营阴外泄，故见汗出；卫外不固，且汗出肌腠疏松，不胜风袭"，那恶寒的机理也是相同的，只是程度重而已了？

中风表虚证，也就是桂枝汤证，真的是"证名'表虚'，却非虚证吗"？

内容摘抄

在对原文第6条"太阳病，发热而渴，不恶寒者为温病"的［解析］中说："温为阳邪，侵及人体，扰乱营卫，易耗伤阴津，故发病之初，在发热的同时便有口渴。"至于恶寒之有无，原文中明确提出"不恶寒"，此当全面理解。根据太阳病提纲证，恶寒为必具证，不恶寒，不得称为太阳病。从后世温病学的卫分证来看，恶寒也是必见症状，乃风热伤卫，卫失固外所致，只不过其恶寒程度远较伤寒为轻，时间短暂而已。故此处"不恶寒"是与伤寒、中风相对而言。

质疑

既然原文中明确提出是"不恶寒"，全面理解怎么就能理解成"恶寒"呢？有什么理由证明后世温病学的卫分证"恶寒"是必见症状？"风热伤卫"的"风热"是什么"热"？这个"风热"怎么伤卫？"卫失固外"导致的是"恶寒"吗？

四、《中医内科学》

下面是《中医内科学》"感冒"的内容。

内容摘抄

感冒是感受触冒风邪,导致邪犯肺卫,卫表不和的常见外感疾病,临床表现以鼻塞、流涕、喷嚏、咳嗽、头痛、恶寒、发热、全身不适、脉浮为特征。

质疑

"感冒是感受触冒风邪",那感冒的治疗之法就是祛风了?后面的证治分类中的方子,如荆防达表汤、荆防败毒散、银翘散、葱豉桔梗汤、新加香薷饮,都是祛风的方吗?

内容摘抄

辨风寒风热

一般而言,风寒感冒以恶寒重、发热轻、头身疼痛、鼻塞、流清涕为特征;风热感冒以发热重、恶寒轻、头痛、口渴、鼻塞、流黄涕、咽痛或红肿为特征。其中,咽部肿痛与否,常为风寒、风热辨证的主要依据。亦有初起属风寒感冒,数日后出现咽喉疼痛,流涕由清涕转为黄稠,此为寒邪郁而化热。

质疑

麻黄汤证的病人恶寒很重,发热也很重,那是寒还是热?和麻黄汤证比较,银翘散证的病人发热并不重,那麻黄汤证是热,还是银翘散证是热?

"其中,咽部肿痛与否,常为风寒、风热辨证的主要依据"。如果病人咽喉肿痛,同时还伴有发热、恶寒、无汗、头身疼痛,那是寒还是热?

第二节　流感防治方案

流行性感冒每年都会发生，是最常见的传染病之一，也是最常见、最受关注的公共卫生事件之一。国家卫生健康委员会每年都发布流行性感冒的诊疗方案，其中第四部分就是中医药治疗方案，国家中医药管理局也会发布流行性感冒的中医诊疗方案。国家卫生健康委员会是国家的卫生行政主管部门，发布的流行性感冒的诊疗方案代表的是国家的水平；国家中医药管理局是国家的中医药行政主管部门，发布的流行性感冒的中医药诊疗方案，代表的是国家的中医药水平。

下面是2005年、2007年、2008年、2009年、2010年、2011年、2013年卫生部（今国家卫生健康委员会）发布的流行性感冒诊疗方案中的中医药治疗部分；2014年卫生和计划生育委员会发布的流行性感冒诊疗方案的中医药治疗部分；2012年国家中医药管理局发布的流行性感冒的中医药诊疗方案。

我对其中的2005年卫生部人禽流感诊疗方案中的中医药治疗部分、2012年国家中医药管理局乙型流感防治方案、2014年卫生和计划生育委员会人感染H7N9禽流感诊疗方案中的中医药治疗部分提出了质疑，供大家参考。质疑的目的不是为了否定，而是为了使其更加完善。这些问题说明外感病初期的理论还不规范，有待大家的共同努力。

一、2005年卫生部人禽流感诊疗方案（节选）

（四）中医药治疗

1. 辨证论治

（1）**轻证：毒犯肺胃**

症状：发热，恶寒，咳嗽，少痰，咽痛，头痛，肌肉关节酸痛，部分患者伴有恶心，呕吐，腹泻，舌苔白、白腻或黄腻，脉浮滑数。

病机：疫毒之邪袭于肺胃，致肺胃蕴邪，肺失宣肃，胃肠失和，湿热壅滞。

治法：清热解毒，宣肺化湿，调和胃肠。

参考处方：桑叶、菊花、炒杏仁、黄连、连翘、知母、生石膏、藿香、佩兰、苍术、姜半夏、芦根。

加减：口干者加沙参；咳嗽甚者加枇杷叶、浙贝母；苔腻甚者加草果；恶心呕吐者加竹茹、苏叶；腹泻者去知母，加马齿苋。

（2）重证：疫毒壅肺，内闭外脱

症状：高热，寒战，咳嗽，少痰难咳，胸痛，憋气喘促，口唇紫暗，或心悸，四末不温，冷汗淋漓，躁扰不安，甚则神昏谵语，舌暗红，苔黄腻或灰腻，脉细数或脉沉细欲绝。

病机：疫毒之邪壅肺，热毒壅盛，故高热、寒战；肺失宣降，故喘息憋气；痰瘀闭肺，肺气欲绝，故呼吸极度困难，喘息气促，阳气欲脱，可见心悸、心慌、四末发冷、冷汗淋漓等。

治法：清肺解毒，扶正固脱。

参考处方：炙麻黄、生石膏、炒杏仁、知母、川贝母、鱼腥草、黄芩、葶苈子、虎杖、西洋参、山萸肉、炙甘草。

加减：高热、神志恍惚，甚则神昏谵语者，上方送服安宫牛黄丸（或胶囊），也可选用清开灵、醒脑静、鱼腥草注射液；肢冷、汗出淋漓者，去川贝母，加桂枝、干姜、炮附子、煅龙骨、煅牡蛎，注射剂可选用生脉注射液、参麦注射液、参附注射液、黄芪注射液等；口唇紫绀者，加三七、益母草、黄芪、当归尾；苔黄腻甚者，加藿香、佩兰、黄连。

2. 中成药应用

应当辨证使用口服中成药或注射剂，可与中药汤剂配合应用。

（1）解表清热类：可选用柴银口服液、银黄颗粒等。

（2）清热解毒类：可选用双黄连口服液、清热解毒口服液（或颗粒）等。

（3）清热开窍类：可选用安宫牛黄丸（或胶囊）、清开灵口服液（或胶囊）等。

（4）清热祛湿类：可选用藿香正气丸（或胶囊）、葛根芩连微丸等。

以上 4 类均可选用清开灵注射剂、醒脑净注射液、鱼腥草注射剂、双黄连粉针剂等。

（5）扶正固脱类：可选用生脉注射液、参麦注射液、参附注射液、黄芪注射液等；也可配合使用生脉饮口服液、百令胶囊、金水宝胶囊等。

质疑

1. 轻证"毒犯肺胃"中的"毒"是什么？怎么治疗"毒"？

2. 从症状分析，发热，恶寒，咳嗽，少痰，头痛，肌肉关节酸痛，是寒邪或湿邪侵袭肌表的表现；咽痛，是热邪犯肺的表现；恶心，呕吐，腹泻，舌苔白、白腻，是湿邪困阻脾胃的表现；舌苔黄腻，是湿热的特征；脉浮滑数，可能是湿热的征象。那"毒"的表现是什么？

3. 病机中所说的"疫毒之邪袭于肺胃"的"疫毒"又是什么"毒"？和"毒犯肺胃"中的"毒"有区别吗？"疫毒"的临床表现又是什么？

4. 治法中的"清热解毒"是针对"毒"和"疫毒"的吗？是"清热"就是"解毒"呢？还是"清热"和"解毒"是并列的呢？

5. 参考处方的药物中，什么药物是针对"毒"和"疫毒"的？

6. 根据所列症状，发热，恶寒，咳嗽，少痰，头痛，肌肉关节酸痛，如果上述症状和无汗、舌质淡、舌苔薄白并见，则是外感寒邪初期的麻黄汤证；如果和汗出、舌质淡、舌苔薄白并见，则是外感寒邪初期的桂枝汤证；如果和恶心、呕吐、腹泻、舌苔白腻并见，则是外感湿邪初期的表现，可以用藿香正气散之类；如果和恶心、呕吐、腹泻、舌苔黄腻、脉浮滑数并见，则是外感寒邪初期兼有湿热，治疗应根据寒邪和湿热的主次轻重分别对待，如果外感寒邪为主，湿热不重，则应以解表散寒为主，兼以清利湿热，如果外感寒邪不重，湿热为主，则以清利湿热为主，兼以解表散寒，如果外感寒邪和湿热相对均衡，则解表散寒和清利湿热并重，不能一概而论；如果和咽痛并见，则是外感寒邪兼有肺热，治疗应解表散寒兼清肺热，可在解表散寒方中加金银花、蒲公英、桔梗之类。

7. 重证的"疫毒壅肺，内闭外脱"中的"疫毒"是什么毒？所列症状中的什么症状是"疫毒"的症状？参考处方中的哪味药是解"疫毒"的？

二、2007年卫生部人禽流感诊疗方案（节选）

人禽流行性感冒（以下称人禽流感）是由禽甲型流感病毒某些亚型的毒株引起的急性呼吸道传染病。1997年5月，我国香港特别行政区1例3岁儿童死于不明原因的多脏器功能衰竭，同年8月经美国疾病预防控制中心以及世界卫生组织（WHO）荷兰鹿特丹国家流感中心鉴定为禽甲型流感病毒H5N1引起的人类流感，这是世界上首次证实禽甲型流感病毒H5N1感染人类。之后相继有H9N2、H7N7亚型感染人类和H5N1再次感染人类的报道。

（四）中医药治疗

参照时行感冒（流感）及风温肺热病进行辨证论治。

1. 治疗原则

（1）及早使用中医药治疗。

（2）清热、解毒、化湿、扶正祛邪。

2. 中成药应用

应当辨证使用中成药，可与中药汤剂综合应用。

（1）退热类：适用于发热期、喘憋期发热，可根据其药物组成、功能主治选用，如瓜霜退热灵胶囊、紫雪、新雪颗粒等。

（2）清热解毒类：口服剂可选用清开灵口服液（胶囊）、双黄连口服液、清热解毒口服液（颗粒）、银黄颗粒、板蓝根冲剂、抗病毒胶囊（口服液）、藿香正气丸（胶囊）、葛根芩连微丸、羚羊清肺丸、蛇胆川贝口服液等，注射剂可选用清开灵注射剂、鱼腥草注射剂、双黄连粉针剂。

3. 分证论治

（1）邪犯肺表

症状：初起发热，恶风或有恶寒，流涕，鼻塞，咳嗽，咽痛，头痛，全身不适，口干，舌苔白或黄，脉浮数。

治法：清热解毒，宣肺解表。

基本方及参考剂量：桑叶30g（先煎），荆芥15g，菊花15g，杏仁10g，连翘15g，生石膏30g（先煎），知母15g，大青叶10g，薄荷6g（后下）。

（2）邪犯胃肠

症状：发热，恶风或有恶寒，恶心或有呕吐，腹痛，腹泻，稀水样便，舌苔白腻或黄，脉滑数。

治法：清热解毒，化湿和中。

基本方及参考剂量：葛根15g，黄芩15g，黄连10g，木香6g，砂仁3g（后下），制半夏9g，藿香10g，柴胡15g，苍术10g，茯苓10g，马齿苋30g。

上述两种证候随证加减：若患者出现胸闷、气短、口干甚者，可加党参、沙参；若咳痰不利，加天竺黄；若肺实变，加丹参、薏苡仁、葶苈子。若患者出现喘憋、气促、神昏谵语、汗出肢冷、口唇紫绀、舌暗红少津、脉细微欲绝，去制半夏，加用人参、炮附子、麦冬、五味子；亦可选用生脉注射液、参附注射液、清开灵注射液、醒脑静注射液。

三、2008年卫生部人禽流感诊疗方案（节选）

人感染高致病性禽流感A（H5N1）（简称"人禽流感"）是人类在接触该病毒感染的病/死禽或暴露在被A（H5N1）污染的环境后发生的感染。2003年下半年，世界上多个国家爆发家禽和野生禽类的A（H5N1）病毒感染，其中有14个国家出现人禽流感病例。截止至2008年1月15日，由世界卫生组织报道的全球确诊病例共350例，其中217例患者死亡，病死率高达62.0%。我国从2005年10月底确诊第一例人禽流感病例以来，现已确诊30例，其中17例患者死亡，病死率为66.7%。住院患者的临床资料分析提示，呼吸衰竭是最常见的并发症，许多患者的病情迅速进展至急性呼吸窘迫综合征（ARDS）甚至多器官功能衰竭。从现有临床报道分析，发现晚、病情重、进展快、死亡率高是现阶段人感染高致病性禽流感的特点。如何尽早发现患者并给予适当的治疗，改善预后，是我国临床医务工作者工作的重点和难点。本建议（草案）基于2005年11月《人禽流感诊疗方案（2005年修订版）》和世界卫生组织人禽流感相关建议，并参考相关文献，结合我国的现状，整理制定成文，以指导临床人禽流感的诊治。

（四）中医中药治疗

1. 毒邪犯肺

主症：发热，恶寒，头痛，咽痛，肌肉关节酸痛，咳嗽，少痰，苔白，脉浮滑数。

治法：清热解毒，宣肺透邪。

基本方：柴胡、黄芩、炙麻黄、炒杏仁、金银花、连翘、牛蒡子、羌活、茅根、芦根、生甘草。

加减：咳嗽甚者加炙枇杷叶、浙贝母，发热重者加生石膏。

常用中成药：连花清瘟胶囊，柴银类、银黄类等清热解毒、宣肺透邪口服制剂。

2. 毒犯肺胃

主症：发热，或恶寒，头痛，肌肉关节酸痛，或咳嗽，恶心，呕吐，腹泻，腹痛，舌苔白腻，脉浮滑。

治法：清热解毒，化湿和胃。

基本方：葛根、黄芩、黄连、鱼腥草、苍术、藿香、姜半夏、厚朴、连翘、苏叶、白茅根。

加减：腹痛甚者加炒白芍、炙甘草；咳嗽重者加炒杏仁、蝉蜕。

常用中成药：双黄连、藿香正气等清热解毒化湿类制剂。

3. 毒邪壅肺

主症：高热，咳嗽少痰，胸闷憋气，气短喘促，或心悸，躁扰不安，甚则神昏谵语，口唇紫暗，舌暗红，苔黄腻或灰腻，脉滑数。

治法：清热泻肺，解毒散瘀。

基本方：炙麻黄、生石膏、炒杏仁、黄芩、知母、金荞麦、葶苈子、桑白皮、蒲公英、鱼腥草、赤芍、丹皮、白茅根。

加减：持续高热、神昏谵语者加服安宫牛黄丸；肢体抽搐者加羚羊角、僵蚕、广地龙等；腹胀便结者加生大黄、枳实或玄明粉。

常用中成药：清开灵注射液、双黄连注射液、血必净注射液等。

4. 热入营血

主症：高热，神昏，皮肤斑疹，甚者吐血、便血、尿血，舌质红绛，脉数。

治法：清营解毒，凉血活血。

基本方：水牛角、生地黄、赤芍、丹皮、金银花、连翘、丹参、竹叶、紫草。

常用中成药：血必净注射液、丹参注射液等。

5. 脱证

主症：神志淡漠甚至昏蒙，面色苍白或潮红，冷汗自出或皮肤干燥，四肢不温或逆冷，口燥咽干，舌暗淡，苔白，舌红绛少津，脉微细数或脉微弱。

治法：扶正固脱。

基本方：偏于气虚阳脱者选用人参、制附子、干姜、炙甘草、山萸肉、煅龙骨、煅牡蛎等；偏于气虚阴脱者可选用红人参、麦冬、五味子、山萸肉、生地黄等。

常用中成药：参附注射液、生脉注射液、参麦注射液等。

中医药预防针对易感人群和高危人群，提高人群的非特异性的抗病能力，改善易感体质；临床用药应因时、因地、因人制宜，主要用一些益气、化湿、解毒药品；也可采用传统药物熏法等。

四、2009 年卫生部甲型 H1N1 流感诊疗方案（节选）

2009 年 3 月，墨西哥暴发"人感染猪流感"疫情，并迅速在全球范围内蔓延。此次流感为一种新型呼吸道传染病，其病原为新甲型 H1N1 流感病毒，病毒基因中包含有猪流感、禽流感和人流感三种流感病毒的基因片段。世界卫生组织（WHO）初始将此型流感称为"人感染猪流感"，后将其重新命名为"甲型 H1N1 流感"。6 月 11 日，WHO 宣布将流感大流行警告级别提升为 6 级。

本诊疗方案是在 5 月 8 日公布的第一版诊疗方案的基础上，依据近期国际诊疗研究及国内近 300 例甲型 H1N1 流感病例的总结资料修订而成。由于这种甲型 H1N1 流感是一种新发疾病，其疾病规律仍待进一步观察和研究。

（四）中医辨证治疗

1. 风热犯卫

主症：发病初期，发热或未发热，咽红不适，轻咳少痰，无汗。

舌脉：舌质红，苔薄或薄腻，脉浮数。

治法：疏风清热。

基本方药：金银花15g，连翘15g，桑叶10g，杭菊花10g，桔梗10g，牛蒡子15g，竹叶6g，芦根30g，薄荷3g（后下），生甘草3g。

煎服法：水煎服，1日1～2剂。

加减：苔厚腻加广藿香、佩兰；咳嗽重加杏仁、枇杷叶；腹泻加川黄连、广木香。

常用中成药：疏风清热、辛凉解表类中成药（如疏风解毒胶囊、香菊胶囊），银翘解毒类、桑菊感冒类、双黄连类制剂，藿香正气、葛根芩连类制剂等。

2. 热毒袭肺

主症：高热，咳嗽，痰黏，咯痰不爽，口渴喜饮，咽痛，目赤。

舌脉：舌质红，苔黄或腻，脉滑数。

治法：清肺解毒。

基本方药：炙麻黄3g，杏仁10g，生甘草10g，生石膏30g（先煎），知母10g，浙贝母10g，桔梗15g，黄芩15g，柴胡15g。

煎服法：水煎服，1日1～2剂。

加减：便秘加生大黄。

常用中成药：清肺解毒类中成药，如连花清瘟胶囊、银黄类制剂等。

3. 气营两燔

主症：高热，烦躁不安，甚者神昏，咳嗽，胸闷憋气，或喘促气短。

舌脉：舌质红绛，苔黄，脉细数。

治法：清气凉营。

基本方药：水牛角15g，生地黄15g，赤芍10g，金银花15g，丹参12g，连翘15g，麦冬10g，竹叶6g，瓜蒌30g，生石膏30g（先煎），栀子12g。

煎服法：水煎服，1 日 1～2 剂。

加减：便秘加生大黄；高热、肢体抽搐加羚羊角粉。

常用中成药：安宫牛黄丸、喜炎平、痰热清、血必净、清开灵、醒脑静注射液等。

注：以上药物应在医师指导下使用；剂量供参考，儿童剂量酌减；有并发症、慢性基础病史的患者，随证施治。

五、2010 年卫生部甲型 H1N1 流感诊疗方案（节选）

2009 年 3 月，墨西哥暴发"人感染猪流感"疫情，并迅速在全球范围内蔓延。世界卫生组织（WHO）初始将此型流感称为"人感染猪流感"，后将其更名为"甲型 H1N1 流感"。6 月 11 日，WHO 宣布将甲型 H1N1 流感大流行警告级别提升为 6 级，全球进入流感大流行阶段。此次流感为一种新型呼吸道传染病，其病原为新甲型 H1N1 流感病毒株，病毒基因中包含有猪流感、禽流感和人流感三种流感病毒的基因片段。

本诊疗方案是在《甲型 H1N1 流感诊疗方案（2009 年第三版）》的基础上，结合近期国内外研究成果及我国甲型 H1N1 流感诊疗经验，增加了有关儿童及孕产妇患者的临床特点及治疗原则修订而成。由于这种甲型 H1N1 流感是一种新发疾病，其疾病规律仍待进一步观察和研究。

（四）中医辨证治疗

1. 轻症辨证治疗方案

（1）风热犯卫

主症：发病初期，发热或未发热，咽红不适，轻咳少痰，无汗。

舌脉：舌质红，苔薄或薄腻，脉浮数。

治法：疏风清热。

基本方药：金银花 15g，连翘 15g，桑叶 10g，菊花 10g，桔梗 10g，牛蒡子 15g，竹叶 6g，芦根 30g，薄荷 3g（后下），生甘草 3g。

煎服法：水煎服，每剂水煎 400mL，每次口服 200mL，1 日 2 次；必要时可日服 2 剂，每 6 小时口服 1 次，每次 200mL。

加减：苔厚腻加藿香10g，佩兰10g；咳嗽重加杏仁10g，炙枇杷叶10g；腹泻加黄连6g，木香3g；咽痛重加锦灯笼9g。若呕吐可先用黄连6g，苏叶10g，水煎频服。

常用中成药：疏风清热类中成药（如疏风解毒胶囊），银翘解毒类、桑菊感冒类、双黄连类口服制剂，藿香正气类、葛根芩连类制剂等。儿童可选儿童抗感颗粒、小儿豉翘清热颗粒、银翘解毒颗粒、小儿感冒颗粒、小儿退热颗粒。

（2）**热毒袭肺**

主症：高热，咳嗽，痰黏，咯痰不爽，口渴喜饮，咽痛，目赤。

舌脉：舌质红，苔黄或腻，脉滑数。

治法：清肺解毒。

基本方药：炙麻黄5g，杏仁10g，生石膏35g（先煎），知母10g，浙贝母10g，桔梗10g，黄芩15g，柴胡15g，生甘草10g。

煎服法：水煎服，每剂水煎400mL，每次口服200mL，1日2次；必要时可日服2剂，每6小时口服1次，每次200mL。

加减：便秘加生大黄6g（后下）；持续高热加青蒿15g，丹皮10g。

常用中成药：清肺解毒类中成药（如连花清瘟胶囊），银黄类、莲花清热类制剂等。儿童可选小儿肺热咳喘颗粒（口服液）、小儿咳喘灵颗粒（口服液）、羚羊角粉冲服。

2. 重症辨证治疗方案

（1）**毒热壅肺**

主症：高热不退，咳嗽重，少痰或无痰，喘促短气，头身痛，或伴心悸，躁扰不安。

舌脉：舌质红，苔薄黄或腻，脉弦数。

治法：解毒清热，泻肺活络。

基本方药：炙麻黄6g，生石膏45g（先煎），杏仁9g，知母10g，鱼腥草15g，葶苈子10g，黄芩10g，浙贝母10g，生大黄6g（后下），青蒿15g，赤芍10g，生甘草3g。

煎服法：水煎服，每剂水煎400mL，每次口服200mL，1日2次；必要时可日服2剂，每6小时口服1次，每次200mL。也可鼻饲或结肠滴注。

加减：持续高热加羚羊角粉 0.6g（分冲）；腹胀、便秘加枳实 9g，玄明粉 6g（分冲）。

中药注射剂：喜炎平 500mg/d 或热毒宁注射剂 20mL/d，丹参注射液 20mL/d。

（2）毒热闭肺

主症：壮热，烦躁，喘憋短气，咳嗽剧烈，痰不易咯出，或伴咯血或痰中带血，咯粉红色血水，或心悸。

舌脉：舌红或紫暗，苔黄腻，脉弦细数。

治法：解毒开肺，凉血散瘀。

基本方药：炙麻黄 6g，生石膏 45g（先煎），桑白皮 15g，黄芩 10g，葶苈子 20g，马鞭草 30g，大青叶 10g，生茜草 15g，丹皮 10g，生大黄 6g（后下），西洋参 10g，生甘草 3g。

煎服法：水煎服，每剂水煎 400mL，每次口服 200mL，1 日 2 次；必要时可日服 2 剂，每 6 小时口服 1 次，每次 200mL。也可鼻饲或结肠滴注。

加减：咯血或痰中带血加生侧柏叶 30g，仙鹤草 30g，白茅根 30g；痰多而黏加金荞麦 20g，胆南星 6g，芦根 30g。

中药注射剂：喜炎平 500mg/d 或热毒宁注射剂 20mL/d，丹参注射液 20mL/d。可加用参麦注射液 20mL/d。

3. 危重症辨证治疗方案

（1）气营两燔

主症：高热难退，咳嗽有痰，喘憋气短，烦躁不安，甚至神志昏蒙，乏力困倦，唇甲色紫。

舌脉：舌质红绛或暗淡，苔黄或厚腻，脉细数。

治法：清气凉营，固护气阴。

基本方药：羚羊角粉 1.2g（分冲），生地黄 15g，玄参 15g，黄连 6g，生石膏 30g（先煎），栀子 12g，赤芍 10g，紫草 10g，丹参 12g，西洋参 15g，麦冬 10g，竹叶 6g。

煎服法：水煎服，每剂水煎 400mL，每次口服 200mL，1 日 2 次；必要时可日服 2 剂，每 6 小时口服 1 次，每次 200mL。也可鼻饲或结肠滴注。

加减：痰多加天竺黄 10g；神志昏蒙加服安宫牛黄丸；大便秘结加生大

黄 10g（后下）；痰中带血加生侧柏叶 15g，生藕节 15g，白茅根 30g。

中药注射剂：喜炎平 500mg/d 或热毒宁注射剂 20mL/d，丹参注射液 20mL/d，参麦注射液 40mL/d。

（2）毒热内陷，内闭外脱

主症：神志昏蒙、淡漠，口唇爪甲紫暗，呼吸浅促，咯粉红色血水，胸腹灼热，四肢厥冷，汗出，尿少。

舌脉：舌红绛或暗淡，脉沉细数。

治法：益气固脱，清热解毒。

基本方药：生晒参 15g，炮附子 10g（先煎），黄连 6g，金银花 20g，生大黄 6g，青蒿 15g，山萸肉 15g，枳实 10g，郁金 15g，炙甘草 5g。

煎服法：水煎服，1 日 1 剂，口服或鼻饲。

加减：胸腹灼热、四末不温、皮肤发花加僵蚕 10g，石菖蒲 10g。

中药注射剂：喜炎平 500mg/d 或热毒宁注射剂 20mL/d，丹参注射液 20mL/d，参附注射液 60mL/d，生脉注射液或参麦注射液 40mL/d。

4. 恢复期辨证治疗方案

气阴两虚，正气未复

主症：神倦乏力，气短，咳嗽，痰少，纳差。

舌脉：舌暗或淡红，苔薄腻，脉弦细。

治法：益气养阴。

基本方药：太子参 15g，麦冬 15g，五味子 10g，丹参 15g，浙贝母 10g，杏仁 10g，青蒿 10g，炙枇杷叶 10g，生薏米 30g，白薇 10g，焦三仙各 10g。

煎服法：水煎服，1 日 1 剂。

注：

1. 妊娠期妇女发病，治疗参考成人方案，避免使用妊娠禁忌药，治病与安胎并举，以防流产，并应注意剂量，中病即止。

2. 儿童用药可参考成人治疗方案，根据儿科规定调整剂量，无儿童适应证的中成药、注射液不宜使用。

六、2011年卫生部流行性感冒诊断与治疗指南（节选）

四、中医治疗

（一）轻症

1. 风热犯卫

（1）主症：发病初期，发热或未发热，咽红不适，轻咳少痰，微汗。

（2）舌脉：舌质红，苔薄或薄腻，脉浮数。

（3）治法：疏风清热。

①基本方药：金银花、连翘、桑叶、菊花、炒杏仁、浙贝母、荆芥、牛蒡子、芦根、薄荷（后下）、生甘草。

②煎服法：水煎服，每剂水煎400mL，每次口服200mL，1日2次；必要时可日服2剂，200mL，每6小时口服1次。

③加减：苔厚腻加藿香、佩兰；腹泻加黄连、木香。

④常用中成药：疏风解毒胶囊，银翘解毒类、双黄连类口服制剂等。

2. 风寒束表

（1）主症：发病初期，恶寒，发热或未发热，身痛头痛，鼻流清涕，无汗。

（2）舌脉：舌质淡红，苔薄而润。

（3）治法：辛温解表。

①基本方药：炙麻黄、炒杏仁、桂枝、葛根、炙甘草、羌活、苏叶。

②煎服法：水煎服，每剂水煎400mL，每次口服200mL，1日2次；必要时可日服2剂，200mL，每6小时口服1次。

③常用中成药：九味羌活颗粒、散寒解热口服液。

3. 热毒袭肺

（1）主症：高热，咳嗽，痰黏，咯痰不爽，口渴喜饮，咽痛，目赤。

（2）舌脉：舌质红，苔黄或腻，脉滑数。

（3）治法：清肺解毒。

①基本方药：炙麻黄、杏仁、生石膏（先煎）、知母、芦根、牛蒡子、浙贝母、金银花、青蒿、薄荷、瓜蒌、生甘草。

②煎服法：水煎服，每剂水煎400mL，每次口服200mL，1日2次；必要时可日服2剂，200mL，每6小时口服1次。

③加减：便秘加生大黄。

④常用中成药：连花清瘟胶囊、莲花清热泡腾片、小儿豉翘清热颗粒等。

⑤注意：以上方药、用量供参考使用，儿童用量酌减，有并发症、慢性基础病史的患者，随证施治。

（二）危重症

1. 热毒壅肺

（1）主症：高热，咳嗽咯痰，气短喘促，或心悸，躁扰不安，口唇紫暗，舌暗红，苔黄腻或灰腻，脉滑数。

（2）治法：清热泻肺，解毒散瘀。

①基本方药：炙麻黄、生石膏、炒杏仁、知母、全瓜蒌、黄芩、浙贝母、生大黄、桑白皮、丹参、马鞭草。

②煎服法：水煎400mL，每次200mL，口服，1日4次。病情重且不能口服者，可进行结肠滴注，用量和次数同上。

③加减：持续高热、神昏谵语者加服安宫牛黄丸；抽搐者加羚羊角、僵蚕、广地龙等；腹胀、便结者加枳实、玄明粉。

2. 正虚邪陷

（1）主症：呼吸急促或微弱，或辅助通气，神志淡漠甚至昏蒙，面色苍白或潮红，冷汗自出或皮肤干燥，四肢不温或逆冷，口燥咽干，舌暗淡，苔白，或舌红绛少津，脉微细数或脉微弱。

（2）治法：扶正固脱。

①基本方药：偏于气虚阳脱者选用人参、制附子、干姜、炙甘草、山萸肉等；偏于气虚阴脱者可选用红人参、麦冬、五味子、山萸肉、生地黄、炙甘草等。

②煎服法：水煎400mL，每次200mL，口服，日四次。病情重且不能

口服者，可进行结肠滴注，用量和次数同上。

③加减：若仍有高热者，加用安宫牛黄丸。

七、2012 年国家中医药管理局乙型流感防治方案（节选）

（一）临床表现

患者起病急，恶寒，发热，头痛，周身酸痛，鼻流清涕，咳嗽少痰，继而或转为黄痰，咽痛，咽干，舌红，苔薄黄白或转黄腻，脉浮数。

患者体温降至正常后，感冒已愈而咳嗽常有迁延不愈者。

（二）证候特点与核心病机

证候表现为风寒外袭，内有郁热致外寒里热，使之肺失宣降。

（三）辨证论治

治法：解表宣肺，清热透邪，止咳利咽。

方药：荆芥 10g，苏叶 10g，羌活 10g，黄芩 10g，连翘 15g，炒栀子 10g，牛蒡子 10g，桔梗 6g，杏仁 10g，芦根 15g，生甘草 5g。

水煎服，每日 1 剂或两剂。

加减：头痛加白芷；咽痛加锦灯笼；舌苔厚腻加生薏米、佩兰；高热三四日加生石膏、知母；便秘加虎杖；咳痰黄稠加鱼腥草、金荞麦；胸闷加苏梗。

质疑

第一个问题：流感都是表寒里热吗？

第二个问题：每个病人的表寒里热都一样吗？

第三个问题：临床表现中的"患者起病急，恶寒，发热，头痛，周身酸痛，鼻流清涕，咳嗽少痰"，这一部分是典型的外感寒邪初期的表现；"继而或转为黄痰，咽痛，咽干，舌红，苔薄黄白或转黄腻，脉浮数"，这一组表现是肺热证。这两组表现可以单独出现，也可以同时出现，还可以先后出现，都能用这个方吗？

八、2013年卫生部人感染 H7N9 禽流感诊疗方案（节选）

（四）中医药治疗

1. 发热、高热、咳嗽、痰少、喘闷、白细胞减少或疑似确诊等患者

疫毒犯肺，肺失宣降证

症状：发热，咳嗽，少痰，头痛，肌肉关节疼痛，舌红苔薄，脉数滑。

治法：清热解毒，宣肺止咳。

参考处方和剂量：银翘散合白虎汤。金银花30g，连翘15g，炒杏仁15g，生石膏30g，知母10g，桑叶15g，芦根30g，青蒿15g，黄芩15g，生甘草6g。

水煎服，每日1～2剂，每4～6小时口服1次。

加减：咳嗽甚者加枇杷叶、浙贝母。

中成药：可选择疏风解毒胶囊、连花清瘟胶囊、金莲清热泡腾片等具有清热解毒、宣肺止咳功效的药物。

中药注射液：喜炎平注射液、热毒宁注射液、参麦注射液。

2. 高热、急性呼吸窘迫综合征、感染性休克等患者

疫毒壅肺，内闭外脱证

症状：高热，咳嗽，痰少难咯，憋气，喘促，咯血，或见咯吐粉红色泡沫痰，伴四末不温，四肢厥逆，躁扰不安，甚则神昏谵语，舌暗红，脉沉细数或脉微欲绝。

治法：解毒泻肺，益气固脱。

参考处方和剂量：宣白承气汤合参萸汤。生大黄10g，全瓜蒌30g，炒杏仁10g，炒葶苈子30g，生石膏30g，生栀子10g，虎杖15g，莱菔子15g，山萸肉15g，西洋参15g。

水煎服，每日1～2剂，每4～6小时口服或鼻饲1次。

加减：高热、神志恍惚甚至神昏谵语者，上方送服安宫牛黄丸；肢冷、汗出淋漓者加炮附子、煅龙骨、煅牡蛎；咯血者加赤芍、仙鹤草、功劳叶；口唇紫绀者加益母草、黄芪、当归。

中成药：可选择参麦注射液、参附注射液、喜炎平注射液、热毒宁注射液。

以上中药汤剂、中成药和中药注射液不作为预防使用。

九、2014年卫生和计划生育委员会人感染H7N9禽流感诊疗方案（节选）

据国家卫生和计划生育委员会网站消息，为进一步做好人感染H7N9禽流感病例的医疗救治工作，更好地指导各级各类医疗机构开展人感染H7N9禽流感病例的规范化诊疗工作，国家卫生计生委组织制定了《人感染H7N9禽流感诊疗方案（2014年版）》。

（四）中医药辨证论治

1.疫毒犯肺，肺失宣降证（疑似病例或确诊病例病情轻者）

症状：发热，咳嗽，少痰，头痛，肌肉关节疼痛，舌红苔薄，脉数滑。

治法：清热解毒，宣肺止咳。

参考处方和剂量：银翘散合白虎汤。金银花30g，连翘15g，炒杏仁15g，生石膏30g，知母10g，桑叶15g，芦根30g，青蒿15g，黄芩15g，生甘草6g。

水煎服，每日1～2剂，每4～6小时口服1次。

加减：咳嗽甚者加枇杷叶、浙贝母。

中成药：可选择疏风解毒胶囊、连花清瘟胶囊、金莲清热泡腾片等具有清热解毒、宣肺止咳功效的药物。

中药注射液：痰热清注射液、喜炎平注射液、热毒宁注射液、血必净注射液、参麦注射液。

2.疫毒壅肺，内闭外脱证（临床表现高热、急性呼吸窘迫综合征、感染性休克等患者）

症状：高热，咳嗽，痰少难咯，憋气，喘促，咯血，或见咯吐粉红色泡沫痰，伴四末不温，四肢厥逆，躁扰不安，甚则神昏谵语，舌暗红，脉沉细数或脉微欲绝。

治法：解毒泻肺，益气固脱。

参考处方和剂量：宣白承气汤合参萸汤。生大黄10g，全瓜蒌30g，炒杏仁10g，炒葶苈子30g，生石膏30g，生栀子10g，虎杖15g，莱菔子15g，山萸肉15g，西洋参15g。

水煎服，每日1～2剂，每4～6小时口服或鼻饲1次。

加减：高热、神志恍惚甚至神昏谵语者，上方送服安宫牛黄丸；肢冷、汗出淋漓者加炮附子、煅龙骨、煅牡蛎。

中成药：可选择参麦注射液、参附注射液、痰热清注射液、血必静注射液、喜炎平注射液、热毒宁注射液。

以上中药汤剂、中成药和中药注射液不作为预防使用，应早期使用中西医结合治疗。

质疑

1. "疫毒犯肺，肺失宣降证"中的"疫毒"是什么毒？所选用的方子银翘散合白虎汤中的哪味药是解"疫毒"的？

2. "发热，咳嗽，少痰，头痛，肌肉关节疼痛，舌红苔薄，脉数滑"，根据上述症状用白虎汤的证据不足。其中，"发热，咳嗽，少痰，头痛，舌红苔薄，脉数"是银翘散证的基本表现，只有"脉滑"可能是白虎汤证的表现。银翘散证是肺热证，白虎汤证是胃热证，既然只是"犯肺"，用白虎汤就药过病所了。

3. "肌肉关节疼痛"是怎么形成的？怎么解决？

4. "临床表现高热、急性呼吸窘迫综合征、感染性休克等患者"都是"疫毒壅肺，内闭外脱证"吗？感染性休克如果表现为"热厥"也能用"解毒泻肺，益气固脱"的治法和"宣白承气汤合参萸汤"吗？

第二章

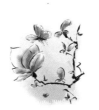

外感病初期误治的现状、历史和原因

第一节　外感病初期误治的现状

一、外感病初期的误治普遍存在

以"中国学术文献网络出版总库"（CNKI）为数据库，以"中医学"为选定学科领域，以"误治"为题名进行检索。检索出相关学术论文 272 篇，其中，属于外感病初期误治临床研究或报道的文献共 18 篇。具有详细病历记录的医案 23 则，其中，西药误治病案 4 则，中西药混合误治病案 2 则，中药误治病案 17 则（发表时间跨度为 1985 ～ 2011 年）。

中 / 西药误治分布表

中 / 西药误治	例数	所占百分比（%）
中药误治	17	73.91
西药误治	4	17.39
中西药混合误治	2	8.70

现将中药误治的 17 则病案统计如下：

"病证误治"分布表

病证	误治	例数	所占百分比（%）
伤寒初起	发汗过度	1	5.88
	误用寒凉清里	8	47.06

续表

病证	误治	例数	所占百分比（%）
温热初起	过用苦寒	1	5.88
	误用辛温解表	3	17.65
湿温初起	误用祛风除湿	1	5.88
	误用辛温化湿	1	5.88
	过用寒凉清里	2	11.76

"寒温误用"分布表

寒温误用	例数	所占百分比（%）
误用／过用寒凉药	11	64.71
误用／过用辛温药	6	35.29

结果：

1. 由以上统计可知，外感病初期误治已经不只是局限于中医中药，还涉及西医西药的不合理运用。而实际上，现代临床上中西药混合应用的情况非常普遍，这也使外感病初期误治的情况趋于复杂化。

2. 在中药误治的病案中，由"病证误治"分布表可知，占前三位的分别是"伤寒初起误用寒凉清里"（47.06%）、"温热初起误用辛温解表"（17.65%）以及"湿温初起过用寒凉清里"（11.76%）。可见，在外感病初期误治方面，这三种情况最为普遍。

3. 在中药误治的病案中，由"寒温误用"分布表可知，"误用／过用寒凉药"所占比例较大（64.71%），可见，在外感病初期误治方面，寒凉药的滥用最为普遍。

二、外感病初期的误治以滥用寒凉最为突出

当前，外感病初期的误治有多种情况，寒凉药的滥用表现得最为突出。

随着中成药在外感病中的应用日益普遍，这一问题变得越发严重。有学者通过临床调查发现，在北京地区，感冒初期误用"清热解毒药"和"苦寒药"的情况极为常见，所用药物有清开灵注射液、清开灵口服液、清热解毒口服液、蓝芩口服液、板蓝根颗粒等。孙荣立则通过多家医院调查发现，现在很多医生，一见感冒发热，往往不加辨证，"起手便是大剂清热泻火、凉血解毒"。赵鸣芳甚至认为，目前临床上滥用抗病毒清热解毒药的严重程度已经超过了滥用抗生素，如果不加以纠正，"将对整个医疗事业带来危害"。

此外，还有一个问题值得我们警醒，这就是现行中成药手册当中，治疗感冒的中成药均以寒凉药为主，而且所占比例近年来呈递增的趋势。略加统计分析后，简要介绍如下：

2002 年 9 月人民卫生出版社出版的《临床实用中成药》（任德权主编）共收录 2500 余种中成药，是近年来临床中成药方面收载内容较丰富的一本书籍。其中收载治疗感冒的中成药："风寒证" 37 种，"风热证" 73 种（"辛凉解表剂"／"辛温解表剂"＝1.97∶1）。另外，收载治疗"外感发热"的中成药 40 种，其中，除三仁合剂、八味沉香散等少数几种之外，其余绝大部分都是纯粹的寒凉药。

2006 年 1 月人民卫生出版社出版的《西医临床中成药手册》（张家铨主编）有"呼吸系统疾病中成药"一节。其中"急性上呼吸道感染中成药"收录"风寒感冒中成药" 9 种，"风热感冒中成药" 18 种（"辛凉解表剂"／"辛温解表剂"＝2∶1）。其中，"流行性感冒中成药"共收录 5 种中成药（注射用双黄连、抗病毒口服液、板蓝根颗粒、清开灵口服液、清开灵注射液），全部属于苦寒药。

2009 年 12 月人民卫生出版社出版的《内科中成药合理应用手册》（高颖主编），其中"解表剂与应用"一章中，收录"辛温解表"中成药 11 种，"辛凉解表"中成药 33 种（"辛凉解表剂"／"辛温解表剂"＝3∶1）。

2010 年 10 月中国中医药出版社出版的《实用中成药手册》（许利平主编），"解表剂"一章收录"辛温解表类"中成药 14 种，"辛凉解表类"中成药 48 种（"辛凉解表剂"／"辛温解表剂"＝3.43∶1）。

中成药手册所载"辛温解表剂""辛凉解表剂"统计表

中成药手册	辛温解表剂（W）（单位：种）	辛凉解表剂（L）（单位：种）	L/W
《临床实用中成药》（2002 版）	37	73	1.97 : 1
《西医临床中成药手册》（2006 版）	9	18	2 : 1
《内科中成药合理应用手册》（2009 版）	11	33	3 : 1
《实用中成药手册》（2010 版）	14	48	3.43 : 1

  由以上统计可知，"辛凉解表剂"与"辛温解表剂"的比值最低为 1.97，最高为 3.43，而且近年来呈递增的趋势。可见，在近年出版的临床中成药书籍中，治疗感冒的中成药侧重于"辛凉解表剂"，而实际上，以上书籍所谓的"辛凉解表剂"中，也含有不少纯粹的苦寒药。《临床实用中成药》中"外感发热"一节，几乎是清一色的寒凉药。这些中成药使用手册都是近年来由权威出版机构出版发行的，它们无疑对临床医生使用中成药起着指导作用。这种寒温比例的悬殊，一方面说明了目前在感冒初期滥用寒凉药的这一现实，另一方面也反过来加剧了这一趋势。

  还有一个值得注意的细节就是，很多患者感冒后，都是选择自行到药店购药治疗。此时，患者选购的感冒药受电视媒体广告的影响最大。林礼义通过分析大量的相关数据，发现"一定品种的广告投额与该品种（感冒药）市场占有率基本上是成正比例的"，"不上广告或上了广告但广告量很少的品种，每年销售额都不多，市场占有率极低"，"广告投得多的前 10 名品种，销售额都较大"。

  而在治疗感冒的中成药中，上电视广告的主要有纯中药制剂和中西药混合制剂。不管是前者还是后者中的中药成分，几乎都是寒凉药。此外，不少电视广告的内容也有误导患者滥用寒凉药的倾向。

参考文献

[1] 宋华. 对北京地区感冒误用中成药现象举例分析 [J]. 北京中医, 2007, 26（9）: 609.

[2] 孙荣立. 论"感冒发热"不得滥用寒凉 [J]. 中医杂志, 2010, 51（10）: 45.

[3] 赵鸣方. 病毒性外感疾病从"寒"论治 [J]. 中华中医药杂志, 2010, 25（12）: 1943.

[4] 林礼义. 近五年全国感冒药市场广告竞争的回顾与启迪 [J]. 国际医药卫生导报, 2002, 7: 15-17.

第二节　外感病初期误治的历史

一、《伤寒杂病论》有关外感病初期误治的记载

东汉末年，外感病的病死率非常高，张仲景在《伤寒杂病论》"原序"中写道："余宗族素多，向余二百，建安纪年以来，犹未十稔，其死亡者三分有二，伤寒十居其七。"与仲景同时代的曹植在《说疫气》中记载："建安二十二年，疫气流行，家家有僵尸之痛，室室有号泣之哀，或阖门而殪，或覆族而丧。"

《伤寒杂病论》（指《伤寒论》和《金匮要略》两部书，下同）原文中有大量与外感病初期（《伤寒杂病论》中属于外感病初期的有"太阳中风""太阳伤寒""太阳温病""太阳中湿""太阳中暍"等内容）误治相关的记载。现将其简要介绍如下：

"太阳中风""太阳伤寒"误治的情况有：第一，"误汗"，又包括"太过"（即发汗太过）和"不及"（即麻黄汤证误用桂枝汤或当汗不汗）；第二，"误吐"；第三，"误下"；第四，"火逆"；第五，"误用物理降温"；第六，

"数法乱投"等记载。

"太阳温病"误治的情况有："误汗""误下""火逆"等记载。

"太阳中湿"误治的情况有："误下""过汗"等记载。

"太阳中暍"误治的情况有："误汗""误温针""误下"等记载。

《伤寒杂病论》相关条文统计表

病证	误治	相关条文
太阳中风 太阳伤寒	发汗太过	《伤寒论》第 20、26、62、63、64、65、66、68、71、75 等条
	发汗不及	《伤寒论》第 16、46、48、55 等条
	误吐	《伤寒论》第 120 条
	误下	《伤寒论》第 21、34、78、79、80、91 等条
	火逆	《伤寒论》第 110、111、112、114、115、116 等条
	误用物理降温	《伤寒论》第 141 条
	数法乱投	《伤寒论》第 16、45、59、61、67、69、76、93、137 等条
太阳温病	误汗、误下、火逆	《伤寒论》第 6 条
太阳中湿	误下	《金匮要略》"痉湿暍"第 16、17 条
太阳中暍	发汗太过	《金匮要略》"痉湿暍"第 18 条
	误汗、误温针、误下	《金匮要略》"痉湿暍"第 25 条

可见，仲景时代，"伤寒"和"疠气"导致了大量的病人死亡，《伤寒杂病论》原文中有大量与外感病初期误治（主要体现在"汗""吐""下""火疗"以及"物理降温"等治法的不当和错误使用方面）相关的记载，可知当时外感病初期存在着普遍误治的情况。

二、《伤寒例》有关外感病初期误治的记载

自明清"错简重订派"兴起以来，《伤寒例》就成了一篇颇受争议的文

章，聚讼不已，褒贬不一。关于其作者，有认为是王叔和所作的，有认为是张仲景所作的，也有认为不单是叔和之言，亦有仲景之辞的。不少医家认为《伤寒例》是王叔和所撰，其理论体系遵从《素问·热论》等古医书，而与《伤寒论》有别，据此将《伤寒例》排除于洁本《伤寒论》之外。在此不对其作者做考证，而是将其中有关当时外感病初期误治（或失治）的记载加以分析归纳。

　　《伤寒例》时代，外感病误治的情况依然严重，所以作者感叹道："为治乃误……至今冤魂塞于冥路，死尸盈于旷野，仁者鉴此，岂不痛欤！"现将其有关当时外感病初期误治（或失治）的情况简要概括如下：①失治，往往是因为病人本身不够重视，延误了治疗时机，原文有"始不早治""不时即治"等大量相关记载（"原文"一再强调外感病必须尽早治疗，认为"凡作汤药，不可避晨夜，觉病须臾，即宜便治，不等早晚，则易愈矣"）；②误治，其中又有"治不对病""不依次第而治"（如"发汗吐下之相反"等情况，又如"原文"反对轻率地将"发表"和"攻里"两种治法同时并用）以及"服药不如方法"（因为服药方法对治疗效果会有较大的影响，因此，《伤寒例》桂枝汤的"方后注"才如此详尽）等不同。

《伤寒例》相关记载

失治	"始不早治""不时即治"等
误治	"治不对病""不依次第而治""服药不如方法"等

三、《千金翼方》有关外感病初期误治的记载

　　孙思邈是隋唐时期一位医术精湛、阅历宏丰的大医学家，他一生目睹了当时很多外感病初期误治的情况。其中，最为普遍的就是滥用寒凉药物，虽然疗效不佳，而医生们甚至"太医"也习以为常。孙氏有感于此，通过深究《伤寒论》的治法，进而如获至宝，赞叹不已。认为外感病误治的情况之所以会层出不穷，都是因为仲景之道不彰的缘故。他在晚年所著的《千金翼方》"卷第九·伤寒上"中写道："尝见太医疗伤寒，惟以大青、知母等诸冷

物投之，极与仲景本意相反。汤药虽行，百无一效。伤其如此，遂披《伤寒大论》，鸠集要妙。以为其方行之以来，未有不验。旧法方证，意义幽隐。乃令近智所迷览之者，造次难悟；中庸之士，绝而不思。故使闾里之中，岁至夭枉之痛，远想令人慨然无已。"

四、刘完素外感寒邪初期服寒凉药自误

金代医家刘完素认为"六气皆可化火"以及"六经传变，自始至终，皆是热证"。由此认为，寒凉药可以广泛应用于外感病的任何时期。刘氏甚至认为，不管是太阳伤寒还是太阳中风都可以一概使用天水散或双解散治疗，天水散即六一散，而双解散的组成则是辛温解表药加大队清里泻热药。刘氏甚至还笼统地说："白虎合凉膈散乃调理伤寒之上药。"刘氏对外感初期辨证、治法等认识上的错误，直接导致了他误治了自己的"伤寒"病，最终是由后来开创易水学派（以重视研究脏腑病机著称）的张元素来救误的。这一事件在《金史·张元素传》中记载甚详："河间刘完素病伤寒七八日，头痛脉紧，呕逆不食，不知所为。元素往候，完素面壁不顾。元素曰：何以待之卑如此哉？既为诊脉，谓曰：脉病云云。曰：然。初服某药某味乎？曰：然。元素曰：子误矣！某味性寒，下降走太阴，阳亡，汗不能出。今脉如此，当服某药则效矣。完素大服，如其言，遂愈。"

由上文可知，刘氏伤寒之初，应该用辛温发汗药，但他囿于"六经传变，自始至终，皆是热证"的成见，过早地使用了寒凉药，损伤了机体的阳气，由于"阳加于阴谓之汗"，阳气不足，无力蒸化，汗不得出，病不得解。

刘氏的言论足以使人们误以为治疗外感病可以不用细致地辨证了，直接用天水散、双解散或是白虎合凉膈散"通治"就好了。刘氏之后，这些言论影响深远，导致出现不少问题。早在金末元初，李东垣的门生罗天益就对这一做法进行了细致深入地批判："近世用双解散，治风寒暑湿、饥饱劳役，殆无此理。且如风邪伤卫，必自汗而恶风；寒邪伤荣，必无汗而恶寒。又云伤寒伤风，其证不同。中暑自汗，必身热而气虚；中湿自汗，必体痛而沉重。且'四时之气，更伤五脏'，一来一往，未有至者也。饥则损气，饱

则伤胃，劳则气耗，逸则气滞，其证不同，治法也异。盖劳者温之，损者补之，逸者行之，内伤者消导之。今内外八邪，一方治之，有此理乎？”

五、吴又可所记载的瘟疫初期误治

明末医家吴又可，一生专注于对烈性传染病的研究。崇祯辛巳年，瘟疫大流行，吴氏观察到，瘟疫初期，“时医”多用“伤寒法”（具体应该是指麻、桂等辛温解表药）治疗，很多病人往往因误治而死。所以，吴氏在《温疫论》中特别强调，瘟疫初起，“虽有头疼身痛，此邪热浮越于经，不可认为伤寒表证，辄用麻黄桂枝之类强发其汗”。另有一种误治是“妄用峻剂”，在这里可能是指滥用、重用泻下药而导致的误治。与此相对的另一个极端则是“急病用缓药”，病情急重，药力太小，不能直达病所驱邪外出，这样也导致了病情的恶化。另外，导致当时瘟疫死亡率高的一个原因就是，当时盛行瘟疫“七日当自愈”的说法，致使很多患者未能及时治疗。如此种种，不一而足，最终的结果就是：“所感轻者，尚获侥幸；感之重者，更加失治，枉死不可胜记。”吴氏在后文感叹道：“嗟乎！守古法不合今病，以今病简古书，原无明论，是以投剂不效，医者彷徨无措，病者日近危笃，病愈急，投药愈乱，不死于病，乃死于医，不死于医，乃死于圣经之遗亡也。吁！千载以来，何生民不幸如此！”

《温疫论》的相关记载

失治	误信“七日当自愈”的说法
误治	误用“伤寒法”“妄用峻剂”“急病用缓药”等

六、叶天士关于外感病初期误治的记载

叶天士认为，温热病初期，“温邪上受，首先犯肺”，而“肺主气属卫”，“肺合皮毛而主气，故云在表”，提出“在卫汗之可也”，主张方用“辛凉轻剂”。叶氏曾见当时医者多用辛温解表法治温病初期，常常导致变证丛生，如《三时伏气外感篇》“概论”一节指出：“大凡吸入之邪，首先犯肺，发热

咳喘……虽因外邪，亦是表中之里，设宗世医发散阳经，虽汗不解，幼稚质薄神祛，日期多延，病变错综。"甚至还有一些医生常常犯"上病而用下药"的错误，如《三时伏气外感篇》"风温"一节提到："俗医见身热咳喘，不知肺病在上之旨，妄投荆、防、柴、葛，加入枳、朴、杏、苏……之属，辄云解肌消食……徒变惊痫，莫救者多矣。"

叶氏所记载的外感病初期误治情况远远不止于此，在《临证指南医案》一书中，还有不少叶氏针对外感病初期误治而进行的救误医案。

七、吴鞠通关于外感病初期误治的记载

生活于清朝乾隆年间的吴鞠通，也目睹了当时普遍存在的外感病初期误治的情况，他在《温病条辨》"自序"中写道："犹子巧官病温……又遍延诸时医治之，大抵不越双解散、人参败毒散之外。"最终导致"发黄而死"。可见，刘完素主张用双解散通治各种外感病的流毒到清朝依然盛行。至于用人参败毒散治疗温病，似乎盛起于明代，据《寓意草》"论治伤寒药中宜用人参之法以解世俗之惑"记载："嘉靖己未，五六七月间，江南淮北，在处患时行瘟热病，沿门阖境，传染相似。用本方（笔者注：即人参败毒散）倍人参，去前胡、独活，服者尽效，全无过失。万历戊子己丑年，时疫盛行，凡服本方发表者，无不全活。"由于喻嘉言的这段文字极度称赞人参败毒散治疗时行瘟热病的良好疗效，导致后人执此以为验方。而实际上，中医注重的是辨证施治，有是证方用是药，无是证则不能用是药！由此可知，吴鞠通所见当时盛行的用双解散和人参败毒散治疗温病，都属于经验性用药的情况，违背了中医辨证施治的大纲大法，因此导致很多误治。由此，吴氏也难免大发感慨："生民何辜，不死于病而死于医。"

在《吴鞠通医案》一书中记载了大量外感病初期误治的相关医案，在此不赘述。

八、恽氏三子都因风寒表实误用辛凉而延误至死

民国时期，外感病初期误治，最悲惨的受害者莫过于恽铁樵先生。《经

方实验录》曾引用恽氏门人何公度所作《悼恽铁樵先生》文中的一节："越年，二公子三公子相继病伤寒殇。先生痛定思痛，乃苦攻《伤寒论》……如是者有年，而四公子又病伤寒。发热，无汗而喘。遍请诸医家，其所疏方，仍不外乎历次所用之豆豉、山栀、豆卷、桑叶、菊花、薄荷、连翘、杏仁、象贝等味。服药后，热势依然，喘益加剧。先生乃终夜不寝，绕室踌躇。迨天微明，乃毅然曰：此非《伤寒论》'太阳病，头痛，发热，身疼，腰痛，骨节疼痛，恶风，无汗而喘者，麻黄汤主之'之病而何？乃援笔书：麻黄七分，桂枝七分，杏仁三钱，炙草五分。持方与夫人曰：'吾三儿皆死于是，今四儿病，医家又谢不敏。与其坐而待毙，曷若含药而亡！'夫人默然。嗣以计无他出，乃即配药煎服。先生则仍至商务印书馆服务。及归，见病儿喘较平，肌肤有润意，乃更续予约，竟得汗出喘平而愈。四公子既庆更生，先生乃益信伤寒方。"

这段文字读来着实令人扼腕称叹！由上文可知，恽氏长子、次子、三子相继得伤寒病，虽然遍请当时名医，却不治而死。等到四子又病伤寒，此时，恽氏虽然已经苦攻《伤寒论》"有年"，但还是不敢亲治，依然是请当时多位名医治疗，所开之方仍不外乎历次所用之豆豉、山栀、豆卷、杏仁、象贝等辛凉解表药。服药后，患儿还是高烧不退，而且喘促加重。恽氏彻夜不眠，经过苦思冥想，认为此病当属伤寒表实证，开出一付小剂麻黄汤，四子竟然由此获救！

应该说，民国时期的名医绝大部分是熟读《伤寒论》的，为什么会连一个伤寒表实的麻黄汤证都辨不出来呢？这既是明清以来温病学派对于外感病初期的治法矫枉过正的流弊，也是后世学者误解《伤寒论》，甚至以讹传讹的结果。自从明代王安道将《伤寒论》界定在狭义伤寒的范畴（"仲景专为即病之伤寒设"），在世人眼中，《伤寒论》的适应范围变得越来越小。到了明末的吴又可甚至认为，临床上，"求其真伤寒，百无一二"，以此认为《伤寒论》之学为"屠龙之艺"，几乎没有可施展的地方。明清之后，温病学派逐渐兴起，到了民国时期，可以说到了鼎盛的状态。因此，那个时候，在外感病初期的治疗上，几乎都是以"辛凉解表"为治法。温病初起用"辛凉解表"是可以的，但是，如果确实是伤寒表实证，用"辛凉解表"就必然会延误病情。所以，《经方实验录》在后文感叹道："时医遇风热轻证，能以桑、菊、栀、翘愈之，一遇伤寒重恙，遂不能用麻黄主方。罹其殃者，夫岂惟恽氏三儿而已哉？"

参考文献

［1］张仲景.伤寒论［M］.王叔和，撰次.钱超尘，郝万山，整理.北京：人民卫生出版社，2011.

［2］孙思邈.药王全书［M］.北京：华夏出版社，1995.

［3］刘完素.伤寒直格；伤寒标本心法类萃［M］.北京：人民卫生出版社，1982.

［4］宋乃光.刘完素医学全书［M］.北京：中国中医药出版社，2006.

［5］脱脱，等.金史：第八册［M］.北京：中华书局，1979.

［6］罗天益.卫生宝鉴［M］.北京：人民卫生出版社，1963.

［7］吴又可.温疫论：上卷［M］.上海：上海科学技术出版社，1990.

［8］王士雄.温热经纬［M］.林霖，注释.北京：学苑出版社，2004.

［9］吴瑭.温病条辨［M］.文棣，校注.北京：中国书店，1994.

［10］喻嘉言.寓意草［M］.上海：上海科学技术出版社，1959.

［11］曹颖甫.经方实验录［M］.农汉才，王致谱，点校.福州：福建科学技术出版社，2004.

第三节　外感病初期误治的原因及分析

一、外感病初期误治的原因

外感病初期误治的根本原因是不能准确地辨别外邪的性质，特别是不能准确地辨别寒邪和热邪的性质。

本来，外感寒邪和外感热邪初期的区别是明确的，外感寒邪初期的特征是"恶寒"，外感热邪初期的特征是"发热而渴，不恶寒"。

但是，临床上还能见到有的病人有"发热而渴"等外感热邪初期的特征，同时还有"恶寒"。对这个"恶寒"发生机理的理解，是能否正确辨别外感病初期寒热性质的关键。

如果"恶寒"的机理是寒邪袭表，束缚了卫气，使卫气不能温分肉，那这个"恶寒"就是外感热邪初期的兼症，即外感热邪（实质是肺热证，因为温邪上受，首先犯肺）兼有外感寒邪，此时，只需要辨别清楚肺热和表寒的主次轻重即可，或清肺热为主，或散表寒为主，或清肺热、散表寒并重，理论上不会发生辨证错误。

如果"恶寒"的机理是热邪导致的，那这个"恶寒"就是外感热邪初期的固有表现，显然，这是主流观点。如《温病学》教材认为："卫分证是指温邪初犯人体，引起卫气功能失调而出现的证候类型。其主要临床表现为：发热，微恶风寒，头痛，无汗或少汗，咳嗽，口微渴，舌苔薄白，舌边尖红赤，脉浮数。"认为"恶寒"的形成机理是"温邪从口鼻而入，首先侵犯肺卫。卫外之阳气为温邪所郁，而失温养之职，出现恶寒"。如果是这样的话，形成的局面就是：

外感寒邪初期：恶寒发热；

外感热邪初期：发热恶寒。

外感寒邪初期和外感热邪初期的主要表现是相同的，即发热恶寒。在这种情况下怎么辨寒热呢？教材上的方法就是：伤寒（即外感寒邪）初起"恶寒重，发热轻"；温病（即外感热邪）初起"发热重，恶寒轻"。而临床事实是，根据教材上的方法，不可能辨清楚外感病初期的寒热性质，外感寒邪初期的麻黄汤证，"恶寒"很重，"发热"也很重，《黄帝内经》描述为"因于寒，体若燔炭，汗出乃散"，而外感热邪初期的桑菊饮证和银翘散证发热并不重。也就是说，根据教材上的方法不可能辨清楚外感病初期的寒热性质，使外感病初期的误治成为必然。

其实，这是一个十分简单的问题，只要正确地理解了"恶寒"的形成机理，就不会发生辨证错误，不会出现误治。如前所述，"恶寒"是寒邪束缚了卫气，卫气不能温分肉的表现。因为寒邪有收引、凝滞之性，才可能束缚卫气，导致"恶寒"，所以"恶寒"是外感寒邪初期的特征，其他的外邪

（湿邪除外）不可能束缚卫气，不可能导致"恶寒"，特别是热邪不可能导致"恶寒"。热邪具有炎上、升散之性，怎么可能如教材所说"卫外之阳气为温邪所郁"呢？

对于如此简单的问题，学术界为什么就不能纠正呢？是因为以医圣张仲景、温病大师叶天士和吴鞠通为代表的权威在这个问题上有错误言论，在此基础之上，学术界形成了一个完整的错误体系，那就是"风热表证"和"辛凉解表"。

下面看看三位大师的言论及其对学术界的误导：

（一）《伤寒论》第 1 条和第 6 条互相矛盾

《伤寒论》第 1 条：太阳之为病，脉浮，头项强痛而恶寒。

《伤寒论》第 6 条：太阳病，发热而渴，不恶寒者，为温病。

显然，这两条原文是互相矛盾的。根据第 1 条，凡是太阳病，就是恶寒的；而第 6 条的温病，既叫太阳病，却又不恶寒。在这两条原文中肯定有一条有问题，现在公认有问题的是第 6 条。第 6 条的问题有两种可能，一是温病不是太阳病，二是温病是恶寒的。

历版的《伤寒论》教材和大多数的医家认为温病是太阳病，温病是恶寒的。如果温病是太阳病，是恶寒的，那就是表证。因为太阳病就是表证，表证的特征是恶寒。太阳伤寒和太阳中风的病因是寒邪，所以叫风寒表证；太阳温病的病因是热邪，所以就应该叫风热表证。这样，风热表证就产生了。可见，风热表证的产生是源于医圣张仲景的错误。

虽然将《伤寒论》第 6 条温病提纲中的"不恶寒"改成了"恶寒"，但也觉得不是很完美，因为感受了寒邪和感受了热邪都"恶寒"的话，那寒热就没有什么区别了，为了显示寒热的区别，就从恶寒和发热的程度来考虑。伤于寒则恶寒重而发热轻，伤于热则发热重而恶寒轻，于是，就将第 6 条温病提纲中的"不恶寒"改成了"微恶寒"。这种修改似乎无可挑剔了，因此，根据恶寒和发热的轻重，判断表证的寒热性质，成了金标准，见于所有的中医学教材。

我认为，第 6 条的错误在于不应该将温病称为"太阳病"。

第一，张仲景是一个实事求是的医学家，《伤寒论》所记载的是临床事实，他所见到的伤寒初期就是发热恶寒，温病的初期就是发热不恶寒而渴。所以将原文中温病初期的"不恶寒"解释为"微恶寒"是没有根据的。"微恶寒"在于强调程度轻，我们现在是担心张仲景忽略了程度问题。其实，张仲景对"恶寒"的程度已有区分，如第 3 条伤寒是"必恶寒"，而第 2 条中风则是"恶风"，"恶风"就是"恶寒"之轻者。还有第 234 条"阳明病，脉迟，汗出多，微恶寒者，表未解也，可发汗，宜桂枝汤"，明确提到了"微恶寒"。从临床实践来看，恶寒和发热的程度轻重并不能区分寒热的性质，如伤寒发热就很重，《黄帝内经》中形容为"体若燔炭"；温病初期的发热一般并不重，如银翘散证、桑菊饮证。

第二，张仲景当时并没有掌握温病的发展变化规律和治疗方法，从《伤寒论》的整体分析足以证明。他对伤寒的发展变化规律的认识脉络清晰，辨证论治体系严谨。而温病则仅在第 6 条提及，在火逆变证中记载了一些相当于温病生风动血的证候表现，对其发展变化规律没有系统认识，更谈不上有治疗体系。张仲景当时所见到的温病初起的表现就是第 6 条所记载的，因为温病也是外感病，也是在开始阶段，所以张仲景认为应该属于太阳病，但是，太阳病应该是恶寒的，而温病的病人又没有恶寒，"不恶寒"和第 1 条是不符合的，所以温病的提纲是否应该冠以"太阳病"，将其放在什么地方，张仲景犹豫不决，后来实在不知道怎么处理好，就冠以"太阳病"，放在了第 6 条的位置。为什么我认为张仲景犹豫不决，是因为如果他能肯定温病是太阳病，是表证的话，应该放在第 4 条的位置，不会放在第 6 条的位置。其实，放在第 6 条的位置，问题也并没有得到解决，和第 1 条还是自相矛盾的。我认为将其放在阳明病篇就对了。因为在《伤寒论》中，区别太阳病和阳明病的根据就是发热的同时有没有恶寒，恶寒的是太阳病，不恶寒甚至反恶热的就是阳明病。

（二）《温热论》中的"在卫汗之可也"不能自圆其说

《温热论》第 8 条：大凡看法，卫之后方言气，营之后方言血。在卫汗之可也，到气才可清气，入营犹可透热转气，如犀角、玄参、羚羊角等物，入血就恐耗血动血，直须凉血散血，如生地、丹皮、阿胶、赤芍等物。

如果汗法等同于解表的话，叶天士说"在卫汗之可也"的卫应该是表证。同样的道理，因为温病的病因是热邪，所以温病的表证也就是风热表证。这是风热表证得以成立的又一有力根据。

但是，叶天士没有提出卫分证的具体临床表现，而且叶天士还有与此并不完全一致的论述。

如《温热论》中有"肺主气属卫，心主血属营"，意思是气和卫都是热邪犯肺，血和营都是热邪入心，因为"温邪上受，首先犯肺，逆传心包"。也就是说，气和卫的证候性质是相同的，血和营的证候性质是相同的。

又说："盖伤寒之邪留恋在表，然后化热入里；温邪则热变最速，未传心包，邪尚在肺。肺主气，其合皮毛，故云在表。在表初用辛凉轻剂，夹风则加入薄荷、牛蒡之属；夹湿加芦根、滑石之流。或透风于热外，或渗湿于热下，不与热相搏，势必孤矣。"所谓卫分证和表证，其实是肺热证。因为肺有主气、外合皮毛的功能，所以也可称为表证。表证（即卫分证）的治法是初用辛凉轻剂，即桑菊饮，从组方来看，桑菊饮实为清热宣肺之剂。

叶天士紧接着说："前言辛凉透风，甘淡祛湿，若病仍不解，是渐欲入营也。营分受热，则血液受劫，心神不安，夜甚无寐，或斑点隐隐，即撤去气药。"明确指出了前面说的"在表初用辛凉轻剂"是"气药"，而不是解表药。这一点从后面还可找到证据。在辨舌时，叶天士又说："再论其热传营，舌色必绛。绛，深红色也。初传，绛色中兼黄白色，此气分之邪未尽也，泄卫透营，两和可也。"既然"气分"之邪未尽，治法怎么说成是"泄卫"呢？可见，叶天士在这里说的"卫"和"气"是一个概念，而这个概念的实质是我们现在所说的"气分证"的概念。

也就是说，叶天士关于卫分证的概念是矛盾的，在大多数的时候认为卫和气相同，是肺热证；只是"在卫汗之可也"可以认为卫是表证。但是，如果根据他自己所说的"温邪上受，首先犯肺"来看，温病初期是肺热证，肺热证的治法是发汗吗？好像难以自圆其说了。再则，叶天士没有提出具体的临床表现，没有充分的证据确定卫分证是表证。我们现在仅仅根据叶天士的"在卫汗之可也"把"卫分证"和"气分证"分开来，把"卫分证"定义为"表证"并不完全符合叶天士的本意，而且与临床事实不符。

确定卫分证性质的根据是临床表现。叶天士没有具体提出卫分证的临床表现，不过，我们根据叶天士的论述可以分析卫分证基本的表现。《温热论》开篇明义："温邪上受，首先犯肺。"显然，温病初期（即卫分证）的性质是热邪犯肺，即肺热证，肺热证的表现有：发热，口渴，咽痛，咳嗽，舌边尖红，苔薄白而干或薄黄，脉浮数。不应该有恶寒，因为恶寒的形成机理是寒邪束缚了卫气，卫气不能温分肉。热邪没有收引、凝滞之性，不可能束缚卫气，所以不可能出现恶寒。没有恶寒，当然就不是表证。

（三）《温病条辨》中的银翘散方证不符

《温病条辨·上焦篇》

第2条："凡病温者，始于上焦，在手太阴。"

第3条："太阴之为病，脉不缓不紧而动数，或两寸独大，尺肤热，头痛，恶风寒，身热自汗，口渴，或不渴，而咳，午后热甚者，名曰温病。"

第4条："太阴风温、温热、瘟疫、冬温，初起恶风寒者，桂枝汤主之；但热不恶寒而渴者，辛凉平剂银翘散主之。"

吴鞠通在自注中是这样解释前半条的："虽曰温病，既恶风寒，明是温自内发，风寒从外搏，成内热外寒之证。"故用桂枝汤（桂枝用量是芍药的两倍）以先解在表之风寒。

第5条："太阴温病，恶风寒，服桂枝汤已，恶寒解，余病不解者，银翘散主之。"

此条自注说："恶寒已解，是全无风寒，止余温病。"

辛凉平剂银翘散方

连翘一两，金银花一两，苦桔梗六钱，薄荷六钱，竹叶四钱，生甘草五钱，芥穗四钱，淡豆豉五钱，牛蒡子六钱。

上杵为散，每服六钱，鲜苇根汤煎，香气大出，即取服，勿过煎，肺药取轻清，过煎则味厚而入中焦矣。

以上是吴鞠通在《温病条辨》中对银翘散的相关论述。有如下问题需要质疑：

第一，温病初期的病位在肺，这和叶天士的"温邪上受，首先犯肺"是一致的。

第二，温病初期的临床表现有：脉不缓不紧而动数，或两寸独大，尺肤热，头痛，恶风寒，身热自汗，口渴，或不渴，而咳，午后热甚。其中值得关注的是"恶风寒"。在这里，吴鞠通认为"恶风寒"是温病的固有表现，其自注云："温病之恶寒，肺合皮毛而亦主表，故亦恶风寒也。"

第三，温病初期的治疗，有恶风寒的用桂枝汤；没有恶风寒的用银翘散。根据吴鞠通的自注："虽曰温病，既恶风寒，明是温自内发，风寒从外搏，成内热外寒之证，故仍旧用桂枝辛温解肌法，俾得微汗，而寒热之邪皆解矣。温热之邪，春夏之气也，不恶风寒，则不兼寒风可知，此非辛凉秋金之气，不足以解之。桂枝辛温，以之治温，是以火济火也，故改从《内经》风淫于内，治以辛凉，佐以苦甘法。"在这里，吴鞠通认为，恶风寒的，是兼有外寒，也就是兼有表证，所以要先解表，用桂枝汤；不恶风寒的，是不兼外寒，所以不能用桂枝汤解表，要用辛凉平剂银翘散。用银翘散的目的是什么呢？他在银翘散的自注中认为是"纯然清肃上焦"，显然不是解表，而是清肺热。因为"温邪上受，首先犯肺"，"凡病温者，始于上焦，在手太阴"。

第四，通过以上分析可以看出，吴鞠通对温病初期出现的"恶寒"的理解是前后矛盾的，对第3条的自注认为，温病本身也会出现"恶寒"，而对第4条的自注则认为，"恶寒"兼有外寒。但是，在他的潜意识里最终还是将"恶寒"当作温病初期的固有表现，所以自己一边说银翘散的主症是"但热，不恶寒而渴"，一边在方中加上了明显是辛温解表的药物荆芥穗、淡豆豉。正是他的这种自相矛盾，使"温病初期是风热表证，银翘散是辛凉解表剂"的错误理论得以广泛流行。

第五，从吴鞠通的本意来说，用银翘散的目的是为了清肺热，这是肯定的。从用金银花、连翘作为方名，作为主药，在方中的用量最大，这都强调了银翘散的清热作用，因为金银花、连翘是清热解毒的名药。方中的其他药物，除了荆芥穗、淡豆豉以外，也都是清热药。也正因为如此，所以我认为，银翘散用于温病初期不恶寒时，要去掉方中的荆芥穗、淡豆豉。

二、当前外感病初期滥用寒凉的原因分析

外感病初期的误治，包括所有的外感病初期的不正确治疗，其中最重要的是外感寒邪和外感热邪初期的误治，即外感寒邪误用寒凉，外感热邪误用温热。相比较而言，外感寒邪初期误用寒凉的情况更加普遍、更加严重，甚至演变成了外感病初期滥用寒凉。外感病初期需要辨寒热，如上所述，根据教材上的方法没有办法辨清楚寒热，既然辨不清外感病初期的寒热性质，误治就在所难免，于是学术界就形成了一种"共识"，即使是误治，外感寒邪初期误用寒药的后果也比外感热邪初期误用热药的后果轻，这一"共识"就直接导致了外感病初期滥用寒凉的流行。

所谓"外感病初期滥用寒凉"，是指在外感病初期的治疗过程中，不经辨证，一味地使用苦寒清热药的错误做法。

寒凉药在外感病初期的误用自古有之，唐代孙思邈在《千金翼方》中说："尝见太医疗伤寒，惟以大青、知母等诸冷物投之，极与仲景本意相反，汤药虽行，百无一效。"清代唐笠山编辑的《吴医汇讲》收录了杨存耕的一篇文章"保护元阳说"，其中写道："近来风气，畏温热而喜寒凉，每见元虚、湿温、风温等症，舌白、渴不欲饮者，亦有用犀角、地黄、竹叶、石膏辈，病本在气分，或反引入血分，或胃败不纳，呃逆泄泻，轻病重，重病死，深为扼腕。"

如今，由于中成药在外感病中的普遍应用等促成因素，这一问题变得越发严重。宋华通过临床调查发现，在北京地区，感冒初期误用"清热解毒药"和"苦寒药"的情况非常普遍，所用药物有清开灵注射液、清开灵口服液、清热解毒口服液、蓝芩口服液、板蓝根颗粒等。孙荣立则通过多家医院调查发现，现在很多医生，一见感冒发热，往往不加辨证，"起手便是大剂清热泻火、凉血解毒药"。赵鸣芳甚至认为，目前临床上滥用抗病毒清热解毒药的严重程度已经超过了滥用抗生素，如果不加以纠正，"将对整个医疗事业带来危害"。

分析导致当前外感病初期滥用寒凉的原因，主要有以下几个方面：

（一）历史原因

1. 庞安时、朱肱等仅以季节和地域为凭，在辛温解表方中加入寒凉药，是"外感病初期滥用寒凉"的发端

北宋时期，庞安时在《伤寒总病论》"叙论"中说："桂枝汤，自西北二方居人，四时行之，无不应验。自江淮间地偏暖处，惟冬及春可行之。自春末及夏至以前，桂枝、麻黄、青龙内宜加黄芩也。自夏至以后，桂枝内故须随证增加知母、大青、石膏、升麻等辈取汗也。"较庞安时稍晚的朱肱在《类证活人书》中也有类似的说法："自春末及夏至以前，桂枝证可加黄芩半两；夏至后，有桂枝证，可加知母一两，石膏二两，或加升麻半两。"

同样以桂枝汤为例，当年曹颖甫先生在上海行医，地域当属"江淮间"，而《经方实验录》中却记载了大量用桂枝汤原方治愈的夏日外感病案。并且，先生还进一步强调"近日桂枝汤方独于夏令为宜也"，其解释是"大约夏令汗液大泄，毛孔大开，开窗而卧，外风中其毛孔，即病中风，于是有发热自汗之证"。可见，桂枝汤在"江淮间"只适应于冬季和春季，其他季节则需要加入寒凉药的说法没有事实根据。

这个问题的关键之处在于：中医治病必须视病人的具体证候来立法处方（"辨证论治"才是中医的灵魂所在），而不应该仅凭发病的季节和地域来加减用药。庞、朱两家笼统地以季节和地域为凭，在经典的辛温解表方中盲目加入寒凉药，实际上是对中医"辨证论治"的模糊化。这种做法可以说是"外感病初期滥用寒凉"的发端。

2. 刘完素机械地强调"六气皆从火化"，以自制双解散等通治外感病，使"外感病初期滥用寒凉"问题进一步恶化

金元时期，刘完素在《伤寒标本心法类萃》卷上的"伤风"（即太阳中风）条下，首先列出《伤寒论》中用桂枝汤的治法，紧接其后，却又加了一句："不若通用双解散，免致有桂枝、麻黄之误。"在"伤寒"（即太阳伤寒）条下，首先列出《伤寒论》中用麻黄汤的治法，紧接其后，也加上了自己的主张："不若通用天水散或双解散之类甚佳，无使药不中病而益加害也。"在"表证"条下写道："伤寒无汗麻黄汤，伤风自汗桂枝汤，一法，不问风、寒，通用双解散或天水散最妙。"

类似的言辞在其《伤寒标本心法类萃》以及《伤寒直格》中屡见不鲜，字里行间似乎要向世人传达这样一种信息：凡是外感病，不管是什么证候，其自创的双解散或天水散都可以"通用"。双解散由益元散（即天水散）合通圣散而成，其药物组成是：滑石、甘草、防风、川芎、当归、芍药、大黄、薄荷、麻黄、连翘、芒硝、石膏、黄芩、桔梗、荆芥、白术、栀子等。众所周知，太阳伤寒和太阳中风都属表寒证，表寒证如何可用石膏、黄芩、栀子、连翘等清热泻火药？又如何可用大黄、芒硝等寒凉攻下药？（除此之外，其他相关问题还很多，因为不是本文论述的重点，所以不再展开讨论。）双解散真的可以通治"伤风""伤寒"等多种外感病证吗？显然不能！

可见，刘完素机械地强调"六气皆从火化"，导致了他忽视对外感病的具体辨证论治，盲目地在外感病治疗中加用寒凉药，以为这样可以"通治"所有外感病。这一认识上的致命问题，直接造成了他自己患外感病时，错误地使用了寒凉药，致使病情恶化，最终是被张元素用药救误而治愈（见《金史》"张元素传"）。然而，由于当时刘完素在医学界的强大威望，他对外感病的这种"通用"治法深刻地影响了当时以及后世的医家（学术界甚至有"热病法河间"的说法，可见其影响之广大），这就使得"外感病初期滥用寒凉"的问题进一步恶化。

3."温病概念的泛化"极大地改变了中医对外感病的诊治思路，使外感病初期用药普遍偏于寒凉

明清时期，随着吴又可、叶天士、薛雪、吴鞠通、王孟英等一大批温病学家的不断涌现，"温病学说遂鼎盛一世"。

曹东义教授通过"十几年不懈研究"发现，"温病学的迅速发展，不仅在治疗方法上空前丰富，而且在发病季节、证候表现、涵盖病种等几个方面都与广义伤寒难以区分"，体现出"广义温病向古代广义伤寒回归"的特点。

也就是说，明清以后的广义温病与广义伤寒的范畴大致等同，几乎涵盖了所有外感类疾病。

如曹氏所言，后世广义温病的范畴几乎涵盖了所有外感类疾病，但温病学家强调"温热"是其主因，用药就难免偏于寒凉。可见，明清以后"温病概念的泛化"极大地改变了中医对外感病的诊治思路，使外感病初期用药普遍偏于寒凉。

（二）现前原因

1. 对"截断扭转"学说的错误理解

"截断扭转"学说由当代名医姜春华首倡，早在 20 世纪 70 年代末期，姜氏就提出防治温病要截断、扭转的新理论。此后，"截断扭转"学说得到了不断的补充和完善。关于快速"截断扭转"急症的方法，姜氏主要强调了"重用清热解毒""早用攻下直折""及时活血化瘀""迅速固正防脱"四个方面，其中最为关键的是"重用清热解毒"，其要点是"不仅要重用，还要早用"！在出现卫分症状时，即可重用清热解毒药。

"截断扭转"学说刚刚提出之时，在中医学术界激起了不小的波澜，形成了争鸣的局面。如今，这一学说基本上得到了学术界的认同，甚至已经被编入中医药院校研究生规划教材。因此，就有人简单地认为，中医治疗外感病初期，可以不必严格地辨证，直接重用清热解毒药就可以达到"截断扭转"的目的了。其实，这种理解不仅不符合中医理论的本身，也不符合"截断扭转"学说的原意。

虽然"截断扭转"学说的内涵一直在不断地被补充和丰富，但其最初则是针对流行性出血热、肠伤寒、重症肺炎、重症肝炎、乙脑等"重症温病"提出的。这些"重症温病"的特点是：初期虽有表证（卫分证），但疾病并不会因为已用解表透邪法而不内传。正因为疾病的内传几乎是必然的（初期虽然是卫分证，但马上就要变为热毒内盛的证候），所以主张早期重用清热解毒，这就是所谓的"先证而治"。"先证而治"的前提是"尚未出现的证"即将出现，因此，可以抢先一步治疗。相反，如果"尚未出现的证"在疾病未来的发展过程中根本就不会出现，这种"先证而治"就失去了意义，而且会导致不良后果。众所周知，并非所有的外感病（比如普通感冒）都会出现热毒内盛的证候，所以简单地认为外感病初期不须严格辨证，可以直接重用清热解毒药，这是对"截断扭转"学说的错误理解。

其实所谓"截断扭转"的实质，是《伤寒论》中表里同病时"表里先后缓急原则"的一部分，即表里同病，里证已急已重时，里证为实证热证者，须先攻其里，代表方证是第124条的抵当汤证。原文为"伤寒六七日，表证仍在，脉微而沉，反不结胸，其人发狂者，以热在下焦，少腹当硬满，小便自利者，下血乃愈，所以然者，以太阳随经，瘀热在里故也，抵当汤主之"。此时病人的表现是表里同病，表证和蓄血同在。虽然原文明确指出"表证仍在"，但因为蓄血里证已经很急很重，所以治疗原则是先里后表，直接用抵当汤泄热逐瘀。与此对应的是第106条的桃核承气汤证，原文为"太阳病不解，热结膀胱，其人如狂，血自下，下者愈，其外不解者，尚未可攻，当先解其外。外解已，但少腹急结者，乃可攻之，宜桃核承气汤"。桃核承气汤虽然也是蓄血和表证同在的表里同病，但是因为蓄血不急不重，所以强调先表后里。

关于流行性出血热，我有亲身的经历。流行性出血热是在发热、全身皮肤黏膜广泛出血的同时，有恶寒等表现，如果这时解表会使病情加重，很快进入低血压休克，与急性肾衰的少尿期重叠，在没有透析治疗条件的时候，很容易导致多脏器衰竭，如充血性心力衰竭、肺水肿、脑水肿等而致死亡。1981年，我刚参加工作，被分配到我的家乡湖北省沔阳县毛嘴公社卫生院。正好赶上湖北出血热大流行，门诊每天要看几十个出血热的病人，病房住着几十个出血热的病人。出血热的病人开始都有恶寒的表现，所以先用解表的治法，但是用了解表以后，病情就加重，后来才明白，出血热是在出血发热的同时恶寒，出血那就是温病的血分证了，属于表里同病，但里证已急已重，应该遵循叶天士"入血就恐耗血动血，直须凉血散血"的治疗原则，改用犀角地黄汤为主，加清热解毒的药，病情很容易得到控制，临床经过变得顺利。

2. "中医西化"的不良倾向

"中医西化"的名词虽然已经提出多年，但至今还没有一个明确的定义。它所涵盖的问题很广，由于篇幅所限，本文不能做全面而完整的讨论。以下所列几个方面应该可以归属"中医西化"的范畴：第一，盲目地将西医病名与中医病名对等；第二，盲目地将西医的常用指标与中医病证对等；第三，盲目地将西医的致病原与中医的病因对等。这三个方面在外感病辨治过程中的具体体现就是：第一，将西医所谓的传染病简单地等同于中医的温病或热性病；第二，将西医的常用指标（如体温的升高、白细胞计数的增多等）简单地理解为中医的热证；第三，将西医所谓的病毒、细菌、内毒素等致病因素简单地与中医的热毒相对应。这三个方面的"中医西化"足以使中医脱离自身的辨证论治体系，走上一条在外感热病初期治疗过程中滥用寒凉药的歧途。

3. 电视广告对患者的误导

当前，最常见的外感病当属"普通感冒"。感冒初期，很多人会选择自行购药，这时，患者对药品的选择受电视广告的影响最大（其实，广告的效力非常巨大，对医生处方同样也有不同程度的影响）。林礼义通过分析大量的相关数据，发现"一定品种的广告投额与该品种（感冒药）市场占有率基本上是成正比例的"，"广告投得多的前10名品种，销售额都较大"。

在治疗感冒的中成药中，上电视广告的主要有纯中药制剂和中西药混合制剂两类。不管是前者的药物组成还是后者中所含的中药成分，几乎都是寒凉药。这些感冒药中，纯中药制剂有"蜀中牌"板蓝根颗粒、"丽珠"抗病毒颗粒、"以岭药业"连花清瘟胶囊、"三精牌"双黄连口服液、"三精牌"清开灵分散片、"神威"清开灵软胶囊等，中西药混合制剂有"999牌"感冒灵颗粒、金感康胶囊等。

这些感冒药的电视广告，绝大多数都是名人代言，其所达到的普及效果可想而知。不少广告内容也极不符合中医的医理，比如"三精牌"双黄连口服液的广告内容就很有问题：一个女孩在雪夜里露天跳舞，一个男孩从屋里出来，说"当心感冒"，女孩回答："有三精牌双黄连口服液和你，感冒、发烧、流鼻涕，我都不怕……"稍微了解一点中医医理的人都知道：雪天受寒感冒，首先要考虑的病机是"寒邪束表"，首选的治法是"辛温解表"，而双黄连所含的三味中药都是寒凉药，上述情况下使用是非常不恰当的。

（三）体质因素在外感病发病与治疗过程中的意义易被忽视

中医历来将内科疾病划分为"外感"和"内伤"两大部分，就"外感病"的名称而言，无疑，它强调的是"感受外邪"这一发病因素。一般来说，外感病主要包括古代伤寒和温病（包括瘟疫在内）等病种，通过"伤寒"和"温病"的病名，我们不难看出，二者的命名都侧重于感邪的性质，即侧重于"感受寒邪"或"感受温邪"的病因。实际上，不管是"外感病"，还是"伤寒"和"温病"，这种命名方式只是强调了外感病发病的外因（主要指六淫），却无法将其发病的内因（体质因素）很好地体现出来。因此，在治疗上，也容易出现因为没有很好地兼顾患者的体质而导致的误治。

在外感病的发病上，医家更多的是侧重于对不同外邪的致病特点及其感邪的轻重等方面的研究和思考，却容易忽略病人的体质因素在发病过程中的作用。这一认识上的盲区在《伤寒论》学术界集中表现在对"太阳中风"和"太阳伤寒"形成原因的认识上，绝大部分的医家（如成无己、方有执、程郊倩、章虚谷等）认为是"风伤卫""寒伤营"所致，后世有学者提出异议，但也只是强调风、寒皆可两伤营卫，认为不能把"风伤卫"和"寒伤营"割裂开来看。而实际上，感受寒邪之初之所以会有"太阳中风"和"太阳伤寒"的不同证候，关键在于病人体质的不同。关于这个问题，日本山田正珍氏在《伤寒论集成》卷一"伤寒中风辨"中辨之甚明，现摘录如下："太阳病有伤寒有中风，其脉其证判若各异，治亦不同，不可不辨也……盖以人之体气素有虚实之异，其所受之邪每从其虚实而化，其从虚而化者谓之中风，其从实而化谓之伤寒。"可见，"太阳中风"和"太阳伤寒"的形成，在于寒邪侵袭人体，因人体本身的体质状态不同而产生的，也就是山田氏所说的"其从虚而化者谓之中风，其从实而化者谓之伤寒"。

在外感病的治疗上，如果不兼顾患者的体质，也常常会导致误治。《伤寒论》第29条就记载了这样一则误治医案：患者属于阴阳两虚体质并见太阳中风证，其治疗本来应该是扶正解表（以扶正为主），但医生却用桂枝汤"以攻其表"（以解表为主），最后导致变证丛生。同样，在温病初期的辨治方面也存在类似的问题。明清以来，温病学派迅速崛起，温病所涵盖的疾病谱也在不断扩充，广义温病几乎包括了所有外感病（除外寒邪所致的病证）。然而，由于其名称是"温病"，而温病学家又一再强调温病是由感受温邪而产生的，因此在治疗上就必然会有寒凉清热的倾向。如果真的遇到了麻黄汤、桂枝汤等证型的外感病，用"寒凉清热"或"辛凉解表"显然会误事。另一方面，即使是温热邪气所导致的以里热为主症的外感病，也要视患者的体质状况而用药，如果患者素体阳虚湿盛再感温邪，在治疗上就不可以一味地使用寒凉了。所以，叶天士在《温热论》中谆谆告诫道："且吾吴湿邪害人最多。如面色白者，须要顾其阳气，湿胜则阳微也。如法应清凉，用到十分之六七，即不可过凉，盖恐湿热一去，阳亦衰微也。"

附："叶天士从体质辨治外感病初期"医案赏析

清代医家叶天士非常注重体质因素在疾病发病和治疗过程中的意义。"体质"一词首见于其《临证指南医案》，据统计，"体质"一词在该书中出现52次之多。叶氏在医案当中，记述了多种类型的体质，诸如"阴虚体质""阳虚体质""体质偏热""木火体质"等。叶氏还明确提出，在疾病治疗上，要"兼参体质施治"。作为一名杰出的温病学家，叶氏在外感病的诊疗方面造诣精深。在《临证指南医案》中，从体质辨治外感病初期的医案也有不少，现摘录数则，加以赏析：

1. 气血两虚体质外感风邪（寒邪之轻者）

沈，虚人得感，微寒热。

参归桂枝汤加广皮。

分析：此案记述重在概括病机（"虚人得感"），而对症状的描述则过于简略，但云"微寒热"，即恶寒发热均较轻微，这是由机体气血不足，抗邪无力所致。所以，叶氏用参归桂枝汤加广皮治疗。其意在于用参归补养气血，再加桂枝汤、广皮调补中焦脾胃，因为脾胃为气血生化之源，脾胃健旺，则气血日充。此外，桂枝汤本身尚有安内攘外之功，非常适合气血两虚体质感受寒邪的病证。《伤寒论》第102条所述，气血不足之人外感寒邪之初，由于里虚邪扰，往往出现心中动悸、神烦不宁等症，治宜温中补虚、调补气血、安内攘外，方用小建中汤。叶氏此案可与小建中汤方证互参。

2. 阳虚体质外感寒邪

某，（二八）劳伤阳气。形寒身热，头疼脘闷，身痛。（劳倦阳虚感寒）

杏仁三钱，川桂枝八分，生姜一钱，厚朴一钱，广皮一钱，茯苓皮三钱。

分析：素体阳虚，肌表失于温煦，则易感受寒邪，寒邪束表，故见形寒身热、头疼身痛等症；中阳不足，气机不运，湿邪内停，故见胃脘痞闷等症。所以，用桂枝、生姜、杏仁温阳宣肺散寒，用厚朴、广皮行气宽中，用茯苓配桂枝以温阳祛湿。由本案的记述可知，此例病人的阳虚程度比较轻浅，主要在于卫阳或中阳不振，所以不用附子、干姜、肉桂等功效较强的温阳药，而只用桂枝以温阳化气。

3. 阳虚夹湿体质外感热邪

蔡，阳虚夹湿，邪热内陷，所以神识如蒙。议用泻心法。（湿热内陷）

人参、生干姜、黄芩、川连、枳实、生白芍。

分析：患者阳气不足，运化失司，则湿邪内停，而成阳虚夹湿体质。热邪外袭，机体正气不足，抗邪不力，所以邪气直驱而入，与内生之"湿邪"相合，而成湿热蒙蔽心窍之证，故见"神识如蒙"。本例患者邪实与正虚并存，所以叶氏用黄芩、川连、枳实、生白芍清泻湿热，是希望达到"邪去神清"的目的；但由于患者阳虚为本，所以加入人参、生姜、干姜来温补阳气。可见，叶氏在治疗此例阳虚夹湿体质外感热邪的患者，采取的是祛邪与扶正同时进行的治法。

4.阳虚体质外感温邪

谢，积劳伤阳，卫疏。温邪上受，内入乎肺。肺主周身之气，气窒不化，外寒似战栗。其温邪内郁，必从热化。今气短胸满，病邪在上；大便泻出稀水，肺与大肠表里相应，亦由热迫下泄耳。用辛凉轻剂为稳。

杏仁、桔梗、香豉、橘红、枳壳、薄荷、连翘、茯苓。

分析：温邪犯肺，邪气内郁，则见气短胸满；肺气不利，不能周行全身，则见形寒战栗；肺与大肠相表里，热邪下迫，肺病及肠，则见大便泄泻。叶氏认为此时"用辛凉轻剂为稳"，其理由是：用辛凉轻剂而不用辛凉重剂，一方面是由于病情尚浅；另一方面是由于患者属于阳虚体质，用辛凉重剂则会进一步损伤阳气，不利于疾病的向愈。此外，此例患者虽然有热迫大肠而见泄泻，但"热迫大肠"是由邪热郁肺所致，所以此处重在清泄肺热以治其本，可以看作是逆流挽舟法的一种变通。

5.阴虚体质外感温邪

陈，（二三）阴虚温邪。甘寒清上。（阴虚感温邪）

白沙参、甜杏仁、玉竹、冬桑叶、南花粉、生甘草。

关，阴虚夹温邪，寒热不止。虽不宜发散消食，徒补亦属无益。拟进复脉汤法。

炙甘草、阿胶、生白芍、麦冬、炒生地、炒丹皮，青甘蔗汁，煎。

分析：阴虚则内热，阴虚体质者往往有内生之火。复感温邪，两热相搏，则往往化燥伤津，所以多用白沙参、甜杏仁、玉竹、冬桑叶、南花粉等清热生津之品。邪热壅滞，气机不利，也可见到恶寒发热的症状（"寒热不止"），叶氏指出，此时不可用发散、消食以及单纯滋阴的方法，因为发散则邪热愈炽，消食则阴津愈伤，单纯滋阴则热邪难去。所以，叶氏此处采取的是滋阴与泄热兼顾的方法。

6.阴虚体质外感热邪、燥邪

卞，夏热秋燥致伤，都因阴分不足。（肺胃津液虚）

冬桑叶、玉竹、生甘草、白沙参、生扁豆、地骨皮、麦冬、花粉。

分析：阴虚则生内热，阴虚则津不足，所以，阴虚体质者不耐受热邪、燥邪。热邪犯肺，又能耗气伤津，燥胜则干，故热、燥侵袭阴虚之体，往往出现肺热并见津气两伤。所以，叶氏用冬桑叶、玉竹、生甘草、地骨皮、麦冬、花粉等品来清肺泄热、生津润燥，妙在加入白沙参、生扁豆二味，既能益气又不化燥，白沙参尚可生津润肺。诸药相配，共奏清热润燥、生津益气的功效。

7. 痰饮体质外感温邪

叶，风温入肺，肺气不通，热渐内郁，如舌苔。头胀咳嗽，发疹，心中懊恼，脘中痞满，犹是气不舒展，邪欲结痹。宿有痰饮，不欲饮水。议栀豉合凉膈方法。

山栀皮、豆豉、杏仁、黄芩、瓜蒌皮、枳实汁。

分析：患者"宿有痰饮"，复感温邪，温邪犯肺，邪热内郁，故见头胀咳嗽；肺合皮毛，邪热外发，则见皮疹；热扰胸膈，则见心中懊恼；热邪与体内之痰饮相合，阻碍中焦气机，则见脘中痞满。叶氏此处用栀子豉汤合凉膈散化裁，既能清宣肺热，又能清心除烦。加用杏仁、瓜蒌皮、枳实汁以化痰下气，兼顾患者痰饮体质。

总结：分析叶天士从体质论治外感初期的相关医案可知，叶天士非常重视体质因素对于外感病发病的影响，如"积劳伤阳，卫疏，温邪上受，内入乎肺"，"阴虚温邪"，以及"夏热秋燥致伤，都因阴分不足"等语句都充分说明，叶氏认识到体质的偏颇往往是外感病发病以及发病后出现何种证候的内因。在治疗时如何立法处方，叶氏往往会权衡外邪的强弱和体质本身的性质而灵活化裁，主要有以下三种情况：

其一，侧重于调整体质，兼以祛邪，即所谓"扶正祛邪"（或称"安内攘外"）。其原因是：体质因素对于该病的发生起主导作用，因此，调整体质就能达到治愈疾病的目的。如沈某"虚人得感"案，以及某"劳伤阳气，形寒身热"案，都属于这种情况。

其二，侧重于祛邪，兼以调整体质。其原因是：体质因素对于该病的发生不起主导作用，但在选方用药上需要稍微兼顾体质，否则会有伤害正气的可能。如谢某"积劳伤阳，卫疏，温邪上受"案就属于这种情况。

其三，祛除外邪与调整体质同时进行。其原因是：体质因素在该病的发生和治疗过程中影响甚大，必须同时兼顾。这种情况最为多见，如其余诸案。

参考文献

［1］孙思邈.药王全书［M］.北京：华夏出版社，1995.

［2］唐笠山.吴医汇讲［M］.上海：上海科学技术出版社，1983.

［3］宋华.对北京地区感冒误用中成药现象举例分析［J］.北京中医，2007，26（9）：609.

［4］孙荣立.论"感冒发热"不得滥用寒凉［J］.中医杂志，2010，51（10）：45.

［5］赵鸣方.病毒性外感疾病从"寒"论治［J］.中华中医药杂志，2010，25（12）：1943.

［6］庞安时.伤寒总病论［M］.上海：商务印书馆，1956.

［7］朱肱.类证活人书［M］.上海：商务印书馆，1955.

［8］曹颖甫.农汉才，王致谱点校.经方实验录［M］.福州：福建科学技术出版社，2004.

［9］宋乃光.刘完素医学全书［M］.北京：中国中医药出版社，2006.

［10］彭胜权.温病学［M］.北京：人民卫生出版社，2000.

［11］曹东义.中医外感热病学史［M］.中医古籍出版社，2004.

［12］贝润浦.论姜春华"截断扭转"与"先证而治"的辨证思想［J］.北京中医药，2010，29（8）：586-589.

［13］吴银根，黄永生.中医外感病证临床研究［M］.北京：人民卫生出版社，2009.

［14］林礼义.近五年全国感冒药市场广告竞争的回顾与启迪［J］.国际医药卫生导报，2002，7：15-17.

［15］万友生.论风伤卫、寒伤营和风寒两伤营卫［J］.江西中医药，1959，11：45-47.

［16］山田宗俊.伤寒论集成［M］.上海：上海中医学院出版社，1993.

［17］张仲景.伤寒论［M］.王叔和，撰次.钱超尘，郝万山，整理.北京：人民卫生出版社，2011.

［18］叶桂.温热论［M］.张志斌，整理.北京：人民卫生出版社，2008.

［19］王琦.中医体质学［M］.北京：人民卫生出版社，2009.

［20］叶天士.临证指南医案［M］.上海：上海科学技术出版社，2000.

第三章

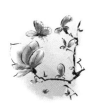

现有的辨证体系评述

一、八纲辨证之表里辨证没有临床意义

八纲辨证即阴阳、表里、寒热、虚实。八纲辨证是中医辨证的总纲领，被认为是最重要的辨证方法。

明代陶节庵《伤寒六书》曰："审得阴阳表里寒热虚实真切。"

明代王执中《东垣先生伤寒正脉》曰："治病八字，虚实阴阳表里寒热，八字不分，杀人反掌。"

明代方隅《医林绳墨》曰："虽后世千论万论，终难违越矩度，然究其大要，无出乎表里虚实阴阳寒热八者而已。"

明代张三锡《医学六要》口："仅得古人治病大法有八，曰阴曰阳，曰表曰里，曰寒曰热，曰虚曰实，气血痰火尽赅其中。"

《景岳全书·传忠录》曰："阴阳为医道之纲领，凡诊病施治，必须先审阴阳（阴阳篇）。""六变者，表、里、寒、热、虚、实也，是即医中之关键也，明此六者，万病皆指诸掌矣（六变篇）。"即所谓"二纲六变"。

清代程钟龄《医学心悟》的寒热虚实表里阴阳辨："病有总要，寒、热、虚、实、表、里、阴、阳八字而已，病情既不外此，则辨证之法亦不外此。"

祝味菊《伤寒质难》曰："所谓'八纲'者，阴、阳、表、里、寒、热、虚、实是也。"

以上是历代医家的论述，明代的医家比较重视八纲，明确提出"八纲"的是近代医家祝味菊。

20世纪60年代第2版《中医诊断学》教材将"八纲辨证"列为专章。

下面是《中医诊断学》"八纲基本证"中"表里辨证"的内容。

表里辨证

表、里是辨别病变部位外内、浅深的两个纲领。

表与里是相对的概念，如皮肤与筋骨相对而言，皮肤属表，筋骨属里；脏与腑相对而言，腑属表，脏属里；经络与脏腑相对而言，经络属表，脏腑属里；经络中三阳经与三阴经相对而言，三阳经属表，三阴经属里等。

一般而言，身体的皮毛、肌腠在外，属表；血脉、骨髓、脏腑在内，属里。但是临床辨证时，一般外邪侵犯肌表，病位表浅者，称为表证；病在脏腑，病位深者，称为里证。

表证

指六淫、疫疠等邪气，经皮毛、口鼻侵入机体的初期阶段，正气抗邪于肌表，以新起恶寒发热为主要表现的证。

临床表现：新起恶风寒，或恶寒发热，头身疼痛，喷嚏，鼻塞，流涕，咽喉痒痛，微有咳嗽，气喘，舌淡红，苔薄，脉浮。

里证

指病变部位在内，脏腑、气血、骨髓等受病，以脏腑功能失调的症状为主要表现的证。

临床表现：里证的范围极为广泛，其表现多种多样，概而言之，凡非表证（半表半里证）的特定证，一般都属里证范畴，即所谓"非表即里"。其特征是无新起恶寒发热并见，以脏腑症状为主要表现。

根据上述内容，可以发现如下问题：

1.表里是相对的概念，也就是说任何一证，可以说是表证，也可以说是里证。那辨这个表里有什么意义呢？除了增添理论上的混乱还有什么意义？

2.既然是相对的概念，为什么"又一般而言，身体的皮毛、肌腠在外，属表；血脉、骨髓、脏腑在内，属里"，这不是自相矛盾吗？因为皮毛、肌腠也还有相对性，怎么又肯定其属表了呢？血脉、骨髓、脏腑也还有相对性，怎么就肯定其属里了呢？

3.既然是相对的概念，怎么可以将表证定义成"指六淫、疫疠等邪气，经皮毛、口鼻侵入机体的初期阶段，正气抗邪于肌表，以新起恶寒发热为主要表现的证"？这个概念还有相对性吗？不又是自相矛盾吗？

4.根据上述表证的定义，表证的病因是"六淫、疫疠等邪气"，表证的特征是"新起恶寒发热"。难道说六淫和疫疠侵犯人体都会"恶寒发热"吗？

"恶寒"的形成机理是寒邪侵袭，束缚了卫气，使卫气不能"温分肉"。寒邪具有收引、凝滞之性，才会束缚人体的卫气，才会产生"恶寒"。比如说，热邪侵犯人体就不会出现"恶寒"，因为热邪没有收引、凝滞之性，不会束缚人体的卫气，所以不会"恶寒"。

《伤寒论》第6条："太阳病，发热而渴，不恶寒者，为温病。"

《温病条辨》上焦篇第 4 条："太阴风温、温热、温疫、冬温，初起恶风寒者，桂枝汤主之。但恶热、不恶寒而渴者，辛凉平剂银翘散主之。"

张仲景明确指出，温病初期不恶寒。吴鞠通对温病初期提出两个方证，恶风寒的用桂枝汤，不恶寒的用银翘散。桂枝汤证当然不是温病，是太阳中风；银翘散证才是温病初期，感受的是热邪，是不恶寒的。

从以上分析可以看出，这个表证的定义是混乱的。前面说表证的病因是"六淫、疫疠"等邪气，后面的临床表现只是感受寒邪的特征，并不是感受"六淫、疫疠"等邪气的共同特征。

5. 里证的临床表现为"里证的范围极为广泛，其表现多种多样"，这样的概念有什么意义？

"概而言之，凡非表证（半表半里证）的特定证，一般都属里证范畴，即所谓'非表即里'。"既然表里是相对的概念，怎么确定这个"非表即里"？

通过上面的分析，不难发现，八纲辨证中的表里辨证，概念极不统一，处处自相矛盾，对临床没有指导意义，应该去除。

二、卫气营血辨证质疑

卫气营血辨证是温病最著名、最重要、最常用的辨证方法，来源于明末清初著名温病学家叶天士的《温热论》。其原文为："大凡看法，卫之后方言气，营之后方言血。在卫汗之可也，到气才可清气，入营犹可透热转气，如犀角、玄参、羚羊角等物，入血就恐耗血动血，直须凉血散血，如生地、丹皮、阿胶、赤芍等物。"根据叶天士的原文，现在的教科书中，卫气营血辨证的内容如下：

卫分证：发热，微恶风寒，头痛，无汗或少汗，咳嗽，口渴，苔薄白，舌边尖红，脉浮数。病理：温邪袭表，肺卫失宣。治法：疏风泄热（辛凉解表）。方药：桑菊饮（桑叶、菊花、桔梗、连翘、杏仁、薄荷、甘草、芦根）、银翘散（金银花、连翘、薄荷、牛蒡子、竹叶、苦桔梗、生甘草、荆芥、淡豆豉、芦根）。

气分证：身体壮热，不恶寒，但恶热，汗多，渴欲冷饮，舌苔黄燥，脉洪大。病理：邪入气分，热炽津伤。治法：辛寒清气。方药：白虎汤。

营分证：身热夜甚，口干但不甚渴饮，心烦不寐，时有谵语，斑疹隐隐，舌质红绛，脉象细数。病理：热灼营阴，心神被扰。治法：清营凉血之清营泻热。方药：清营汤（犀角、生地黄、玄参、丹参、麦冬、金银花、连心连翘、竹叶心、黄连）。

血分证：身热，躁扰不安，或神昏谵狂，舌质深绛，吐血、衄血、便血、尿血，斑疹密布。病理：热盛迫血，热瘀交结。治法：清营凉血之凉血散血。方药：犀角地黄汤（犀角、干地黄、生白芍、牡丹皮）加味。

1. 卫分证不是表证

根据上述，卫分证就是表证。如果汗法等同于解表的话，叶天士所说"在卫汗之可也"的"卫"应该是表证。但是，叶天士没有提出卫分证的具体临床表现，而且叶天士还有与此并不完全一致的论述。

如《温热论》中有"肺主气属卫，心主血属营"，意思是气和卫都是热邪犯肺，血和营都是热邪入心，因为"温邪上受，首先犯肺，逆传心包"。也就是说，气和卫的证候性质是相同的，血和营的证候性质是相同的。

又说："盖伤寒之邪留恋在表，然后化热入里；温邪则热变最速，未传心包，邪尚在肺。肺主气，其合皮毛，故云在表。在表初用辛凉轻剂，夹风则加入薄荷、牛蒡之属；夹湿加芦根、滑石之流。或透风于热外，或渗湿于热下，不与热相搏，势必孤矣。"所谓卫分证和表证，其实是肺热证。因为肺有主气、外合皮毛的功能，所以也可称为表证。表证（即卫分证）的治法是初用辛凉轻剂，即桑菊饮，从组方来看，桑菊饮实为清热宣肺之剂。

叶天士紧接着说："前言辛凉透风，甘淡祛湿，若病仍不解，是渐欲入营也。营分受热，则血液受劫，心神不安，夜甚无寐，或斑点隐隐，即撤去气药。"明确指出了前面说的"在表初用辛凉轻剂"是"气药"，而不是解表药。这一点从后面还可找到证据。在辨舌时，叶天士又说："再论其热传营，舌色必绛。绛，深红色也。初传，绛色中兼黄白色，此气分之邪未尽也，泄卫透营，两和可也。"既然"气分"之邪未尽，治法怎么说成是"泄卫"呢？可见，叶天士在这里说的"卫"和"气"是一个概念，而这个概念的实质是我们现在所说的"气分证"的概念。

也就是说，叶天士关于卫分证的概念是矛盾的，在大多数的时候认为卫和气相同，是肺热证；只是"在卫汗之可也"可以认为卫是表证。但是，如果根据他自己所说的"温邪上受，首先犯肺"来看，温病初期是肺热证，肺热证的治法是发汗吗？再则，叶天士没有提出具体的临床表现，没有充分的证据确定卫分证是表证。我们现在仅仅根据叶天士的"在卫汗之可也"把"卫分证"和"气分证"分开来，把"卫分证"定义为"表证"并不完全符合叶天士的本意，而且与临床事实不符。

确定卫分证性质的根据是临床表现。叶天士没有具体提出卫分证的临床表现，不过我们根据叶天士的论述可以分析卫分证基本的表现。《温热论》开篇明义："温邪上受，首先犯肺。"显然，温病初期（即卫分证）的性质是热邪犯肺，即肺热证，肺热证的表现可有发热、口渴、咽痛、咳嗽、舌边尖红，苔薄白而干或薄黄，脉浮数。不应该有恶寒，因为恶寒的形成机理是寒邪束缚了卫气，卫气不能温分肉。热邪没有收引、凝滞之性，不可能束缚卫气，所以不可能出现恶寒。

2. 温病初期的治法不是解表

温病初期是肺热证，不是表证，临床表现没有恶寒，治疗当然就不能用汗法，所以叶天士的"在卫汗之可也"是错误的。

《温病条辨·杂说·寒疫论》曰："不论四时，或有是证，其未化热而恶寒之时，则用辛温解肌；既化热之后，如风温证者，则用辛凉清热，无二理也。"吴鞠通也认为，温病初期的治法是"辛凉清热"，不是所谓的"辛凉解表"；银翘散、桑菊饮是辛凉清热，不是所谓的"辛凉解表"。

北京中医药大学的著名温病学家赵绍琴教授认为，温病初起的治法不可言辛凉解表，只能是辛凉清解。

南京中医药大学的著名温病学家孟澍江教授也否认了温病初期的治法是辛凉解表。在其主编的《温病学》教材中可以找到相关证据。

对于"风温"病的"肺热发疹"，治法是"宣肺泄热，凉营透疹"，方子是银翘散去豆豉，加细生地、丹皮、大青叶，倍玄参。后面的方解说："本证邪不在表，所以去豆豉之解表，因肺热及营发红疹，故加细生地、丹皮、大青叶、玄参等凉营泻热解毒，共奏宣肺泄热、凉营透疹之效。临床运用时若无表郁见证，荆芥亦可去之"。可见，银翘散本来是清泄肺热的方剂。

对于"暑温"的"暑伤肺络"证，治法是"凉血解毒，清络宣肺"，方子是犀角地黄汤合银翘散。方解说："合以银翘散乃取其清解肺络之热且以宣降肺气。因无表证，故方中荆芥、豆豉、薄荷等透表之品应予减去。"

在"烂喉痧"的凉营清气汤的方解中说："方用栀子、薄荷、连翘壳、川黄连、生石膏清透气分邪热。"可见，我们现在最常用的"辛凉解表药"薄荷、连翘，其功效也是以清解气分热邪为主。

3. 卫气营血的实质是气和血两个层次

叶天士说："肺主气属卫，心主血属营。"卫和气的脏腑定位在肺，营和血的脏腑定位在心。卫和气、营和血，性质相同，程度不同。

卫分证是气分证的轻证，代表方证是桑菊饮证和银翘散证，临床表现有发热（轻）、口渴（轻）、舌边尖红、苔薄白而干或薄黄、脉浮数；气分证的代表方证是白虎汤证，临床表现有发热（重，大热）、口渴（重，大渴）、出汗（重，大汗）、舌红、苔黄燥、脉浮滑或滑数。桑菊饮、银翘散、白虎汤三方辛凉的性质相同，清热的力量不同，因此才有辛凉轻剂、平剂、重剂的程度区分。

营分证是血分证的轻证，营分证的表现是舌红绛、斑疹隐隐；血分证的表现是舌深绛、斑疹透露。显然也是程度不同，性质相同。

4. 透热转气的实质是气血两清

叶天士说："入营犹可透热转气，如犀角、玄参、羚羊角等物。"

"前言辛凉透风，甘淡祛湿，若病仍不解，是渐欲入营也。营分受热，则血液受劫，心神不安，夜甚无寐，或斑点隐隐，即撤去气药。如从风热陷入者，用犀角、竹叶之属；如从湿热陷入者，用犀角、花露之品，参入凉血清热方中。"

"再论其热传营，舌色必绛。绛，深红色也。"

入营的特征是发斑和舌绛。发斑和舌绛是热邪及营的表现，但发斑和舌绛的原因是气分热盛，因此，营分证的本质是气营同病，治疗应该气血两清。用犀角、玄参、羚羊角等品凉血清热是一致的，而清气则需要辨证，如温热及营则应加薄荷、牛蒡子、竹叶等，湿热及营则应加芦根、滑石、花露等。清营汤是温热及营的代表方。

叶天士说："按方书谓斑色红者属胃热，紫者热极，黑者胃烂，然亦必看外证所合，方可断之。"

　　《温病条辨》上焦篇第 14 条："太阴温病，不可发汗，发汗而汗不出者，必发斑疹；汗出过多者，必神昏谵语。发斑者，化斑汤主之。发疹者，银翘散去豆豉，加细生地、丹皮、大青叶，倍元参主之。"

　　叶天士认为，斑是胃热所致，随着胃热的程度会表现为斑色的红、紫、黑。化斑汤为白虎汤加犀角、玄参，显然也是胃热及营。这就是所谓的"斑属阳明，疹属太阴"。

　　斑为气分热盛所致，斑为热入营分的特征，所以营分证的治疗原则是气血两清。

参考文献

［1］孟澍江.温病学［M］.上海：上海科学技术出版社，1985.

［2］赵绍琴.赵绍琴内科学［M］.北京：北京科学技术出版社，2002.

第四章

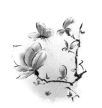

外感病初期辨治体系重构

第一节　外感病初期正确辨治的理论基石

一、辨证论治

辨证论治，也叫辨证施治。辨证，就是将四诊收集的临床资料进行分析、判断，确定证候的性质；论治，就是根据证候的性质确定治疗方法。张仲景在《伤寒论》第16条提出："观其脉证，知犯何逆，随证治之。"这是辨证论治的理论渊源。

中医的治疗单元是证，不是病，也不是症。

现在将病人就诊、医生诊疗的过程叫"看病"或"治病"。这种叫法比较适合西医，因为西医的治疗是以病为单元的。

中医的治疗虽然也必须首先确立疾病的诊断，但是仅仅有疾病的诊断还不能进行治疗，还必须确定疾病的证，针对证进行治疗。比如说肝炎，这是西医的疾病诊断，这时中医还没有办法进行治疗；如果能够确定肝炎病人的证，就可以进行治疗了。如果是肝胆湿热证，就可以用清利肝胆湿热的治法；如果是肝肾阴虚证，就可以用滋补肝肾的治法等。

中医治疗的基本单元是证，同时要考虑病和症的因素。阳痿和早泄都可以表现为肾阳虚弱证，但阳痿在温补肾阳的同时要兼以通络，早泄在温补肾阳的同时要兼以固摄，这是不同的病对辨证论治的影响。西医的疾病诊断同样也要考虑，同样是气阴两虚证，冠心病需要加丹参、红花等活血化瘀药；慢性肾炎需要加石韦、白茅根、白花蛇舌草等清利湿热的药。同样是太阳病的中风证，如果病人项背强直拘急的症状很突出，就要加葛根；如果病人喘的症状很突出，就要加厚朴、杏仁，这就是症对辨证论治的影响。

从上面的论述可以看出，病和症会影响中医的治疗，如果没有证，中医根本无法进行治疗。没有辨证论治，中医也将不复存在。脱离了辨证论治，外感病初期也不可能正确治疗。

二、审证求因

不仅中医的治疗要以证为单元，中医病因的确定也要以证为根据。要确定病人感受的是不是寒邪，并不是根据气温是否下降，或者病人是否处在寒冷的环境，而是根据病人临床表现的本质，即证。如果病人有恶寒发热、头痛身痛、骨节疼痛、咳嗽、气喘、舌质淡、苔薄白、脉浮紧等，就是感受了寒邪，因为这些表现符合寒性收引、凝滞的特征；如果病人有发热、口渴、咽痛、咳嗽、舌边尖红、苔薄黄、脉浮数等，就是感受了热邪，因为这些表现符合热性炎上、热易伤津的特征；更多的人虽然经历了降温或寒冷的环境，却并不得病，这些人当然什么邪气都没有感受。这种确定病因的方法叫"审证求因"。清代钱潢在《伤寒溯源集》中说："外邪之感，受本难知，发则可辨，因发知受。"

"审证求因"和"辨证论治"具有同等重要的意义，是中医学的两大理论基石。否定"辨证论治"就是否定中医学，这是共识。我们还要形成的共识是，否定"审证求因"就是否定中医学。特别是在目前中西医并存，而且还是以西医为主导的形势下，如果受西医病因学说的影响，企图追求实体的病因概念，企图找到像西医一样能够检测中医病因的金指标，那无疑是自毁根基，加速中医的衰落。

三、表里先后缓急原则

在外感病的辨证过程中，有单纯的表证，如麻黄汤证；有单纯的里证，如白虎汤证。也有兼夹证，如麻黄附子细辛汤证就是表证兼肾阳虚证；桂枝人参汤证就是表证兼脾阳虚证；大青龙汤证就是表证兼里热证；小青龙汤证就是表证兼水饮证等。单纯的表证和里证治疗相对容易，表证兼夹里证的治疗会复杂很多。基本原则是：表证为主，里证不急不重，宜先表后里；表证不重，里证急重者，宜先里后表；表里相对均衡时，则可表里同治，还可细分为偏重治表、偏重治里、表里并重。

外感病的治疗过程中，没有掌握表里先后缓急的原则，或不遵循表里先后缓急的原则，是导致误治的根源，并因此衍生出许多异端邪说，如风热表证、辛凉解表、有表证无表邪等。

　　需要特别强调的是，外感病的治疗过程中，表证兼里热十分常见，必须坚定不移地遵循表里先后缓急的原则，否则误治不可避免。

　　比如大青龙汤证，是在太阳伤寒的同时有烦躁，就是在恶寒发热、无汗、头身疼痛、脉浮紧的同时有烦躁，属于表里同病，表证兼里热，以表证为主，里热不重，应该遵循表里同治、解表为主、兼清里热的原则，用麻黄汤（倍用麻黄）以解表发汗散寒，加少量石膏兼清里热，可一服汗出病瘥。如果因为病人有烦躁的热象而不敢用大青龙汤，很快就可能变成麻杏石甘汤证，这是临床上屡见不鲜的。很多肺炎的病人，开始是麻黄汤证，因为不敢用麻黄汤，就变成了大青龙汤证，还不敢用大青龙汤，就变成麻杏甘石汤证了。麻黄汤证是感冒，麻杏甘石汤证就是肺炎了，这就是失治误治。

　　再比如，有的化脓性感染的病人会出现恶寒，甚至寒战，其实质仍然是表证兼里热，只是里热已重已急，此时应遵循先里后表的原则，先清里热。如果此时囿于恶寒而不敢清热，则病情会进一步恶化。

附一：《伤寒论》中表里先后治法归纳

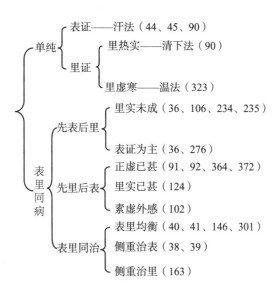

单纯
　├ 表证——汗法（44、45、90）
　└ 里证
　　├ 里热实——清下法（90）
　　└ 里虚寒——温法（323）

表里同病
　├ 先表后里
　　├ 里实未成（36、106、234、235）
　　└ 表证为主（36、276）
　├ 先里后表
　　├ 正虚已甚（91、92、364、372）
　　├ 里实已甚（124）
　　└ 素虚外感（102）
　└ 表里同治
　　├ 表里均衡（40、41、146、301）
　　├ 侧重治表（38、39）
　　└ 侧重治里（163）

上表中的《伤寒论》原文

太阳病，外证未解，不可下也，下之为逆。欲解外者，宜桂枝汤。（44）

太阳病，先发汗，不解，而复下之，脉浮者不愈，浮为在外，而反下之，故令不愈。今脉浮，故知在外，当须解外则愈，宜桂枝汤。（45）

本发汗而复下之，此为逆也，若先发汗，治不为逆。本先下之而反汗之，为逆；若先下之，治不为逆。（90）

少阴病，脉沉者，急温之，宜四逆场。（323）

太阳与阳明合病，喘而胸满者，不可下，宜麻黄汤。（36）

太阳病不解，热结膀胱，其人如狂，血自下，下者愈。其外不解者，尚未可攻，当先解其外；外解已，但少腹急结者，乃可攻之，宜桃核承气汤。（106）

阳明病脉迟，汗出多，微恶寒者，表未解也，可发汗，宜桂枝汤。（234）

阳明病脉浮，无汗而喘者，发汗则愈，宜麻黄汤。（235）

太阴病，脉浮者，可发汗，宜桂枝汤。（276）

伤寒，医下之，续得下利清谷不止，身疼痛者，急当救里。后身疼痛，清便自调者，急当救表。救里，宜四逆汤；救表，宜桂枝汤。（91）

病发热头痛，脉反沉，若不差，身体疼痛，当救其里。四逆汤方。（92）

下利清谷，不可攻表，汗出必胀满。（364）

下利腹胀满，身体疼痛者，先温其里，乃攻其表。温里，宜四逆汤；攻表，宜桂枝汤。（372）

太阳病六七日，表证仍在，脉微而沉，反不顷胸，其人发狂者，以热在下焦，少腹当硬满，小便自利者，下血乃愈。所以然者，以太阳随经，瘀热在里故也，抵当汤主之。（124）

伤寒二三日，心中悸而烦者，小建中汤主之。（102）

伤寒表不解，心下有水气，干呕，发热而咳，或渴，或利，或噎，或小便不利，少腹满，或喘者，小青龙汤主之。（40）

伤寒，心下有水气，咳而微喘，发热不渴，服汤已，渴者，此寒去欲解也，小青龙汤主之。（41）

伤寒六七日，发热，微恶寒，肢节烦疼，微呕，心下支结，外证未去

者，柴胡桂枝汤主之。（146）

少阴病，始得之，反发热脉沉者，麻黄细辛附子汤主之。（301）

太阳中风，脉浮紧，发热恶寒，身疼痛，不汗出而烦躁者，大青龙汤主之。若脉微弱，汗出恶风者，不可服之，服之则厥逆，筋惕肉瞤，此为逆也。（38）

伤寒，脉浮缓，身不疼，但重，乍有轻时，无少阴证者，大青龙汤发之。（39）

太阳病，外证未除，而数下之，遂协热而利，利下不止，心下痞硬，表里不解者，桂枝人参汤主之。（163）

附二：《伤寒论》《金匮要略》中里热并见"恶寒"的条文

《伤寒论》第109条："伤寒发热，啬啬恶寒，大渴欲饮水，其腹必满，自汗出，小便利，其病欲解，此肝乘肺也，名曰横，刺期门。"

《金匮要略·肺痿肺痈咳嗽上气病脉证治第七》第2条："问曰：病咳逆，脉之何以知此为肺痈？当有脓血，吐之则死，其脉何类？师曰：寸口脉微而数，微则为风，数则为热；微则汗出，数则恶寒。风中于卫，呼气不入；热过于营，吸而不出。风伤皮毛，热伤血脉。风舍于肺，其人则咳，口干，喘满，咽燥不渴，时唾浊沫，时时振寒。热之所过，血为之凝滞，蓄结痈脓，吐如米粥。始萌可救，脓成则死。"

《金匮要略·疮痈肠痈浸淫病脉证并治第十八》第1条："诸浮数脉，应当发热，而反洒淅恶寒，若有痛处，当发其痈。"

《金匮要略·疮痈肠痈浸淫病脉证并治第十八》第4条："肠痈者，少腹肿痞，按之即痛如淋，小便自调，时时发热，自汗出，复恶寒。其脉迟紧者，脓未成，可下之，当有血。脉洪数者，脓已成，不可下也。大黄牡丹汤主之。"

《伤寒论》第169条："伤寒，无大热，口燥渴，心烦，背微恶寒者，白虎加人参汤主之。"

《金匮要略·痉湿病脉证第二》第26条："太阳中热者，暍是也。汗出恶寒，身热而渴，白虎加人参汤主之。"

《伤寒论》第 164 条："伤寒，大下后，复发汗，心下痞，恶寒者，表未解也，不可攻痞，当先解表，后攻其痞，解表宜桂枝汤，攻痞宜大黄黄连黄芩泻心汤。"

《伤寒论》第 234 条："阳明病，脉迟，汗出多，微恶寒者，表未解也，可发汗，宜桂枝汤。"

《伤寒论》第 183 条："问曰：病有得之一日，不发热而恶寒者，何也？答曰：虽得之一日，恶寒将自罢，即自汗出而恶热也。"

《伤寒论》第 184 条："问曰：恶寒何故自罢？答曰：阳明居中，主土也，万物所归，无所复传，始虽恶寒，二日自止，此为阳明病也。"

《伤寒论》第 155 条："心下痞，而复恶寒（表阳虚）者，附子泻心汤主之。"

第二节　外感病初期辨治体系的重构

一、外感病病因的规范

中医历来将临床病证划分为外感和内伤两大部分。中医所说的外感病是指感受"六淫"以及"疫疠之气"（或称"疫气"，吴又可称之为"杂气"）等外邪所出现的病证。所以，一般认为，"六淫"和"疫疠之气"是外感病的病因。

（一）外感六淫概念的演变

据《左传·昭公元年》记载，春秋时期的秦国名医医和在给晋侯诊病时，提出了"六淫"病因说："天有六气，降生五味，发为五色，征为五声，淫生六疾。六气，曰'阴、阳、风、雨、晦、明'也，分为四时，序为五节，过则为灾。阴淫寒疾，阳淫热疾，风淫末疾，雨淫腹疾，晦淫惑疾，明淫心疾。"医和所谓"阴阳风雨晦明"六淫之中，"阴淫"应属"寒邪"，"阳淫"应属"热邪"，"风淫"应属"风邪"，"雨淫"应属"湿邪"。此四者自外而入，当属"外因"。所谓"明淫"应属情志为病，当属"内因"。所谓"晦淫"，是指房劳为病，当属"不内外因"。由此可知，医和所谓的"六淫"病因与后世"外感六淫"的概念不尽相同。

《管子·度地》提出外感"四刑"说："大寒、大暑、大风、大雨，其至不时者，此谓四刑，或遇以死，或遇以生，君子避之，是亦伤人。"此处所谓"四刑"，当属"外因"无疑，大略与后世"六淫"说的寒、暑、风、湿相同。

战国后期的《吕氏春秋·季春纪·尽数》也记述了异常气候可能对人体造成的伤害："大寒、大热、大燥、大湿、大风、大霖、大雾，七者动精则生害矣。"明确提出了寒、热、燥、湿、风、霖、雾七种外邪，涵盖了后世"六淫"中的五淫（风、寒、暑、湿、燥）。

《素问·阴阳应象大论》提出了"天有四时五行，以生长收藏，以生寒暑燥湿风"，而且还明确了不同气候与季节的相配（"冬伤于寒，春必温病；春伤于风，夏生飧泄；夏伤于暑，秋必痎疟；秋伤于湿，冬生咳嗽"）。原文还论述了"寒""暑""燥""湿""风"这五者为病的临床特征："风胜则动，热胜则肿，燥胜则干，寒胜则浮，湿胜则濡泻。"综观《黄帝内经》的其他几篇文章（如《灵枢·口问》"夫百病之始生也，皆生于风雨寒暑，阴阳喜怒，饮食居处，大惊卒恐"，《灵枢·顺气一日分为四时》"夫百病之始生者，必起于燥湿寒暑风雨，阴阳喜怒，饮食居处"，《灵枢·五变》"余闻百疾之始期也，必生于风雨寒暑，循毫毛而入腠理"，《灵枢·百病始生》"夫百病之始生也，皆生于风雨寒暑，清湿喜怒"，"风雨寒热，不得虚，邪不能独伤人"）可知，《黄帝内经》（不包括"运气七篇"）所论述的外邪基本没有出离《素问·阴阳应象大论》"寒""暑""燥""湿""风"五淫的范畴。

唐代王冰将讨论五运六气的七篇大论补入《素问》，始将火与风、寒、暑、湿、燥并列而成六淫。《素问·至真要大论》曰："夫百病之生也，皆生于风、寒、暑、湿、燥、火，以之化之变也。""七篇大论"之所以要将火邪加入，是"运气学说"为了配合"三阴三阳"一岁之中有"六节之气"的需要。

六淫概念由宋代陈无择明确提出，他在《三因极一病证方论·三因论》中说："六淫，天之常气，冒之则先自经络流入，内合脏腑，为外所因。"此处，他将"热"取代《素问·至真要大论》"风、寒、暑、湿、燥、火"中的"火"，更切合临床实际。所以，现代也有不少学者认为六淫当中的"火"应改为"热"。

外感六淫概念的演变对照表

《左传·昭公元年》	六淫	阴、阳、风、雨、晦、明
《管子·度地》	四淫（"四刑"）	寒、暑、风、雨
《吕氏春秋·季春纪·尽数》	七淫	寒、热、燥、湿、风、霖、雾
《素问·阴阳应象大论》	五淫	寒、暑、燥、湿、风
《素问·至真要大论》	六淫	风、寒、暑、湿、燥、火
《三因极一病证方论·三因论》	六淫	寒、暑、燥、湿、风、热

（二）现行六淫致病相关理论的缺陷

1."火邪"非外感之邪

一般认为"六淫"出自《素问·至真要大论》"夫百病之生也，皆生于风寒暑湿燥火"，因此，长期以来，中医学认为六淫是指风、寒、暑、湿、燥、火六种外邪。

然而，关于火邪是否属于外感六淫，则存在着不少争议。早在1979年，李今庸先生就对《黄帝内经》中的有关原文进行了考证，认为《黄帝内经》原本只有与春、夏、长夏、秋、冬五季对应的"风、暑、湿、燥、寒"五淫。而把"火"加入"五淫"当中而成"六淫"，则起于东汉时期写成的"运气七篇"。这种做法是"运气学说"为了配合"三阴三阳"一岁之中有"六节之气"的需要。1981年，王元石氏则撰文进一步指出，"火"只有生理性的火和病理性的火，而不存在外感之火，因此不能与其他五淫相并列。

实际上，首次明确"六淫"一词为病因概念表述的则是宋代陈无择，他在《三因极一病证方论》一书中写道："六淫，天之常气，冒之则先自经络流入，内合于脏腑，为外所因。"陈氏指出"六淫者，寒暑燥湿风热是也"。

基于以上认识，不少学者提出六淫之中的"火"应该为"热"。

2."暑"的本质为"热"

据李今庸先生对"暑"字的考证，"暑"字的本义就是"热"。但从临床实际来看，"暑"是"热"的一种特殊表现形式。

第一，暑有季节性，即"先夏至日为病温，后夏至日为病暑"，暑只在夏季才有。

第二，暑比其他时间的热在程度上要重，所谓"盛夏酷暑"。证之临床，感受一般的热邪，初期是在肺，即"温邪上受，首先犯肺"，表现为银翘散证或桑菊饮证；感受暑邪，初期则在阳明，所谓"夏暑发自阳明"，表现为白虎汤证。

第三，暑多夹湿。夏季因为天气炎热，蒸腾地表的水气，使空气中的湿度增加，容易形成湿热的环境，致病往往也是热与湿并见，因此也有人将其称之为"暑湿"。

所以，在现行的六淫病因中，"暑"应附于"热"，不必单列。

3."风邪"不宜与其他"五邪"并列

六淫之中，在《黄帝内经》里出现频次最多的莫过于"风"。《黄帝内经》甚至设有"风论"专篇来介绍风邪致病的特点。仅在这一篇当中，风邪所致疾病就有寒热、热中、寒中、疠风、偏枯、肝风、心风、脾风、肺风、肾风、偏风、目风、漏风、内风、首风、飧泄、泄风、胃风等种种不同，从病证特点来看，其中既有外感，也有内伤。可见，《黄帝内经》极言风邪致病的广泛性，无论外感、内伤，《黄帝内经》几乎都用"风"字一以概之。可以说，在《黄帝内经》当中，"风"邪的内涵具有无限泛化的倾向，这就导致了在理论的理解和运用上种种问题的出现，甚至出现了风邪的阴、阳、寒、热属性之争。我认为，"风邪"不宜与其他"五邪"并列，其理由如下：

（1）"风邪"往往是一切外感病邪的总称。

在《黄帝内经》当中，"风邪"在很多时候是统指一切外感病邪的，如《素问·上古天真论》的"虚邪贼风，避之有时"和《素问·阴阳应象大论》的"邪风之至，疾如风雨"，以及《灵枢·五变》的"一时遇风，同时得病，其病各异"，都是一切外感病邪的统称，而非特指某一种病邪。

而《中医内科学》认为，"感冒"的病因为"感受风邪或时行疫毒"，无疑，这里的"风邪"也是多种外邪的总称。

（2）在现有的理论中，"风邪"是其他"五邪"致病的条件，而不是一种独立的病因。

首先，没有单纯的伤风证或中风证，现在所谓的"伤风"，实际上其概念等同于感冒，感冒无疑是要辨寒热的（因而有"热伤风"和"寒伤风"之别），所以并非专指"伤于风邪"；而《伤寒论》"太阳病篇"所谓的"中风"，其实是虚人感寒所出现的一种证候，并非是单指"中于风邪"。其次，《中医基础理论》教材上说，"凡寒、湿、燥、热诸邪多依附于风而侵犯人体"，认为其他邪气只有借助风邪"其性开泄""无孔不入"而使腠理疏泄开张的特点，才能趁机依附而入，侵犯人体。由此可知，所谓的"依附"，其实只是其他"五邪"致病的条件，因此，才有了所谓的"风寒""风热""风湿"等概念。而实际上，其他邪气致病和风毫无关系，如麻黄汤证都将其称为"风寒"，事实上麻黄汤证感受的只是寒，治疗也只是辛温发汗散寒，并不需要"祛风"。所以，麻黄汤证感受的是寒邪，不能称为"风寒"；温病初期感受的是热邪，也和风没有关系，也不能称为"风热"，其余依此类推。可见，"风"是一个多余的概念。

（3）"风邪"往往由其他"五邪"化生而成。

从气象因素来讲，风的产生是寒、暑、燥、湿等气候变化导致的空气流动，即"风"是其他五气所化生出来的。由此可以推断，"风邪"也往往是由其他"五邪"化生而成（这种情况多属于"内风"的范畴）。

（4）现代中医学中，"风邪"非春季之主邪。

在《黄帝内经》中，风为春季的主气与主邪。到了南宋，郭雍则认为凡是发生于春季的外感热病，都称为温病。随着后世新感温病学说的兴起，春季的主要外感病因就成了"温邪"，而春季之外的其他四季——夏、长夏、秋、冬，其主要外邪却依然是暑、湿、燥、寒。可见，现代中医病因学中，六淫之一的风邪处在一个比较尴尬的境地。

（5）从临床治疗来看，《伤寒论》中太阳病的主要方证是太阳伤寒的麻黄汤证和太阳中风的桂枝汤证。

伤寒和中风是证的概念，不是病因的概念，伤寒的临床表现是"恶寒发热、无汗、脉浮紧"，中风的临床表现是"恶寒发热、汗出、脉浮缓"。二者的差异可以从病因和体质两个方面来考虑，伤寒可能是感受的寒邪较重，病人的体质较强壮；中风可能是感受的寒邪较轻，病人的体质较虚弱。虽然可以认为中风是"恶风"的，伤寒是"恶寒"的，但二者也还是只有程度的区别，本质是相同的。"恶风"的表现是有风则恶，无风则安；"恶寒"的表现是虽然身居密室，仍然凛凛恶寒。可见，二者的本质都是怕冷，而且都不会因为加衣被而减轻，只是怕冷的程度不一样。再则，《伤寒论》中"恶寒"和"恶风"本身就没有区别，如第12条桂枝汤证的原文中就是"啬啬恶寒"和"淅淅恶风"并提的。

（6）现在所谓的"祛风"药，其实是"祛寒"药，如独活、防风、川乌等，都是典型的祛寒药。

所以，六淫中的"风"不能独立存在，可以将其附于"寒"。

（三）"杂气病因说"不能直接指导外感病的辨证施治

外感病的病因除"六淫"之外，还有一类被称为"杂气"（或疠气、疫气）的病因。"杂气"的概念首先由明代医家吴又可提出，他在《温疫论·原序》的开篇即写道："夫瘟疫之为病，非风、非寒、非暑、非湿，乃天地间别有一种异气所感。""别有一种异气"，吴氏在书中又称之为杂气、戾气、疠气或疫气。分析和归纳吴氏的记载可知，杂气具有如下性质与致病特点：

1. 优劣的差异性

《温疫论·杂气论》指出："天地之杂气，种种不一，亦犹……草木有野葛巴豆，星辰有罗计荧惑，昆虫有毒蛇猛兽，土石有雄硫砒信，万物各有善恶不等，是知杂气之毒亦有优劣也。"可见，吴氏认为天地之间，杂气有多种，并且有善恶之分。

2. 种属的选择性

《温疫论·论气所伤不同》指出："至于无形之气，偏中于动物者，如牛瘟、羊瘟、鸡瘟、鸭瘟，岂但人疫而已哉？然牛病而羊不病，鸡病而鸭不病，人病而禽兽不病，究其所伤不同，因其气各异也。"

3. 致病的特异性

《温疫论·杂气论》指出："众人有触之者，各随其气而为诸病……杂气为病也，为病种种，是知气之不一也。"

4. 广泛的传染性

《温疫论·原病》指出："此气之来，无论老少强弱，触之者即病。"此外，吴氏还论述了杂气致病"表现的多样性""发病的潜伏性"等特点。

这些论述与现代传染病学的认识有着惊人的相似之处，应该说，吴氏已经揭示了传染病的诸多规律，甚至预测到了致病微生物的客观存在。但就瘟疫的治疗而言，仅根据以上吴氏所总结的"杂气"的种种性质与致病特点，在中医的知识体系内是没有办法进行治疗的。这就好比西医已经认识到了某种外感病是由某病原微生物引起的，中医虽然也了解了相关知识，却无法按照这种认识来遣方用药。因此，吴氏虽然一再强调"杂气"是"六淫"之外的"别有一种异气"，并且也萌生了寻找特效药物的设想（《温疫论·论气所伤不同》中说"一病只有一药之到病已，不烦君臣佐使，品味加减之劳已"），然而落实到具体的治疗上，中医还得依靠传统的辨证。而通过辨证所求出来的可以指导临床用药的那个"因"，依然没能跳出传统"六淫"的范畴。正是基于这点认识，我们认为，吴氏"杂气病因说"有助于我们对瘟疫发病规律的深入了解（这一点是功不可没的），然而该学说却不能直接指导中医对瘟疫确立治疗方法。因此，吴氏"杂气病因说"在后世医家中并没有能够进一步发扬光大。

（四）"六淫"可简化成"四淫"

基于以上几点认识，以病邪的本质属性为准则，我认为可以将外感病的病因从原来的"风、寒、暑、湿、燥、火"六淫以及疫疠之气（或"杂气"）简化为"寒、热、燥、湿"四淫。这将使外感病的临床诊疗变得更加精炼。

二、外感病初期辨证论治的规范

（一）外感寒邪初期的辨治规范

1. 太阳伤寒证

【临床表现】恶寒，发热，无汗，头身疼痛，或肢体拘急，鼻塞，流清涕，舌淡，苔薄白而润，脉浮紧。

【证候分析】寒邪袭表，束缚卫气，卫气不能发挥温分肉的功能，则见恶寒；寒邪袭表，卫气奋起抗邪，正邪斗争，则见发热，外感寒邪导致的发热和里热炽盛导致的发热，发生机理不一样，治疗也有本质的区别，需要引起高度重视；寒邪束表，腠理闭塞，故无汗；寒邪束表，经脉不通，则见头身疼痛或肢体拘急；肺合皮毛，寒邪束表，肺气不利，故见鼻塞，流清涕；舌淡，苔薄白而润，为寒性舌象；脉浮主表，脉紧主寒，脉浮紧为寒邪袭表之象。

【治法】辛温发汗散寒。

【方药】轻者用葱豉汤（葱白、淡豆豉）加荆芥、防风、紫苏叶、杏仁；重者用麻黄汤（麻黄、桂枝、杏仁、甘草）。

【方药说明】葱豉汤出自《肘后备急方》"治伤寒时气瘟病方第十三"，原书认为："伤寒有数种，人不能别，令一药尽治之者，若初觉头痛，肉热，脉洪，起一二日，便作葱豉汤。"后世一般将它用作辛温发汗散寒之轻剂。此处加入荆芥、防风、紫苏叶、杏仁，以加强其宣肺散寒的功效。

麻黄汤出自《伤寒论》"太阳病，头痛，发热，身疼腰痛，骨节疼痛，恶风无汗而喘者，麻黄汤主之"。该方是治疗太阳伤寒证的主方，其使用指征是：恶寒，发热，无汗，咳喘，周身疼痛，脉浮紧。

2. 太阳中风证

【临床表现】恶寒，发热，汗出，头痛，鼻鸣干呕，舌质淡，苔薄白，脉浮缓。

【证候分析】太阳中风证是素体脾胃虚弱，腠理疏松，感受寒邪较轻而表现出的证候。寒邪袭表，束缚卫气，卫气不能发挥温分肉的功能，则见恶寒；寒邪袭表，卫气奋起抗邪，正邪斗争，则见发热；素体脾胃虚弱，腠理疏松，卫不固外，营不内守，则见汗出；寒邪束表，经气不畅则头痛；寒邪束表，肺气不宣则鼻鸣；寒邪束表，影响胃气和降，则干呕；舌淡，苔薄白，为寒性舌象；寒邪袭表则脉浮，汗出肌疏则脉缓。

【治法】解肌散寒，调和营卫。

【方药】桂枝汤（桂枝、白芍、生姜、炙甘草、大枣）。

【方药说明】桂枝汤出自《伤寒论》。

第12条：太阳中风，阳浮而阴弱，阳浮者，热自发，阴弱者，汗自出；啬啬恶寒，淅淅恶风，翕翕发热，鼻鸣干呕者，桂枝汤主之。

第13条：太阳病，头痛，发热，汗出，恶风，桂枝汤主之。

桂枝三两（去皮），芍药三两，甘草二两（炙），生姜三两（切），大枣十二枚（擘）。

上五味，㕮咀三味，以水七升，微火煮取三升，去滓，适寒温，服一升。服已须臾，啜热稀粥一升余，以助药力，温覆令一时许，遍身漐漐微似有汗者益佳，不可令如水流漓，病必不除。若一服汗出病差，停后服，不必尽剂。若不汗，更服依前法，又不汗，后服小促其间，半日许令三服尽。若病重者，一日一夜服，周时观之。服一剂尽，病证犹在者，更作服，若汗不出者，乃服至二三剂。禁生冷、黏滑、肉面、五辛、酒酪、臭恶等物。

以上是《伤寒论》中关于桂枝汤的基本内容，临床用桂枝汤应遵循原方的煎服和调护方法。

太阳伤寒和太阳中风是外感寒邪初期的基本证型，其共同的特征是"脉浮，头项强痛而恶寒"（《伤寒论》第1条），其鉴别的关键是伤寒无汗，中风有汗。形成太阳伤寒和太阳中风的原因可能与寒邪的轻重和体质的强弱有关。体质强壮，感受寒邪较重者，易形成太阳伤寒；感受寒邪较轻，素体脾胃虚弱，腠理疏松者，易形成太阳中风。

【特别提示】外感寒邪初期的太阳伤寒发热往往很高，即《黄帝内经》所谓："因于寒，体若燔炭，汗出乃散。"现行的教科书中，区别外感病初期寒热性质的方法是根据发热和恶寒的轻重来判断的，这就导致绝大多数的人不能正确判断外感病初期的寒热属性，在不能正确判断寒热属性的前提下，面对外感寒邪初期的高热，绝大多数的人会用寒药，其理由是，对发热而言，即使误治，用寒药也比用热药的后果要轻。因此，外感寒邪初期滥用寒凉已经成为潮流，没有人认为这是错误的。麻黄汤证如果不及时用麻黄汤会变成大青龙汤证，大青龙汤证如果不用大青龙汤会变成麻杏石甘汤证，麻黄汤证是感冒，而麻杏石甘汤证就是肺炎了，这种后果还不严重吗？

因此，对于外感寒邪初期，无论发热高低，只要与恶寒无汗、头身疼痛、舌质淡、苔薄白、脉浮紧并见，就要及时用麻黄汤，多可一汗而解。

（二）外感热邪初期的辨治规范

1. 热邪犯肺证

【临床表现】发热，有汗，不恶寒或反恶热，口渴，头痛，咽喉红肿疼痛，咳嗽，舌边尖红，苔薄白而干或薄黄，脉浮数。

【证候分析】叶天士谓："温邪上受，首先犯肺。"外感热邪的初期病位在肺，为热邪犯肺的肺热证。热邪在肺，热性显露，故见发热甚至恶热；热邪没有收引、凝滞之性，不会束缚卫气，故不恶寒；里热迫津外泄，则见汗出；热邪上犯清窍，则见头痛；咽喉为肺之门户，肺经至咽喉，肺热循经上扰，则可见咽喉红肿疼痛；舌边尖红，苔薄白而干或薄黄，为外感热邪初期热邪犯肺的舌象；脉浮的脏腑病位在肺，脉数主热，脉浮数为热邪在肺的脉象。

【治法】清解肺热。

【方药】发热不高，咽痛不甚，咳嗽为主者，选用桑菊饮（杏仁、连翘、薄荷、桑叶、菊花、桔梗、甘草、芦根）。

发热较高，咽痛为主，咳嗽不重者，选用银翘散（连翘、金银花、桔梗、薄荷、牛蒡子、竹叶、荆芥穗、生甘草、淡豆豉）去荆芥穗、淡豆豉。

【方药说明】桑菊饮出自吴鞠通《温病条辨》上焦篇第 6 条：太阴风温，但咳，身不甚热，微渴者，辛凉轻剂桑菊饮主之。

咳，热伤肺络也。身不甚热，病不重也。渴而微，热不甚也。恐病轻药重，故另立轻剂也。

辛凉轻剂桑菊饮方：杏仁二钱，连翘一钱五分，薄荷八分，桑叶二钱五分，菊花一钱，苦桔梗二钱，甘草八分，苇根二钱。

水二杯，煮取一杯，日二服。二三日不解，气粗似喘，燥在气分者，加石膏、知母；舌绛，暮热甚燥，邪初入营，加玄参二钱，犀角一钱；在血分者，去薄荷、苇根，加麦冬、细生地、玉竹、丹皮各二钱；肺热甚加黄芩；渴者加花粉。

银翘散亦出自吴鞠通《温病条辨》上焦篇第 4 条：太阴风温、温热、温疫、冬温，初起恶风寒者，桂枝汤主之。但热不恶寒而渴者，辛凉平剂银翘散主之。

《温病条辨》上焦篇第 2 条："凡病温者，始于上焦，在手太阴。"温病的病因当然是热邪，外感热邪的初期在上焦手太阴，手太阴就是肺，太阴温病就是热邪犯肺的肺热证。所以，桑菊饮和银翘散的功效是清解肺热。

2. 热犯阳明证

【临床表现】壮热多汗，口渴多饮，心烦头痛，面赤气粗，舌质红，苔黄燥，脉滑或浮滑。

【证候分析】若外热酷烈如夏季，或胃阳旺盛，易致热入阳明。胃热炽盛，热邪充斥内外，故见壮热；热盛迫津外泄，则见多汗；热盛伤津，加之汗多伤津，故口渴多饮；热扰心神，则见心烦；热性炎上，上攻头面，则见面赤头痛；热性急迫，胃热迫肺，则见气粗似喘；舌质红，苔黄燥，是里热炽盛之征；里热炽盛，逼迫气血运行加快，故脉滑或浮滑。

正常体质的人，外感热邪的初期，病位在肺，为热邪犯肺的肺热证，即前述桑菊饮证和银翘散证，若肺热没有及时解除，则可顺传阳明而形成胃热炽盛的白虎汤证；若正常体质的人感受的是寒邪，则初期病位在太阳，即前述太阳伤寒，若太阳伤寒没有及时解除，寒邪化热入里，也可形成热入阳明的白虎汤证；若素体胃阳旺盛的人，感受的是寒邪，则初期表现为太阳病，但因为外邪引动内热，很快形成胃热炽盛的白虎汤证，此即《伤寒论》中的太阳阳明；若素体胃阳旺盛的人，外感热邪引动胃热，内外合邪，初期即表现为胃热炽盛的热犯阳明证，在《伤寒论》中叫"正阳阳明"，如果发生在夏季，则是温病学中的"暑温"。可参考上节外感病因的规范中关于"暑"的论述。

正常体质的人，无论感受寒邪还是热邪，也都可能出现热入阳明的白虎汤证，但是在疾病的第二阶段，是传变的结果，不是初期；素体胃阳旺盛的人，感受了寒邪，会很快传入阳明，形成白虎汤证，但也不是初期，前面会有短暂的太阳病过程；素体胃阳旺盛的人，感受了热邪，或者正常体质的人感受了酷烈的热邪，如夏季，则初期即是阳明胃热证，前者是《伤寒论》中的"正阳阳明"，后者是叶天士所就的"夏暑发自阳明"的暑温。素体胃阳旺盛是内因，热邪酷烈是外因。

【治法】辛寒清热。

【方药】白虎汤（生石膏、知母、粳米、炙甘草）。

【方药说明】白虎汤出自《伤寒论》，是阳明病的主方。

知母六两，石膏一斤（碎），甘草二两（炙），粳米六合。

上四味，以水一斗，煮米熟汤成，去滓，温服一升，日三服。

白虎汤证有称为"阳明经证"者，也有称为"阳明热证"者。在温病学中，主要用于温病气分证和暑温，是气分证的主要证型，也被称为"阳明温病"或"中焦温病"。

【特别提示】外感热邪的初期是没有恶寒的，因为热邪没有收引、凝滞之性，不会束缚人体的卫气，所以不会恶寒。

外感热邪初期可以见到恶寒，但恶寒不是外感热邪初期本身的表现，而是兼症，即肺热兼外感寒邪。应根据外感寒邪和肺热的轻重来选择治法，外感寒邪为主的可先用桂枝汤散寒，肺热为主兼有轻微的外感寒邪则用银翘散原方，没有恶寒则应去掉银翘散中的散寒药荆芥穗、淡豆豉。银翘散证是邪热在肺的轻证，比银翘散证再轻一点就是桑菊饮证，比银翘散重的就是白虎汤证，这就是所谓的辛凉轻剂、平剂、重剂的意思。

现行的教科书将恶寒作为外感热邪初期的固有表现，这就导致了将外感热邪初期称为"风热表证"，将外感热邪初期的治法称为"辛凉解表"，将银翘散、桑菊饮称为"辛凉解表剂"等混淆的概念，使外感热邪初期的治疗混乱不堪。

（三）外感燥邪初期的辨治规范

【临床表现】干咳无痰，或痰少而黏，口渴，咽干鼻燥，舌红，苔薄白而干，右脉数大。

【证候分析】外感燥邪初期，病位在肺，易伤肺津。肺津损伤，影响肺的宣降功能，故可致咳嗽；肺津伤，则干咳无痰，或痰少而黏，口渴，咽干鼻燥；津伤导致阴虚，阴虚可生肺热，所以可见舌红、苔薄白而干、右脉数大等肺热之征。

【治法】清宣肺热，养阴润燥。

【方药】桑菊饮（桑叶、菊花、桔梗、连翘、杏仁、薄荷、生甘草、芦根）加沙参、梨皮之类；或用桑杏汤（桑叶、象贝、香豉、栀皮、梨皮、杏仁、沙参）。

【方药说明】桑菊饮和桑杏汤皆出自吴鞠通的《温病条辨》。该书上焦篇第6条："太阴风温，但咳，身不甚热，微渴者，辛凉轻剂桑菊饮主之。"上焦篇第55条："感燥而咳者，桑菊饮主之。"桑菊饮是清宣肺热的主方，温病初期热邪犯肺，以咳为主者用之。吴鞠通本身也将桑菊饮用于外感燥邪初期的咳嗽，但外感燥邪初期除咳嗽外，还有明显的燥伤津液的表现，若用桑菊饮原方，生津润燥的力量不够，须再加沙参、麦冬、梨皮、天花粉等养阴润肺之品。可以这么理解，外感热邪初期的咳嗽是以肺热为主，有津伤的趋势和表现，但肺热是矛盾的主要方面，肺热清则津自存；外感燥邪初期的咳嗽是以津伤为主，有肺热的趋势和表现，但肺热是因津伤导致阴虚，阴虚导致肺热，肺津伤是矛盾的主要方面，治疗应以生津润燥为主，兼清肺热。桑菊饮可清肺热，兼有润肺的功能，但润肺的力量不够。上焦篇第54条："秋感燥气，右脉数大，伤手太阴气分者，桑杏汤主之。"桑杏汤是吴鞠通专为外感燥邪初期咳嗽而设的方。

【特别提示】外感燥邪初期，现行的教科书中称为"秋燥表证"。将其称为"秋燥表证"的原因就是在外感燥邪初期有时可见"微恶风寒"。需要特别注意的是，燥邪没有收引、凝滞之性，不可能束缚人体的卫气，是不可能导致"恶寒"的。所以，"恶寒"不是外感燥邪初期固有的表现，而是外感燥邪的兼症，即燥伤肺津兼有外感寒邪。有无"恶寒"，治疗是不一样的。

如果没有"微恶风寒"，则清宣肺热、养阴润燥即可，可用桑菊饮加沙参、麦冬、梨皮、天花粉之类，或用桑杏汤；有"微恶风寒"，则宜兼以散寒，在前方的基础上加荆芥、防风之类。

（四）外感湿邪初期的辨治规范

【临床表现】头疼身重，肩背疼痛不可回顾，或腰脊重痛，难以转侧，可伴见恶寒，苔白滑，脉濡。

【证候分析】湿性重浊黏滞，容易困阻气机，导致经气不利，则见头疼身重，肩背疼痛不可回顾，或腰脊重痛，难以转侧；苔白滑、脉濡亦为湿邪的征象；由于湿为阴邪，重浊黏滞，也可以束缚卫气，所以可伴见恶寒。

【治法】祛湿散寒。

【方药】羌活胜湿汤（羌活、独活、藁本、防风、甘草、蔓荆子、川芎）。

【方药说明】羌活胜湿汤出自《脾胃论》卷上："如肩背痛，不可回顾，此手太阳气郁而不行，以风药散之。如背痛项强，腰似折，项似拔，上冲头痛者，乃足太阳经之不行也，以羌活胜湿汤主之。"该方为治疗外感湿邪初期所致头身沉痛的常用方。

【特别提示】因为湿邪重浊黏滞，可以束缚卫气，使卫气不能温分肉，所以可以有恶寒，恶寒是外感湿邪初期的固有表现。其深层的理论依据是，湿性类水，水性本寒，所以湿有很多特征和寒相似。同时，散寒和散湿的治法也相似，比如说，苍术、白芷等既散湿也散寒。

（五）四淫相兼为病

热邪与寒邪相兼为病，热重寒轻者用银翘散化裁，寒重热轻者用大青龙汤或九味羌活汤化裁；寒邪与燥邪相兼为病，可用沙参麦冬汤合葱豉汤化裁；热邪和燥邪相兼为病，可用桑菊饮或桑杏汤化裁；寒邪与湿邪相兼为病，可用羌活胜湿汤加香薷、藿香等化裁；热邪和湿邪相兼为病，热重湿轻者可用白虎加苍术汤化裁，湿重热轻者可用新加香薷饮化裁。

参考文献

［1］冀昀.左传：下［M］.北京：线装书局，2007.

［2］管仲.管子［M］.梁运华，点校.沈阳：辽宁教育出版社，1997.

［3］吕不韦.吕氏春秋［M］.杨坚，点校.长沙：岳麓书社，2007.

［4］陈言.三因极一病证方论［M］.北京：人民卫生出版社，1983.

［5］李今庸.论祖国医学六淫学说的形成［J］.新医药通讯，1979（12）：1-2.

［6］王元石.对六淫"火"的质疑［J］.山东中医学院学报，1981（4）：26-27.

［7］牛东生，汪辉东.论火邪［J］.陕西中医学院学报，1983（6）：10-13.

［8］李庆杭.六淫之火当为热［J］.中医研究，1994，7（1）：6.

［9］王玉明."风邪"之性宜分寒热［J］.吉林中医，1993（2）：46.

［10］王杏童.关于风邪性质的探讨［J］.中医药学报，1997（4）：50.

［11］田德禄.中医内科学［M］.北京：人民卫生出版社，2003.

［12］黄学锋.伤风漫谈［J］.中国中医急症，2010，19（11）：2000.

［13］印会河.中医基础理论［M］.上海：上海科学技术出版社，2009.

［14］吴又可.温疫论：上卷［M］.上海：上海科学技术出版社，1990.

［15］吴又可.温疫论：下卷［M］.上海：上海科学技术出版社，1990.

［16］葛洪.肘后备急方［M］.王均宁，点校.天津：天津科学技术出版社，2005.

［17］吴瑭.温病条辨［M］.文棣，校注.北京：中国书店，1994.

［18］李东垣.脾胃论［M］.文魁，丁国华，整理.北京：人民卫生出版社，2006.

第五章

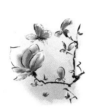

对『辛凉解表药』的重新归类研究

　　辛凉解表药中最常用的有金银花、连翘、桑叶、菊花、薄荷、牛蒡子等，其中金银花、连翘、桑叶、菊花等药在中药学中属于清热解毒药，说明现代的主流认识非常明确，即这些药物的作用是清热解毒，不是解表。虽然常用于治疗温病的方剂中，但并不能说明就是用来解表的。因为温病的病因是热邪，性质属热，所以使用这些药物的目的是为了清热，因此，不将这些药物归入解表药就不具有争议性，也比较容易理解。其中最有争议的是薄荷，其次是牛蒡子。因为薄荷和牛蒡子味辛性凉，味辛能散，是解表的基础，如果味辛就等于解表，加上性凉，那就是辛凉解表了吗？因此，有必要对"辛凉解表药"薄荷和牛蒡子进行重点探讨。

第一节　薄　荷

　　薄荷，别名苏薄荷、水薄荷、人丹草、蕃荷菜等，为现在常用的一味辛凉解表药。《医学衷中参西录》中记载："薄荷古原名苟，以之作蔬，不以之作药，《本经》《别录》皆未载之，至唐时始列于药品，是以《伤寒论》诸方未有用薄荷者。"古时又有称"鸡苏""龙脑"者，如《证类本草》所述："《衍义》曰：薄荷，世谓之南薄荷，为有一种龙脑薄荷，故言南以别之。"《本草蒙筌》《得配本草》等本草专著认为鸡苏、龙脑属于薄荷的一种，但记载相对较少。多数本草文献将鸡苏与龙脑别摘出来，称作"水苏"。水苏辛温，薄荷辛温或辛凉。

一、历代本草对薄荷的认识

（一）唐代本草认为薄荷辛温，主贼风伤寒

薄荷最早见于唐代苏敬的《新修本草》，其中记载："味辛、苦，温，无毒。主贼风伤寒发汗，恶气，心腹胀满，霍乱，宿食不消，下气，煮汁服，亦堪生食。人家种之，饮汁发汗，大解劳乏。茎方，叶似荏而尖长，根经冬不死，又有蔓生者，功用相似。"认为薄荷辛、苦，温，可以治疗贼风伤寒，具有发汗的功效，另外，可以治疗恶气、心腹胀满、宿食不消、霍乱、下气，还可以解劳乏。《千金翼方》的记载与此相同。《食疗本草》认为："解劳，与薤相宜。发汗，通利关节。杵汁服，去心脏风热。"新增薄荷可以通利关节、去心脏风热的功能。《外台秘要》认为外贴薄荷可以治蜂蜇，"温中益人"。

五代时期的《日华子本草》认为："治中风失音，吐痰，除贼风，疗心腹胀，下气，消宿食及头风等。"甄权的《药性论》认为："使，能去愤气，发毒汗，破血，止痢，通利关节。尤与薤作菹相宜。新病瘥人勿食，令人虚汗不止。"表明薄荷还可以治疗中风失音、吐痰和头风，亦能破血、止痢、发毒汗。陈士良的《食性本草》认为："能引诸药入营卫，疗阴阳毒，伤寒头痛，四季宜食……主风气壅并攻胸膈，作茶服之，立效。"认为薄荷具有引子药的作用，能够将其他各药引入营卫，并可疗阴阳毒，主风气，胸膈壅满。

【小结】在唐代，薄荷味辛、苦，性温，可发汗、祛贼风、疗伤寒、解劳和治疗其他风证，如头风、中风、心脏风热。另外，具有走通之性，如破血、通利关节、疗心腹胀满、胸膈壅满、下气、消宿食、止痢等，还可治疗霍乱。最后，薄荷还具有引子药的作用，可以引药入营卫。外用可以治蜂蜇。

（二）宋代首先记载薄荷性凉

宋代本草继承唐代的记载，出入较少，并在前人的基础上扩大了薄荷的

主治范围。如《证类本草》引《本草图经》的记载："近世医家治伤风、头脑风、通关格及小儿风涎。"描述当时医家多用薄荷治疗伤风、头风、小儿风涎（皆属风证）和通关格（亦属走通之性）。引《经验方》记载薄荷汁滴耳，可以治疗水入耳中，为外治法。《本草衍义》记载："小儿惊风、壮热，须此引药。""治骨蒸热劳，用其汁与众药熬为膏。"认为薄荷常作为引药治疗小儿惊风、壮热，作为辅剂，用其汁与他药熬膏治疗骨蒸劳热，不仅具体说明了薄荷的一些使用方法与途径，而且在薄荷性味辛温的前提下认为其有治疗热证的功效。而据文献记载，宋代《履巉岩本草》引俗云："性极凉。"这是薄荷"性凉"的最早记载。

【小结】宋代本草继承唐代的记载，如《开宝本草》《证类本草》《本草图经》等，在前人的基础上认为薄荷还可治疗伤风、头风、小儿风涎、通关格及骨蒸劳热（取汁与他药熬膏）、小儿壮热惊风（作为引药），但归纳起来，伤风、头风、小儿风涎及惊风皆为风证的一种，通关格亦与薄荷的走通之性有关，而骨蒸劳热、小儿壮热为热证，且此时已出现薄荷"性凉"一说。

（三）金元本草认为薄荷可清利头目

金元时期的本草对薄荷的记载在沿用唐宋时期说法的同时也有一些发挥，《医学启源·药类法象》中引用《主治秘要》中的记载："性凉（味）辛，气味俱薄，浮而升，阳也，去高颠及皮肤风热。"此时的本草认为薄荷具升浮之性，可上行，可去除高颠及皮肤风热。《药类法象》记载"主清利头目"，《珍珠囊补遗药性赋》认为薄荷"可发散"，故可以治疗在上、在外的疾病，如头面部病证和皮肤腠理的病证。在归经上，《汤液本草》首次将其归入手太阴经、厥阴经。

【小结】金元时期，医家在唐宋本草对薄荷的理解基础之上，还认为薄荷性质上浮、发散，可以清利头目，去高颠及皮肤因风热导致的疾患，并且首次将其归入手太阴经、厥阴经。

（四）明代本草中认为薄荷性凉者渐多

到了明代，在继承前人的记载之外，薄荷性味辛凉的记载逐渐增多，如

《医学入门》《本草乘雅》等。其次，对于薄荷的主治描述更加具体，《本草蒙筌》认为可以"祛诸热生风"，即可治疗因热而生风的疾病，如急慢惊风等，以及"小儿风涎尤为要药"。《滇南本草》记载："上清头目诸风，止头痛眩晕发热，祛风痰，治伤风咳嗽、脑漏、鼻流臭涕，退男女虚劳发热。"《寿世保元》认为薄荷"最清头目"。《医学入门》认为："清利头目咽喉，一切在上及皮肤风热。"所以，只要是头面部及皮肤的证候，皆能使用薄荷治疗。《本草乘雅》认为可以"开上焦，宣谷味"。最后，对于薄荷能解表的叙述也更为直观，如《神农本草经疏》曰："贼风伤寒，其邪在表，故发汗则解风。""发汗者，风从汗解也。"《本草乘雅》曰："祛贼风，表汗出。"

【小结】薄荷在明代，"性凉"一说渐多。其余都是在解释并阐发前人的观点，如最清头目，可以治疗头目诸风、头痛眩晕发热、脑漏、鼻流浊涕等，祛各种风，如诸因热而生风证、在上及皮肤风热，涉及病种有急慢惊风、小儿风涎，还可以开上焦、宣谷味。

（五）清代本草认为薄荷"辛凉解表"

清代本草关于薄荷性味属性的记载，已经转凉或微寒。除《本草新编》《本草经解》等少数本草外，其余皆凉。在薄荷性凉的基础之上，认为薄荷可以解表，如《雷公炮制药性解》记载："薄荷有走表之功，宜职太阴之部。"《本草害利》认为可以"发汗解表"，所以此时认为薄荷性味辛凉且能发汗解表。另外，《本草新编》等认为薄荷可以"益肝平胃"，而且"尤善解忧郁"，并且"入肝、胆之经，善解半表半里之邪，较柴胡更为轻清"。《本草从新》认为可以"疏逆和中"。所以，薄荷还具有和胃、疏肝、解郁的功效。

【小结】清代的医家自薄荷"性凉"的记载出现后，对薄荷的属性问题逐渐转向"性凉"一说，到了清代已经正式出现薄荷"辛凉解表""消散风热"的功效，能解表、能发汗、能退热，成为治疗温病外感风热证的要药。除此之外，尚可疏肝解郁和胃，解半表半里之邪。

二、历代方书中关于薄荷使用的记载

（一）晋唐时期方书记载概括

记载有关薄荷使用的现存方书最早为东晋葛洪的《肘后备急方》，收集当时及更早以前的有关薄荷使用的方剂，如"治风气客于皮肤，瘙痒不已，蝉蜕、薄荷等分，为末，酒调一钱匕，日三服"等。治疗的病证有皮肤瘙痒、发狂、膈壅风痰、白癜等。到了唐代，《孙真人海上方》记载薄荷同赤芍相伍可治疗五心烦热。《仙授理伤续断秘方》以薄荷茶或汤调下川乌等药治疗手足麻痹、风损宽筋。《华佗神方》亦记载不少有关薄荷的方剂。从唐代及以前的方书中可窥得，薄荷在当时用于治疗皮肤瘙痒、五心发热、手足麻痹、风损宽筋、时气、核子瘟、雷头风、小儿急惊风、小儿脐风、鼻子不闻香臭、走马疳、客热咽痛、喉癣、喉痒、狂邪、小儿目不能动。

总结归纳为：

1. 皮肤疾患。

2. 经络关节疾患。

3. 咽喉部、鼻部、口部等头面部疾患。

4. 内热证。

5. 外风、内风导致的病证。

6. 伤寒、时气瘟疫等。

（二）宋代方书记载概括

综观宋代的方书，可以发现很多情况下，薄荷是以引子药等辅助的形式去调服其他药剂而治疗疾病的，如《太平圣惠方》《博济方》等。这个现象在本草著作中也略有记载，如《本草衍义》认为，"小儿惊风、壮热，须此引药"，"治骨蒸热劳，用其汁与众药熬为膏"等。薄荷作为引子的形式有薄荷汤、薄荷茶、薄荷温酒、薄荷水、薄荷汁等，亦有荆芥薄荷汤、金银薄荷汤、生姜薄荷酒等，不一而足。《太平圣惠方》中治疗"急风"的乌蛇散方中记载："以温酒下二钱。薄荷汤调下亦得。"治风癫的虎睛丸亦如是。说明薄荷汤与温酒具有某种相同的功用：通行助药力。而有些情况下作为引子药时，是用温水替代，如治疗小儿急惊风的续随子丸是"以薄荷汤或温水，化破一丸服"。表示薄荷汤在其中的地位有如温水，而温水性质最为平和，无特别明显的偏性，因其"温"的特性，只具有和胃气、助药力的作用，但力量不大，既然可以替代薄荷水去调服药丸，那么薄荷水在里面的功效有如温水而显得不甚重要。当然，薄荷作为引子药时，不只用于小儿惊风壮热及骨蒸热劳中，还有其他病证，如手足不遂、卒中风等内外风证及各种原因引起的头痛、伤寒中暑瘴气等四时不正之气、五劳七伤、内热等诸病，不一而足。若是治疗筋脉拘挛等荣卫气涩的疾病时，多与温热性质的辅剂结合，如与热酒、热汤等结合，以增加其通行荣卫之滞涩的作用；若是治疗体虚之人或内热严重的疾患时，多用比较平和性质的形式，如薄荷水（汤）、温水等，一方面不伤虚人元气，另一方面不助内热；若是治疗风邪较重的病证，则用荆芥薄荷汤、生姜薄荷汤等，以助祛风的作用；若是治疗风痰蒙蔽心窍的，则以薄荷竹沥汤调下主药以豁痰醒神。但由于薄荷在其中不作为主药，只作为辅助主药药力行效的引子药，并不能说明薄荷的主治与那些主药相同，所以不具有研究薄荷主治作用的意义。

宋代方书中，薄荷作为主要药物的方剂中，如凉膈散、川芎茶调散等，一方面继承前人的使用经验，另一方面拓展薄荷的适用范围。概括来说，一般多用于治疗诸风攻上的头面部疾患（如川芎茶调散等）、鼻部疾患（如薄荷散等）、脏腑积热等内热证（如凉膈散等）、口眼偏斜等中风类疾病（如假苏丸等）、瘰疬疮疡等皮肤疾患（如薄荷丸、祛痛散等）、伤寒（如三物汤等）、热劳急劳等劳症（如地黄煎丸、青蒿煎丸等）、产后呕逆（如生姜汁、蜜、薄荷汁）、小儿惊风等（如麻黄散等）、小儿发痫瘛疭（如牛黄煎等），还有一些食疗方治疗消渴、反胃、痈疽发背、大便滞涩等。可见，薄荷多治热病，还有内风导致的病证，如中风、紫癜风、风癫、肠风、风毒瘰疬、风毒脚气等。余则治咳嗽、痰证等杂症，外治灸疮等。但涉及治疗伤寒等外感病时，多为治疗热势较高之情况，常与石膏、麻黄等解表清里药配伍，如治疗伤寒壮热头痛，用石膏散等方。

涉及薄荷如何发展为辛凉解表药时，北宋韩祗和在《伤寒微旨论》的"可汗篇"批判当时医家不辨伤寒之阴盛阳虚及可汗不可汗脉证就误用发表药，最终导致阳毒之证的情况。主张应辨其脉证及发病时间用药，如"立春以后清明以前"发病时，主以薄荷汤，以薄荷为主药，配伍葛根、人参、防风和甘草。此时虽未有提及治疗风热表证，但其药物的配伍与温病时期的辛凉解表剂比较相似。说明在北宋时期，薄荷有演变为辛凉解表药的趋势。

（三）金元时期方书记载概括

金元时期的方书较少，如元末时期的《世医得效方》《瑞竹堂经验方》，对薄荷的记载亦是沿用以前的主治功能。除此之外，金代著名医学家刘完素在《宣明论方》中创制了表里双解剂防风通圣散，而薄荷是防风通圣散里的一味主药。防风通圣散被历代医家认为是治疗风热证的鼻祖，用来治疗风气导致的各种病证，如表里兼证、疮疡、胃肠燥热、经脉拘挛等，并且多为热证，刘完素认为"言风者，即风热病也"。《仁斋直指方论》认为其"治风热诸证"。《世医得效方》认为其"治一切风热郁结，气血壅滞，筋脉拘挛，手足麻痹，头痛昏眩，腰背强痛，口苦舌干，咽嗌不利，胸膈痞塞，咳嗽喘满，肠胃燥涩，大小便难，中风暴喑不语，风热疮疥，并酒热毒，小儿热甚惊风，并宜服之"。但当时的风热证不等同于温病时期的风热证，防风通圣散也不符合温病的辛凉解表剂，只是在辛温解表药（如麻黄、防风、荆芥等）的基础之上加入寒凉清热药（石膏、黄芩等），只属于表里双解剂，不属于辛凉解表剂。但为后世医家治疗热性疾病伴有表证时提供了一个思路，并逐渐发展为清代温病的辛凉解表法。

（四）明清时期方书记载概括

明代中医学有了极大的发展，各科有关薄荷方剂的记载相继出现，但关于薄荷的使用大多沿袭宋元时期的方书，皆治内热证、诸风证、头面耳鼻咽喉等证、疮疡斑疹等皮肤性疾病、小儿惊风等。如《卫生易简方》《成方切用》等，治疗的病证无明显差别。当然，不能仅凭一本方剂书的薄荷使用情况就定论薄荷主要的治病情况，还要看各科方书的记载。如儿科方书《万密斋儿科全书》记载薄荷治疗小儿惊风、发热等症。外科专著《外科正宗》记载薄荷多治疗疮疡痘疔等外科皮肤性疾患。妇科专著《济阴纲目》记载薄荷多治疗妇人经带胎产方面的疾患。而作为我国古代最大的方书《普济方》，其中收录了 1301 个有关薄荷的方剂，其中薄荷在 800 多个方剂中都是作为辅药、引子药使用，而在 500 个方剂中作为主要组成成分，主治情况亦与宋元时期相差无几。其中，治疗头面部疾患（如头痛、喉痹、咽痛、目病等）最多，为 167 条；其次为治疗一些外科、皮肤科疾患（如瘾疹、疮疡、瘰疬、疥癣、风癞、痔疮等），为 77 条；再者为一些风疾（如风痰、风毒、风邪、风气、诸风等），为 64 条；中风导致的各种病证（如手足拘挛、口噤等）为 34 条；伤寒诸病（如头痛、发斑、胁痛、热毒攻眼、阳毒等）为 26 条；时气、热病、风热等为 20 条；咳逆喘证为 20 条；劳症、疟证共 14 条；血证、肠风脏毒等共 6 条；消渴 4 条；其余皆为零散杂症，如霍乱、淋、痢、小大便不通、痹证、水肿、脚气、酒食所伤等，不一而足。

在治疗外感风热病方面，如《奇效良方》认为含有薄荷的通关散可治疗"感风发热，头痛鼻塞"，或是人参清解散治疗"小儿感风发热"等，越来越接近温病时期的"辛凉解表"概念。而到了清代，随着辛凉解表剂的出现，薄荷越来越多地被用作辛凉解表药，解除外感风热导致的目赤、发热、咽喉不适等症。如叶天士《温热论》云："温邪上受，首先犯肺，逆传心包。"认为温邪犯病不同于伤寒之邪留恋在表之皮毛，而是直中入肺，而肺合皮毛，故邪在表，治疗上应"在表，初用辛凉轻剂，夹风则加入薄荷、牛蒡之属，夹湿加芦根、滑石之流"。《温病条辨》中载有治疗风温表证的桑菊饮、银翘散等。陆懋修的《不谢方》认为："春为风，风温在春为多。凡目赤、颐肿、牙痛、喉痧，皆是其微者，但为风热。"并处以防风、荆芥、苏薄荷、霜桑叶等。薄荷在方剂中与其他药物共治风温春温病。此时已经认为薄荷有解除风温春温的作用，属辛凉解表药。

三、历代医案有关薄荷使用的记载

（一）唐宋时期医案记载

经查阅文献，有关薄荷的医案最早可以追溯到宋代。宋代窦材治疗一人遍身赤肿刺痛，服胡麻散配合灸心俞、肺俞，并治其后手足微不遂，胡麻散的组成为：黑芝麻、紫浮萍、薄荷、牛蒡子、甘草。另有南宋张杲用薄荷煎外治火气入内、两股生疮案;同一时期的陈自明记载用薄荷汤调服玉枢丹解雷公藤之毒。

(二)金元时期医案记载

到了金元时期,金元四大家及其他医家的治例丰富了薄荷医案。李东垣用以治疗湿热太甚导致的汗出不休、阳明湿热齿痛以及大头瘟。张子和医案中记载用薄荷散治少阳之邪,还可以用之以泄胸中邪热。朱丹溪指出薄荷为风药,单走肝胆;可以治疗面肿和口眼㖞斜、消渴等。除此之外,王中阳配合他药治疗心惊遗泄并下肢湿烂。

(三)明代医案记载

明代的医案主要有《石山医案》《孙文垣医案》《幼科医验》《医验大成》等。其中,汪石山医案中,薄荷配伍附子、姜、桂等治疗真寒假热证,并记载时医惯用薄荷、紫苏以解表。孙文垣医案中,关于薄荷的记载较多,可治疗大头瘟、耳痒、面肿痛、喉部颊车肿痛、头面疖疮、伤寒、经行感冒、春温误作阴虚治后、喉痛痰多晕厥、肺经痰火鼻衄、咳嗽喉痛声哑、经年脾泄又吐红痰嗽、中风后口眼㖞斜、中痰后右手不能活动、痰火、小儿慢惊、胸膈痞闷、脐腹痛。《幼科医验》为明末医家秦昌遇所著之儿科医案集,其中用含有薄荷之剂治疗小儿胎热、壮热日久欲成惊风、伤食感冒、发热烦躁、咳嗽、阴囊肿亮、目症、乳蛾口疳、结核、齿痛。《医验大成》同为秦昌遇所著,用薄荷之剂治疗郁证之火郁、感冒发热咳嗽等症、遍身风瘰肌肉肿胀、头眩欲仆、虚损。《针灸大成》则以薄荷淋洗灸疮以祛风气。《景岳全书》用以治疗热盛脑疽,并记录罗谦甫用以治疗时气大头瘟之医案。《医宗必读》用以治火毒发斑等。明代最著名的医案非《名医类案》莫属。其中除了记载明代以前的薄荷医案外,还收录了明代的医案,如江篁南治疗妇人郁证,程文彬治疗鼻渊,薛己治疗妇人舌肿遍身发疔,江应宿以薄荷水调服他药治疗小儿撮口脐风,方荫山治小儿口噤等。综观明代及以前的医案,薄荷多用来清热(清肺热及肝热为主),治疗因热盛导致的各种病证。

（四）清代医案记载

到了清代，温病学思想发展成熟，有关温病学的医案也迅速出现。如叶天士的《临证指南医案》，《吴鞠通医案》《王孟英医案》等。其中，《吴鞠通医案》记载薄荷被大量应用于治疗风温、温疫、暑温、伏暑、温毒、湿温、冬温门中，其次用于治疗中风、肝风、痘症、风淫、痰饮、喉痹、瘰疬、咳嗽、头痛门。《王孟英医案》记载薄荷治疗风温、湿温、伏暑、伏热、暑温，其次为狂证、瘫痪、中毒门中。叶天士认为薄荷除了可治疗温病外，还可治疗咳嗽、吐血、阳痿、肿胀、肺痹、斑疹疹瘰、肝火、郁证、疟疾、癫痫、头痛、耳目咽喉、疮疡、惊风等。此时，薄荷已经作为辛凉解表药用以治疗温病初期之表证。其他的医家，如喻嘉言在《寓意草》中用以疗伤寒之表证，徐灵胎在其《洄溪医案》中用以治疗瘟疫，尤在泾的《静香楼医案》则分别在咳喘门、外感门、头痛门、诸窍门中应用薄荷，《齐氏医案》记载薄荷治疗咽痛、痄腮、闷痧等。

（五）小结

综观历代医案，可以发现在清代温病学说形成以前，薄荷多被用于治疗热邪和风邪（包括内风和外风）导致的各种病证，还可解毒解郁。到了清代，薄荷多被用于"辛凉解表"，治疗温病初起时的咳嗽、发热、咽痛等症。但薄荷治疗的部位具有一定的趋向，首先多治疗头面部等位置靠上的疾病，如头痛、鼻塞、咽痛、面肿、目赤、咳嗽等；其次则治疗皮肤性等位置靠外的疾病，如疮疡瘀疹等；余者则治疗其他部位的疾病，具有解郁、解毒、解痉、清热之功效。

四、历代医家对薄荷认识的总结

1. 性味归经
味辛、苦，性凉。入手太阴肺经、手厥阴心包经、足厥阴肝经。

2. 功效
清凉透热，利咽透疹，疏肝解郁，通利关节，通行气血，发汗解劳。

3. 应用

（1）治风气为患

薄荷性味辛、苦、凉。《黄帝内经》云："风淫于内，治以辛凉。"风为木气，金能胜之，故治以辛凉。且辛能散，凉能清，所以本草云："风热上壅，斯为要药。"风为阳邪，易乘阳位。《素问·太阴阳明论》曰："阳受风气。"阳主上、主外，另"四肢者，阳也"。有头面、皮肤受病，如头痛、眩晕、目赤、耳痒、咽痛等症，还易侵袭四肢。如《肘后备急方》中薄荷配伍蝉蜕可以治疗风气客于皮肤，瘙痒不已。如《仙授理伤续断秘方》中薄荷配伍何首乌、牛膝等治疗风损宽筋。

（2）疏肝解郁

《本草从新》认为："搜肝气而抑肺盛。"由于薄荷辛凉，辛能行气解郁，凉能清热，故肝郁者能解其郁，肝热者能清其热。《本草新编》记载薄荷多用于糕点之中，取其能益肝平胃，故能治胸胁胀满之症；又可解除情志忧郁，使人心脾悦然，如逍遥散。

（3）透汗

薄荷可以疏表、透汗。

（4）息风止惊

小儿惊风多为热盛导致，所谓热极生风，薄荷能清热泄热，热去则风息。其他内风如风痫、小儿脐风等，表现为筋脉异常。肝主筋，薄荷能清肝热，泄肝气，故能治内风筋病。

（5）解劳

本草云，薄荷饮汁能发汗，大解劳乏，治疗骨蒸劳热。

（6）破血止痢

《药性解》《本草备要》等云，薄荷可以疗血痢。《医学衷中参西录》云："清肠中之热，则其痢易愈。"亦为清热之效。

（7）乌发养发

薄荷具有一定的乌发作用，古代方剂中有用于须发黄白、须发堕落之病。现代药理研究发现，薄荷的水提物对络氨酸酶有激活作用，而络氨酸酶很可能与须发变白有关。

另外，薄荷外用还可治疗猫抓伤、蜂蜇伤、水入耳等。

五、《中药学》教材中的薄荷

《中药学》教材中薄荷的主要内容如下：

1. 药性

辛，凉。归肺、肝经。

2. 功效

疏散风热，清利头目，利咽透疹，疏肝行气。

3. 应用

（1）风热感冒，风温初起。常与金银花、连翘、牛蒡子等配伍，如银翘散。

（2）头痛眩晕，目赤多泪，喉痹，咽喉肿痛，口舌生疮。

（3）麻疹不透，风疹瘙痒。

（4）肝郁气滞，胸胁胀闷。

以上是《中药学》教材中的内容，除了"疏散风热""透疹""风热感冒，风温初起""麻疹不透，风疹瘙痒"以外，其余内容主要是清热解毒。

"风热表证"和"温病初期"不是表证，而是肺热证，我们已经进行了辨析，与之关联的"疏散风热"的功效也就不存在了。

在"辛凉解表"概念中，还有一个与解表有关的概念是"透疹"。其实，透疹也不是解表。在《温病条辨》中，治疗肺热发疹是用银翘散去豆豉，加细生地、丹皮、大青叶，倍玄参。透疹的实质是气血两清，出疹的机理是因为肺（气分）热盛波及血分，这就是常说的"斑属阳明，疹属太阴"，用银翘散清肺热（气分热），加细生地、丹皮、玄参等清热凉血。这也是需要重新建立概念，透疹是清肺热，不是解表。凡是具有所谓"透疹"作用的药物和方剂，功效都是清肺热。

六、讨论

（一）薄荷应属辛凉

1.历代本草对薄荷性味的认识

唐宋金元时期及以前，虽然大部分本草著作认为薄荷辛温，但亦有一些本草认为薄荷性属辛凉并能治疗热证，如唐代《食疗本草》认为薄荷能祛心脏风热；宋代《本草衍义》认为能治骨蒸劳热和小儿惊风壮热；《主治秘要》则曰"去高颠及皮肤风热"；《药类法象》则曰"主清利头目"；《汤液本草》《饮食须知》等认为薄荷"辛凉"等。薄荷在明清时期及以后的本草记载中基本属于凉性，如《医学入门》《本草备要》等；甚者认为其微寒，如《雷公炮炙药性解》等。各医家的医论医话中，多明确指出薄荷治疗热证。如《友渔斋医话》认为其可"清利咽喉"；《医旨绪余》认为"薄荷叶者清热"等；《折肱漫录》认为"薄荷性凉能散热"。《本草思辨录》分析："薄荷，《唐本草》治贼风伤寒发汗，《食性本草》治阴阳毒伤寒头痛，苏颂、王好古亦皆谓治风寒，外此诸家则皆谓治风热，究将何从？考古方多用于风热，鲜用于风寒，煮汁饮之，则洁古所谓去高颠及皮肤风热者甚验。气味辛凉而不似荆芥之温，终当以治风热为断。"更加佐证了薄荷的属性辛凉。

2.历代方书中薄荷多治疗热证

在宋元时期，虽然大部分本草著作认为薄荷辛温，但当时含有薄荷的方剂却更多地用于治疗热病。如《太平圣惠方》《圣济总录》等治疗各种热病，如狂证之"热毒攻心，烦躁狂言，精神不定方"；又如燥热证之"烦躁大渴，饮水则逆"；还有治疗热病发疱疮等。由此可以推测薄荷属性应该更偏向于凉性。而且，综观当时各方书，在治疗伤寒表证方面，多见薄荷治疗兼有里热之伤寒，少见治疗无里热之伤寒。如《太平圣惠方》中的石膏饮子，"治伤寒一日，头痛壮热，心神烦闷"。方中薄荷配伍麻黄、石膏等解表药与清里药。又如《圣济总录》的三物汤，治伤寒吐后，头痛壮热未退。有关这一结论可以在《太平惠民和剂局方》的"论中风证候"中的"论伤寒吐血发衄"得到印证，其中如是说："伤寒五七日，发鼻衄或吐血者，热盛气壅则衄血或吐血，切不可妄投热药，可与鸡苏丸、薄荷煎、茅根汤或茅花汁冷送下，甚者可与三黄丸。"说明"薄荷煎"是属于凉药，薄荷煎的组成在同一时期的《世医得效方》和《御药院方》中均有记载："薄荷（一斤，取头末用，二两半），脑子（半钱，别研），川芎（半两，取末，二钱），甘草（半两，取末，二钱半），缩砂仁（半两，取末，二钱）。上和匀，炼蜜成剂，任意嚼咽。一方，无脑子，有桔梗。"薄荷为君药，用量也最大，极大地影响了该方的寒热属性。其中，"脑子"为冰片，辛、苦，微寒，此方除薄荷、冰片外，余药皆无明显寒凉性质，甚者川芎与砂仁皆为温性药物；再者，一方桔梗易冰片后，少了冰片的凉性之后，亦用于治疗热证，则更可以证明此方中的薄荷其性属凉无疑。以上方书都是官修的方剂书，代表了宋元时期普遍正统的药物认识与使用习惯，尽管本草著作中叙述其属辛温，但临床使用情况却并非如此。依据具体的使用情况，可以认为薄荷应属辛凉，多治疗热证。

3. 历代医案中薄荷多治疗热证

另外在医案中，可以了解历代医家对于薄荷的具体使用情况。唐宋金元时期的医案记载薄荷多用于治疗热证。到了明清时期，医案渐多，薄荷更是大量地用于治疗火热证，如火郁、消渴、热甚发斑、头面疖疮、小儿热盛惊风等。《一得集》"风热喉痹案"中叙述薄荷可清化上焦风热。《蠢子集》认为薄荷清头目虚火。《王乐亭指要》"大头瘟案"中记载薄荷可清少阳阳明之邪。

4. 当代药理研究认为薄荷可以清热

当代药理研究中，2010版《中华人民共和国药典》中记载薄荷性味辛凉，揉搓后有特殊的清凉香气。陈光亮认为，薄荷内服可以降低大鼠和小鼠的体温。《全国中草药汇编》中记载，薄荷局部使用能使皮肤的冷觉感受器产生冷觉反应，使黏膜血管收缩。

综上所述，薄荷性味应属辛凉。因其归属手太阴肺经、足厥阴肝经，其性升而浮，因此，薄荷可以清肺、肝之热，亦可清头面部、皮肤之热，又因其辛香甚烈，通行走窜，故可行气解郁，气滞、肝郁属热者服之甚佳，气虚者服之容易耗气伤津。

（二）薄荷辛温或温凉模糊不清之原因探讨

唐宋时期几乎所有本草著作都以薄荷为"性味辛温"之说为主，金元时期虽然以辛温为主，但亦有辛凉之说，明代的记载则性温、性凉兼杂，而清代的记载则以辛凉为主，但对于薄荷性温、性凉的记载一直处于模棱两可、模糊不清的状态。《饮食须知》认为薄荷性凉，而且跟薄荷采收方法有关："须隔夜以粪水浇之，雨后乃可刈收，则性凉，不尔不凉也。"《本草乘雅》解释为："气温性凉，具转夏成秋。"清代《本草备要》则曰："盖体温而用凉也。"张锡纯的《医学衷中参西录》则认为："少用则凉，多用则热（如以鲜薄荷汁外擦皮肤，少用殊觉清凉，多用即觉灼热）。"以上记载虽然在一定程度上解释了薄荷的属性变化，但还未具体阐述清楚薄荷气味到底属温还是属凉。

1. 薄荷辛味能散，易伤精耗气

之所以古人认为薄荷性味辛温，大抵是因其辛香燥烈异常，气味俱薄，升且浮。《黄帝内经》云："气之薄者，阳中之阳也。多食容易伤精耗气。"《饮食须知》认为："味辛性凉，虚弱人久食，成消渴病。"《本草便读》即认为薄荷"虽因其用凉而能治热证，然毕竟辛散之品，阴虚有火者仍宜远之"。而对于这个问题，清代医家杨时泰整理的《本草述钩元》则认为薄荷性味属"火中金气，本火而同降折之功"，"非从治而有从治之用（体温而用凉，即体虽温，然其有凉降之功，乃火金转化之时），第其随所病而疗者（病凉则治凉，病热则治热）"。从五行的角度去阐述薄荷温凉的性味，认为薄荷具有由火转金的特性，即"其值大火之候而金气乃昌者"。所以，后世多用其来治疗热证。另外，也有涉及治疗表证的解释，如："首主贼风伤寒，而后学多云除风热，大抵值大火之候而生。以辛温言者，从火为主之义也；言辛凉者，从金为火用之义也。故用此味，须识火为主，而金为火用。如风寒固致其火之用矣，如风热亦即以善于达火之用，而真气毕畅也。"认为薄荷本身属火性（性温），故能到达火热之病灶，而秉金性之疏散凉降（功凉），即是此从治之意。就是治寒为正治，治热为从治。因其兼有温凉两性的特质，故尤其适宜表有寒而里有热的病证，所以《冯氏锦囊秘录》认为"故治风热轻寒郁火则有功"。

2. 薄荷品种问题有待分清鉴别

古代本草与方书中有多处对薄荷品种的记载混淆不清，常与鸡苏、水苏、紫苏等混为一谈。《神农本草经》的水苏篇描述："今紫苏、薄荷等，皆苏类也。"宋代《本草图经》有茵陈蒿俗称龙脑薄荷的记载。《本草品汇精要》记载薄荷"（名）龙脑薄荷、新罗菝蔄、石薄荷、连连钱草、新罗薄荷、吴菝蔄、胡菝蔄"。而《本草衍义》则认为"世谓之南薄荷，为有一种龙脑薄荷，故言南以别之"。可以看出，唐宋时期薄荷品种的兼杂不清。其原因可能与薄荷与其他种类药物的叶茎相似有关。《雷公炮炙论》就认为："薄荷根茎真似紫苏。"

但薄荷品种不清主要以与鸡苏、龙脑薄荷相混淆为主。《本草蒙筌》则直指薄荷"又名鸡苏，各处俱种。姑苏龙脑者第一"。最著名的就是金代刘完素的《伤寒直格》中六一散加薄荷而成的"鸡苏散"。然而，《本草纲目》又把鸡苏从薄荷中别摘出来，认为鸡苏又称龙脑薄荷，就是水苏，水苏辛温，并在水苏篇中提出苏类药物品种混杂的现象："周定王《救荒本草》言薄荷即鸡苏，以生东平龙脑冈者为良，故名；陈嘉谟《本草蒙筌》，以薄荷种于苏州府学地名龙脑者，得名俱不同，何哉？"到了清代，《本草备要》中即将鸡苏与薄荷分开来论述，认为薄荷辛凉，鸡苏辛温，又称水苏或龙脑薄荷。自此以后，各家本草都将薄荷与鸡苏别摘出来论述，鸡苏则与水苏相类，如《本草求真》《本草从新》《本草述钩元》等，皆认为薄荷属于辛凉，不同于鸡苏（水苏）之性温。《本草正义》曰："故孙星衍辑刻《本草经》径谓薄荷苏类，确乎可信。《唐本草》谓为辛温，亦以苏类例之，然冷冽之气，能散风热，决非温药，故洁古直谓之辛凉。"《中国药物学大纲》则描述薄荷："药肆今称龙脑薄荷者良，按薄荷水苏，俱名之龙脑薄荷，二物同名也。水苏方茎中虚，形状似紫苏叶而微长，密齿面皱，色苍白，气甚芬香，好生山崖水傍，药肆不售之，宜自采取。"明确认为水苏与薄荷名同实不同。

综上所述，金元时期及以前，薄荷经常与其他苏类药物相混淆，尤其与水苏、鸡苏等混为一谈。因水苏、鸡苏等性味辛温，故可以认为这是古人认为薄荷性温性凉不一的其中一种原因。而且当代薄荷易与其他易混品种（如留兰香）相混淆，《中国药典》认为薄荷应含有挥发油且不少于 0.80%（mL/g），薄荷的挥发油中主要含有薄荷油、薄荷醇，而留兰香的挥发油中不含此两种成分。药理研究认为，薄荷油和薄荷醇具有清凉和解热作用。因此，薄荷的凉性跟其挥发油中含有薄荷油、薄荷醇有关，而留兰香不具有此两种挥发成分，因此不具有凉性的属性。由于外观上薄荷与留兰香相似，极易出现错用的情况，这也是导致薄荷寒热温凉不清的原因之一。

（三）薄荷不能治疗表证原因探讨

薄荷既然为辛凉之品，就不能温散表寒，亦不能疏通因表寒束缚而郁滞的营卫，故不应该属于解表药。但薄荷在本草著作中记载"主贼风伤寒"，又可以"祛风热"，还可以"发汗"，这是医家误认为薄荷能解表的最主要的三大原因，所以要理清这三者与解表之间的关系。

1. 薄荷不能"主贼风伤寒"

表证为外感寒邪引起，因为寒邪具有收引束缚之性，能将在表之卫气束缚，卫气因此郁而不能周流全身，不能挥发其温分肉的功效，故出现恶寒症状。所以，这个表证也可以看作是一种郁证，是因为营卫气血滞涩不能流通导致。治疗上应该主要选取温散的药物，药物的属性有四性、五味和归经，其属性和配伍共同决定了药物的功效。所以，解表药必须四性、五味、归经三者合一，才有解除表证的功效。如此则寒热温凉四性中应取温热之性，酸苦甘辛咸五味中应取辛味，归经上应取肺经、膀胱经等主皮毛腠理之经，即麻黄、桂枝、荆芥等辛温解表之药。薄荷味辛，归手太阴经、足厥阴经，虽然其辛味甚烈，气味俱薄，其性发散，具有走表走营卫发汗之功，但其性属凉，不具温性，若是对于寒邪收引导致的表证，辛凉之品缺乏温热之性而不足以解除因寒邪导致的卫气郁闭，故不可用以解表。虽然《证类本草》《本草纲目》等早期本草认为薄荷主贼风伤寒，但通过查阅历代本草的记载，发现只要是认为薄荷治疗贼风伤寒的本草均记载薄荷性味为辛温，如《新修本草》《千金翼方》等；而且认为薄荷治疗风热而非风寒的本草皆记载薄荷性味辛凉或辛微寒，如《本草备要》《药性切用》等。由此，《本草正义》认为因薄荷根、茎与紫苏极为相似，所以恐其主治亦有混淆，其中记载："其主治则唐本谓贼风伤寒，恶心，心腹胀满，霍乱，宿食不消，下气，又皆与紫苏大略相近。惟辛而凉降，微与温散者不同耳。"由此可以看出，首先，从古至今各医家皆认为辛温之药才可以治疗伤寒表证，辛凉之药则无此功能；

其次，由于古代薄荷容易与紫苏、鸡苏、水苏等品种混杂，导致薄荷的本草记载寒温不清，在认为薄荷是辛温药的本草中，就极容易以为其性味辛温而能疗伤寒，然而问题的关键是，被认为性味辛温的"薄荷"极有可能是鸡苏或紫苏。实际上，薄荷性味辛凉，自然不能治疗伤寒表证。

2."祛风热"不代表"解表"

薄荷在本草中多被认为可以"祛风热"，容易给人错觉，认为风就是外感邪气，而薄荷则可以解表，但这种认识存在误区。关于"风"，在第四章第二节外感病病因的规范中已经进行了讨论，"风"是一个多余的概念。比如，麻黄汤证常常被称为"风寒表证"，其实，麻黄汤只是辛温散寒，并不祛风，所以将麻黄汤证称为"寒邪束表"才是正确的，和"风"毫无关系；与麻黄汤证相同，温病初期的银翘散证常常被称为"风热表证"，银翘散的功效被称为"祛风散热"，其实银翘散证只是热邪犯肺，银翘散的功效也只是清肺热，和"风"没有丝毫关系，和表证也没有关系。同理，薄荷的"祛风热"其实只是清肺热，"清肺热"当然就不是解表了。所以，"祛风热"本身是一个错误的概念。

3. 发汗不等于解表

汗法，是通过开泄腠理、调和营卫、宣发肺气等作用，使在表的六淫之邪随汗而解的一种治法。凡外感表证、疹出不透、疮疡初起，以及水肿、泄泻、咳嗽、疟疾而见恶寒发热、头痛身疼等表证，均可用汗法治疗（《方剂学》教材）。

凡以解表药为主，具有发汗、解肌、透疹等作用，用以治疗表证的方剂，统称为解表剂。根据《素问·阴阳应象大论》之"其在皮者，汗而发之"的原则立法，属于"八法"中之"汗法"（《方剂学》教材）。

根据以上定义，解表和汗法等同。

薄荷在本草中被一致认为可以发汗，所以薄荷就归入了解表药。

解表，是用辛温的药物通过发汗而解散寒邪的治法。也就是说，解表是发汗的，用了解表药，病人就会出汗。但是，不能反过来说，凡是病人出汗了，就是因为用了解表药。可以这么理解，解表会出汗，出汗并不仅仅因为解表。出汗不等于解表。如《伤寒论》中五苓散方后注是"多饮暖水，汗出愈"。第230条："阳明病，胁下硬满，不大便而呕，舌上白苔者，可与小柴胡汤，上焦得通，津液得下，胃气因和，身濈然汗出而解。"第393条治疗大病瘥后劳复的枳实栀子豉汤也要求"覆令微似汗"。证之临床，无论所用何法，许多患者病愈之时皆有汗出。可见，汗出既是祛邪的途径，也是人体气机调畅的标志。

所以，薄荷的发汗并不能说明是解表。

4. 配合具体案例加以佐证薄荷不具解表功效

（1）薄荷用于治疗伤寒的方书医案探讨

方书记载：虽然历代方书有记载薄荷用于伤寒表证，但薄荷从未作为主药加以应用，所以很难说明其在解表剂中发挥的解表功效。下面摘录一则方剂以供讨论：

《普济方》记载：麻黄汤，治中风伤寒，头痛沉重。

麻黄（去根节，先煎，掠去沫，焙）二两，桂枝（去粗皮）、甘草（炙，锉）、干姜（炙）各一两，石膏一两半，干薄荷叶、杏仁（去皮尖、双仁，麸炒）各半两。上粗捣筛，每服五钱，水一盏半，入枣二枚，去核，同煎至八分，去滓，食前温服。

分析：此麻黄汤治疗伤寒表证，但麻黄为解表主药，用量最大，且配伍了桂枝，大大增加了散寒解表的作用，薄荷在方剂中用量最少，另外又有石膏，可以看出此伤寒表证已有化热之势，不仅不能说明薄荷在其中可以解表，而且很可能有同石膏一起作为清热药的嫌疑。其他治疗伤寒的方剂之中，薄荷亦是如此，没有直接作为主药去治疗伤寒表证，所以并不能说明薄荷可以解表。

医案记载：虽然薄荷被大多医家认为可以解表治伤寒，但纵观历代医案，鲜见薄荷用于伤寒表证者。笔者查阅了最新版《中国医典》的从古至今所有医案（包括《孙文垣医案》《北山医案》《续名医类案》《古今医案按》《临证指南医案》等各家医案），只有寥寥几则医案被列于伤寒门下，然实非真伤寒表证矣。若为真伤寒表证，薄荷亦不作为主药。下面摘录医案两则，孙案名为伤寒案，实则已入阳明少阳；陈作仁案亦为伤寒入里化热之证。附案如下：

案一：《孙文垣医案》之"张二官伤寒"。张二官发热头痛，口渴，大便秘结，三日未行，脉洪大，此阳明少阳二经之证。用大柴胡汤行三五次，所下者皆黑粪，夜出臭汗，次日清爽，惟额上仍热。用白虎汤加葛根、天花粉。因食粥太早，复发热咳嗽，口渴殊甚且恶心。用小柴胡加枳实、山栀子、麦芽。次日渴不可当。改以白虎汤加麦门冬、天花粉，外予辰砂益元散以井水调下五钱，热始退，渴始定。不虞夜睡失盖，复受寒邪，天明又大发热，不知人事，急用小柴胡汤加升麻、葛根、前胡、薄荷进之而汗出热退，神思大瘁，四肢皆冷，语言懒倦且咳嗽。以生脉散加石斛、百合、大枣、白芍药，服后咳嗽停止，精神日加，饮食进而向安矣。

案二:《全国名医验案类编》伤寒案（内科）。

陈作仁（住南昌中大街四川会馆）。

病者：周保善，四十一岁，江西新建人，住南昌城内。

病名：伤寒。

原因：初春积雪未消，晨起窗外闲步，偶感风寒，即伤太阳经。

证候：发热头痛，遍体酸疼，项强恶寒，蒙被数层，战栗无汗，病势甚暴。

诊断：左寸脉浮紧而数，右关尺两脉亦紧数，脉证合参，知系风寒两伤太阳之经证也。

疗法：仿仲景麻桂各半汤主之。盖初伤风寒，法宜发表，故以麻黄为君，杏仁为臣，桂枝解肌为佐，甘草、姜、枣和胃为使。又恐麻黄过猛伤阴，故加白芍以敛阴。

处方：净麻黄八分（先煎，去沫），桂枝尖一钱，光杏仁二钱（去皮尖），杭白芍二钱，生甘草一钱，鲜生姜三片，大红枣四枚。

效果：服此药时，令食热稀粥一碗以助药力。始进一剂，得汗热减，各症均已小愈。惟口干思饮，大便不通，寒已化热，改以仲景人参白虎汤加味以逐余邪，原方加白芍、陈皮、薄荷者，亦取行气和血兼凉散之意。

又方：潞党参三钱，生石膏五钱（研细），肥知母二钱，生甘草一钱半，白粳米一两（夏布包），外加杭白芍二钱，广陈皮一钱，苏薄荷六分。此方又接进二剂，七日内各症痊愈。

分析：以上两则医案可以看出，薄荷在治疗伤寒时，多用于已有入里化热之证，孙案则是治疗阳明少阳证，陈案则是治疗热传阳明之证，基于薄荷治疗伤寒案例极少，且所治之伤寒皆非伤寒初起之表证，而多为邪热入里之少阳、阳明里证,用于清解里热。

总结:由以上方书和医案的记载不难发现,薄荷治疗伤寒表证的记录和证据不足。笔者经过历代方书和医案的查阅,发现不仅记载薄荷能够治疗伤寒的记录少,而且基本所治之伤寒皆有不同程度的里热证。配伍方面,薄荷都不是作为主药使用,并且配伍了麻黄、桂枝、荆芥等解表能力较强的辛温解表药,很难说明薄荷在方中不是用于清热而是用于解表,甚至可以从医家的论点中可以判断薄荷其实是用于清凉的。

(2)薄荷治疗温病的方书医案探讨

温病学于清代兴起,故薄荷用于治疗温病初期病证之医案与方书多见于清代、民国及当代。

①《吴鞠通医案》风温篇的医案记载

案一:初六日风温,脉浮数,邪在上焦。胸痞微痛,秽浊上干清阳。医者误认为痰饮阴邪之干清阳,而用薤白汤。又有误认伤寒少阳经之胁痛,而以小柴胡治之者。逆理已甚,无怪乎谵语烦躁,而胸痞仍不解也。议辛凉治温以退热,芳香逐秽浊以止痛。

连翘三钱,知母一钱半,藿香梗二钱,金银花三钱,苦桔梗二钱,牛蒡子二钱,人中黄一钱,薄荷八分,石膏五钱,广郁金一钱半。

牛黄清心丸一丸,日三服。

分析:辛凉之品如薄荷、牛蒡子等,用以退热,而非解表。

案二:赵,二十六岁,乙酉年四月初四日,六脉浮弦而数,弦则为风,浮为在表,数则为热,证现喉痛。卯酉终气,本有温病之明文。虽头痛身痛恶寒甚,不得误用辛温,宜辛凉芳香清上。盖上焦主表,表即上焦也。

桔梗五钱,豆豉三钱,金银花三钱,人中黄二钱,牛蒡子四钱,连翘三钱,荆芥穗五钱,郁金二钱,芦根五钱,薄荷五钱。

煮三饭碗,先服一碗,即饮百沸汤一碗,覆被令微汗佳。得汗后,第二、三碗不必饮汤。服一帖而表解,又服一帖而身热尽退。

分析:喉痛脉数为里热,因兼恶寒头身疼痛,故有表寒。里热当清热,如薄荷、牛蒡子、桔梗等解毒利咽,人中黄、金银花、芦根等清里热;表寒当辛温解表,荆芥穗辛温发汗解表寒。

案三:赵,四十二岁,丙戌年正月初九日,脉浮,风温,咽痛,项强,颈微肿，舌伸不长，宜开提肺气为主。

桔梗三钱，连翘三钱，僵蚕三钱，人中黄二钱，金银花三钱，牛蒡子二钱，荆芥三钱，薄荷二钱。

分析：咽痛为里热，脉浮属上焦，故项强，颈微肿，舌伸不长，总证为上焦郁热。故治法为开提肺气为主，以透泄里热，并非解表。

②《临证指南医案》医案记载

案一：僧（五二），近日风温上受，寸口脉独大，肺受热灼，声出不扬，先予辛凉清上，当薄味调养旬日。（风温伤肺）

牛蒡子、薄荷、象贝母、杏仁、冬桑叶、大沙参、南花粉、黑山栀皮。

案二：杨，脉左实大，头目如蒙，清窍不爽，此风温仍在上焦，拟升降法。

干荷叶、薄荷、象贝母、连翘、钩藤、生石膏末。

案三：秦（六三），体质血虚，风温上受，滋清不应，气分燥也，议清其上。（风温化燥热）

石膏、生甘草、薄荷、桑叶、杏仁、连翘。

分析：皆为上焦有热，治以轻清薄味，清上焦之热。

案四：谢，积劳伤阳。卫疏，温邪上受，内入乎肺。肺主周身之气，气窒不化，外寒似战栗。其温邪内郁，必从热化。今气短胸满，病邪在上，大便泻出稀水，肺与大肠表里相应，亦由热迫下泄耳。用辛凉轻剂为稳。

杏仁、桔梗、香豉、橘红、枳壳、薄荷、连翘、茯苓。

分析：温邪犯肺，实为肺热，故用辛凉之剂清泄肺热为稳。

总结：叶天士在《临证指南医案》中对风温加以如下评论：

"风温者，春月受风，其气已温。经谓春气病在头，治在上焦。肺位最高，邪必先伤。此手太阴气分先病，失治则入手厥阴心胞络，血分亦伤……按：此症风温肺病，治在上焦。夫风温、春温忌汗，初病投剂，宜用辛凉。若杂入消导发散，不但与肺病无涉，劫尽胃汁，肺乏津液上供，头目清窍，徒为热气熏蒸，鼻干如煤，目瞑，或上窜无泪，或热深肢厥，狂躁溺涩，胸高气促，皆是肺气不宣化之征。斯时若以肺药，少加一味清降，使药力不致直趋肠中，而上痹可开，诸窍自爽。无如城市庸医，金云结胸，皆用连萎柴枳，苦寒直降，致闭塞愈甚，告毙甚多。"

从以上我们能看出几点：第一，风温为肺病，为温热之邪犯肺，为肺热证，属气分为病。第二，风温忌辛温发汗，只可用辛凉之剂，否则易耗肺胃之津液，导致肺病加重。第三，肺病之肺气不宣的治疗应用清降药配伍辛凉药以开通上痹。第四，证虽为肺热，但不可用苦寒直降，否则亦不得效。

另外，在其春温风温篇中，亦有表述先受热邪，后又感寒的情况，如"春月暴暖忽冷，先受温邪，继为冷束，咳嗽痰喘最多"。并且在治疗上认为春温"然暴感为多，如头痛，恶寒发热，喘促，鼻塞身重，脉浮无汗，原可表散，春令温舒，辛温宜少用，阳经表药，最忌混乱。至若身热咳喘有痰之症，只宜肺药辛解，泻白散加前胡、牛蒡、薄荷之属"。说明在感受温邪后又感受寒邪的情况下，亦有恶寒的情况，此时辛温之药亦当用，但应少用，用以祛表寒；若无恶寒的情况，只有身热咳嗽之症，则只用辛凉肺药，表述明确。

七、总结

其实，所谓的"辛凉解表药"是因为有了"辛凉解表剂"的概念后才有的，而"辛凉解表剂"的代表方是银翘散和桑菊饮，因为这两个方中都用了薄荷，但是薄荷在这两个方中都不是主药。这两个"辛凉解表剂"的主药金银花和连翘、桑叶和菊花，都是清热药，跟"解表"这个概念毫无关系，所以就关注这个并不重要的薄荷了。因为这个薄荷好像和解表有点关系，就是薄荷是辛味，五味中的辛能散，辛散不就是解表吗？因为麻黄也是辛的，辛散就成了解表的代名词了，麻黄是辛的，能解表，薄荷也是辛的，当然也能解表了，麻黄辛温，解的是寒表，薄荷是辛凉的，解的是热表。这在理论上似乎很完美了，麻黄辛温，是辛温解表的代表，用于治疗风寒表证；薄荷辛凉，是辛凉解表的代表，用于治疗风热表证。可是，有以薄荷为主药的辛凉解表方吗？

对薄荷"性"的认识，也和这个"解表"有瓜葛。因为在大多数人的心目中，解表应该是辛温的，既然薄荷能解表，那就应该是温的，甚至有像张锡纯那样的谬论，这都反映了对薄荷认识上的混乱。其实，薄荷是性凉的，这没有问题，因为很少见到有用薄荷治疗寒证的，老百姓都知道嗓子疼可以吃点薄荷糖，薄荷作为清热药广泛用于像咽喉疼痛、目赤肿痛等热证，并被作为清凉剂在食品中广泛应用。

薄荷味辛、性凉，是否就应该是解表药呢？其实，味辛、性凉的药不止薄荷一味，难道味辛、性凉就必须是解表药吗？石膏也是辛味的，是最典型、最著名的清热药。薄荷和石膏，确实很相似，味辛性凉，在外感热邪的过程中运用机会都很多，就是因为它们都是清热药，只是清热的部位稍有差异。外感热邪初期，热邪在肺，不太重的时候用薄荷，如桑菊饮、银翘散；如果肺热很重，就要用石膏，如麻杏石甘汤；如果热邪加重传到阳明胃经，也要用石膏，如白虎汤。也就是说，肺热证的早期、轻证用薄荷，肺热证的重证和阳明胃热证用石膏。如果从西医的解剖部位来区分，鼻、咽、支气管等上呼吸道的炎症是薄荷的适应证；肺炎则是石膏的适应证。

薄荷的主要功效是清肺热，应该归入"清热药"。

附：薄荷在本草著作中的记录

《药性论》

薄荷

使。能去愤气，发毒汗，破血，止痢，通利关节。尤与薤作菹相宜。新病瘥人勿食，令人虚汗不止。

《新修本草》

薄荷

味辛、苦，温，无毒。主贼风伤寒发汗，恶气，心腹胀满，霍乱，宿食不消，下气，煮汁服，亦堪生食。人家种之，饮汁发汗，大解劳乏。

茎方，叶似荏而尖长，根经冬不死，又有蔓生者，功用相似。

《千金翼方》

薄荷

味辛苦，温，无毒。主贼风伤寒发汗，恶气，心腹胀满，霍乱，宿食不消，下气。煮汁服，亦堪生食。人家种之，饮汁发汗，大解劳乏。

《银海精微》

薄荷

味辛寒，入肝经。去贼风，发表，利关节，止痛。

龙脑，即薄荷。性热，能通利寒热，祛风，消目赤。

《食疗本草》

薄荷

解劳。与薤相宜。发汗，通利关节。杵汁服，祛心脏风热。

《日华子本草》

薄荷

治中风失音，吐痰，除贼风，疗心腹胀，下气，消宿食及头风等。

《开宝本草》

薄荷

味辛、苦，温，无毒。主贼风伤寒发汗，恶气，心腹胀满，霍乱，宿食不消，下气。

《本草图经》

薄荷

旧不著所出州土，而今处处皆有之。茎、叶似荏而尖长，终冬根不死。夏秋采茎、叶，曝干。古方稀用，或与薤作齑食。近世医家治伤风、头脑风、通关格及小儿风涎，为要切之药，故人家园庭间多莳之。又有胡薄荷，与此相类，但味少甘为别。生江浙间，彼人多以作茶饮之，俗呼新罗薄荷。近京僧寺亦或植一二本者，《天宝方》名连钱草者是。石薄荷，生江南山石上，叶微小，至冬而紫色，此一种不闻有别功用。凡新大病瘥人，不可食薄荷，以其能发汗，恐虚人耳。字书作菝葀。

《证类本草》

薄荷

味辛、苦，温，无毒。主贼风、伤寒，发汗，恶气，心腹胀满，霍乱，宿食不消，下气。煮汁服，亦堪生食。人家种之，饮汁发汗，大解劳乏。

唐本注云：茎、叶似荏而尖长，根经冬不死，又有蔓生者，功用相似。（唐本先附）臣禹锡等谨按《药性论》云：薄荷，使。能去愤气，发毒汗，破血，止痢，通利关节。尤与薤作菹相宜。新病瘥人勿食，令人虚汗不止。陈士良云：吴菝葀，能引诸药入营卫，疗阴阳毒，伤寒头痛，四季宜食。又云：胡菝葀，主风气壅并攻胸膈，作茶服之，立效。俗呼为新罗菝葀。

《日华子》云：治中风失音，吐痰，除贼风，疗心腹胀，下气，消宿食及头风等。

《图经》曰：薄荷，旧不著所出州土，而今处处皆有之。茎叶似苤而尖长，经冬根不死，夏秋采茎叶，曝干。古方稀用，或与茞作齑食。近世医家治伤风、头脑风、通关格及小儿风涎，为要切之药，故人园庭间多莳之。又有胡薄荷，与此相类，但味少甘为别。生江浙间，彼人多以作茶饮之，俗呼新罗薄荷。近京僧寺亦或植一二本者。《天宝方》名连钱草者是。石薄荷，生江南山石上，叶微小，至冬而紫色，此一种不闻有别功用。凡新大病瘥人，不可食薄，以其能发汗，恐虚人耳。字书作琼𦮰蒿。

《食疗》：平。解劳，与茞相宜。发汗，通利关节。杵汁服，去心脏风热。《外台秘要》：治蜂蜇，挼贴之，瘥。《经验方》：治水入耳，以汁点，立效。《食医心镜》：煎豉汤，暖酒和饮、煎茶、生食之并宜。

《衍义》曰：薄荷，世谓之南薄荷，为有一种龙脑薄荷，故言南以别之。小儿惊风，壮热，须此引药，猫食之即醉，物相感尔。治骨蒸热劳，用其汁与众药熬为膏。

《本草衍义》

薄荷

世谓之南薄荷，为有一种龙脑薄荷，故言南以别之。小儿惊风、壮热，须此引药。猫食之即醉，物相感尔。治骨蒸热劳，用其汁与众药熬为膏。

《医学启源·药类法象》

薄荷

气温，味辛苦，能发汗，通关节，解劳乏，与茞相（宜），新病（瘥）人不可多食，令人虚，汗（出）不止。《主治秘要》云：性凉（味）辛，气味俱薄，浮而升，阳也。去高颠及皮肤风热。去枝茎，手搓碎用。

《珍珠囊补遗药性赋》

薄荷

味辛苦温无毒，发汗消食宽胀，除霍乱伤寒，可发散。

薄荷叶，味辛性凉无毒。升也，阳也。其用有二：清利六阳之会首；祛除诸热之风邪。

《汤液本草》

薄荷

气温，味辛、苦，无毒。手太阴经、厥阴经药。《象》云：能发汗，通骨节，解劳乏。与薤相宜。新病瘥人，勿多食，令虚汗出不止。去枝、梗，搓碎用。《心》云：上行之药。陈士良云：能引诸药入荣卫，又主风气壅并。

《饮食须知》

薄荷

味辛性凉，虚弱人久食，成消渴病。新病初愈食之，令虚汗不止。与鳖相反。猫食之醉。凡收薄荷者，须隔夜以粪水浇之，雨后乃可刈收，则性凉，不尔不凉也。

《增广和剂局方药性总论》

薄荷

味辛苦，温，无毒。主贼风伤寒发汗，恶气，心腹胀满，霍乱，宿食不消，下气，汁发汗大解劳乏。《药性论》云：使。能去愤气，发毒汗，破血，止痢，通利关节。新病人勿食，令人虚汗不止。陈士良云：能引诸药入营卫，疗阴阳毒，伤寒头痛，又主风气壅攻胸膈。《日华子》云：治中风失音，吐痰，除贼风，疗心腹胀，下气，消宿食及头风等。

《本草发挥》

薄荷

洁古云：薄荷能发汗，通关节，解劳乏。与薤相宜。新病瘥人不可多服，令人虚汗不止。《主治秘诀》云：性凉味辛，气味俱薄，浮而升，阳也。去高颠及皮肤风热。

《滇南本草》

野薄荷

味辛、微苦、麻，性微温。上清头目诸风，止头痛眩晕发热，祛风痰。治伤风咳嗽、脑漏、鼻流臭涕，退男女虚劳发热。

野薄荷（二钱），陈皮（二钱），杏仁（二钱，去皮尖），引用竹叶（十五片），水煎服。

（又方）

野薄荷不拘多少，水煎，点水酒服。

南薄荷

南薄荷，又名升阳菜。味辛，性温，无毒。治一切伤寒头疼，霍乱吐泻，痈疽疥癞诸疮等症。其效如神。

《本草品汇精要》

薄荷

主贼风伤寒发汗，恶气，心腹胀满，霍乱，宿食不消，下气。煮汁服，亦堪生食，人家种之，饮汁发汗，大解劳乏。（《名医》所录）【名】龙脑薄荷、新罗菝荷、石薄荷、连连钱草、新罗薄荷、吴菝荷、胡菝荷。【苗】（《图经》曰）：春生苗，叶似荏而尖长，至夏茂盛，其根经冬不死，与胡薄荷相类，但味少甘为别。浙人多以作茶饮之，俗呼新罗薄荷。《天宝方》云连连钱草者是。石薄荷生江南山石上，叶微小，至冬而紫色，不闻有别功用。惟一种龙脑薄荷于苏州郡学前产之，盖彼达势似龙，其地居龙脑之分，得禀地脉灵异，故其气味功力倍于他所谓之龙脑薄荷，非此则皆劣矣。【地】（《图经》曰）：旧不著所出州土，今江浙处处有之。（道地）出南京岳州及苏州郡学前者为佳。【时】（生）春生苗。（采）夏秋取。【收】曝干。【用】茎叶。【质】类荏而叶尖长。【色】青绿。【味】辛苦。【性】温。【气】气味俱薄，阳中之阴。【臭】香。【行】手太阴肺经、手厥阴心包络。【治】（《图经》曰）：伤风，头脑风，通关格及小儿风涎。（《药性论》云）：去愤气，发毒汗，破血，止痢，通利关节。（《日华子》云）：中风失音吐痰及头风等。（陈士良云）：除阴阳毒，伤寒头痛及风气壅并攻胸膈，作茶服之立效。（《衍义》曰）：去小儿惊风壮热及治骨蒸劳热。（《食疗》云）：去心脏风热，杵汁服。（《别录》云）：蜂蜇捼茎贴之。【禁】新病瘥人勿食，食之令人虚汗不止。

《本草集要》

薄荷

味辛、苦，气凉、温，无毒。入手太阴经、厥阴经。主贼风伤寒发汗，通利关节，伤风头脑风及小儿风涎，惊风壮热。乃上行之药，能引诸药入荣卫。又主风气壅并，下气，消宿食，恶气，心腹胀满，霍乱，骨蒸劳热，用其汁与众药熬为膏。新大病瘥人勿食，令虚汗不止。猫食则醉。

《本草约言》

药性本草约言卷之二 > 菜部 > 薄荷

味辛、苦，气凉，无毒，阳中之阴，入手太阴经、厥阴经。清利六阳之会首，祛除诸热之风邪。出姑苏黉地者，真龙脑薄荷，以其辛凉，透顶鼻间也。薄荷惟辛凉而轻浮，乃上行之药，故能清利六阳，而祛上部诸热也。其清风消肿，引诸药入荣卫，能发毒汗，通利关节，中风失音及小儿风涎，惊风壮热，云云。皆其辛凉轻散之功也。夫病人新瘥勿多食，令虚汗出不止。猫食之即醉。

食物本草卷之三＞菜部＞薄荷

味辛、苦，气凉、温，无毒，入手太阴经、厥阴经。主贼风伤寒发汗，通利关节，伤风头脑痛，及小儿风涎，惊风壮热。乃上行之药，能引诸药入荣卫。又主风气壅并，下气，消宿食，恶气，心腹胀满，霍乱，骨蒸劳热。用其汁与众药熬为膏。亦堪生食。新大病差人勿食，令汗出不止。猫食之即醉。一种名石薄荷，又云龙脑薄荷、南薄荷。

《本草蒙筌》

薄荷

味辛、苦，气温。气味俱薄，浮而升，阳也。无毒。又名鸡苏，各处俱种。姑苏龙脑者第一。（龙脑地名，在苏州府，儒学前此处种者，气甚香窜，因而得名，古方有龙脑鸡苏丸，即此是也。）五月端午日采干。与薤作相宜，和蜜炒饯益妙。入手厥阴包络及手太阴肺经。下气令胀满消弭，发汗俾关节通利。清六阳会首，祛诸热生风。退骨蒸解劳乏，善引药入荣卫。乃因性喜上升，小儿风涎尤为要药。新病瘥者忌服，恐致虚汗亡阳。猫误食之，即时昏醉，盖亦物相感尔。

《本草纲目》

薄荷（《唐本草》）

【校正】自菜部移入此。

【释名】菝蕑（音跋活）、蕃荷菜（蕃，音都）、吴菝蕑（《食性》）、南薄荷（《衍义》）、金钱薄荷。

时珍曰：薄荷，俗称也。陈士良《食性本草》作菝蕑，杨雄《甘泉赋》作茇葀，吕忱《字林》作茇苦，则薄荷之为讹称可知矣。孙思邈《千金方》作蕃荷，又方音之讹也。今人药用，多以苏州者为胜，故陈士良谓之吴菝蕑，以别胡菝蕑也。

宗奭曰：世称此为南薄荷，为有一种龙脑薄荷，所以别之。

机曰：小儿方多用金钱薄荷，谓其叶小颇圆如钱也，书作金银误矣。

【集解】颂曰：薄荷处处有之。茎叶似荏而尖长，经冬根不死，夏秋采茎叶曝干。古方稀用，或与薤作齑食。近世治风寒为要药，故人家多莳之。又有胡薄荷，与此相类，但味少甘为别。生江浙间，彼人多以作茶饮之，俗呼新罗薄荷。近汴洛僧寺或植一二本部，《天宝单方》所谓连钱草者是也。又有石薄荷，生江南山石间，叶微小，至冬紫色，不闻有别功用。

恭曰：薄荷，人家种之，亦堪生食。一种蔓生者，功用相似。

时珍曰：薄荷，人多栽莳。二月宿根生苗，清明前后分之。方茎赤色，其叶对生，初莳形长而头圆，及长则尖。吴、越、川、湖人多以代茶。苏州所莳者，茎小而气芳，江西者稍粗，川蜀者更粗，入药以苏产为胜。《物类相感志》云：凡收薄荷，须隔夜以粪水浇之，雨后乃悉刈收，则性凉，不尔不凉也。野生者，茎叶气味都相似。

茎叶

【气味】辛，温，无毒。

思邈曰：苦、辛，平。元素曰：辛、凉。敩曰：茎性燥。甄权曰：同薤作齑食，相宜。新病瘥人勿食之，令人虚汗不止。瘦弱人久食之，动消渴病。

【主治】贼风伤寒发汗，恶气，心腹胀满，霍乱，宿食不消，下气，煮汁服之，发汗，大解劳乏，亦堪生食（《唐本》）。作菜久食，却肾气，辟邪毒，除劳气，令人口气香洁。煎汤洗漆疮（思邈）。通利关节，发毒汗，祛愤气，破血止痢（甄权）。疗阴阳毒，伤寒头痛，四季宜食（士良）。治中风失音吐痰（《日华》）。主伤风头脑风，通关格及小儿风涎，为要药（苏颂）。杵汁服，祛心脏风热（孟诜）。清头目，除风热（李杲）。利咽喉口齿诸病，治瘰疬疮疥，风瘙瘾疹。捣汁含漱，去舌苔、语涩。挼叶塞鼻，止衄血。涂蜂螫蛇伤（时珍）。

【发明】元素曰：薄荷辛凉，气味俱薄，浮而升，阳也。故能去高巅及皮肤风热。

士良曰：薄荷能引诸药入营卫，故能发散风寒。

宗奭曰：小儿惊狂壮热，须此引药。又治骨蒸热劳，用其汁与众药熬为膏。猫食薄荷则醉，物相感尔。

好古曰：薄荷，手、足厥阴气分药也。能搜肝气，又主肺盛有余、肩背痛及风寒汗出。

时珍曰：薄荷入手太阴、足厥阴，辛能发散，凉能清利，专于消风散热，故头痛头风眼目咽喉口齿诸病，小儿惊热及瘰疬疮疥，为要药。戴原礼氏治猫咬，取其汁涂之有效，盖取其相制也。

陆农师曰：薄荷，猫之酒也。犬，虎之酒也。桑椹，鸠之酒也。茵草，鱼之酒也。昝殷《食医心镜》云：薄荷煎豉汤暖酒和饮，煎茶生食，并宜。盖菜之有益者也。

【附方】旧二，新八。

清上化痰：利咽膈，治风热。以薄荷末，炼蜜丸，芡子大。每噙一丸。白砂糖和之亦可。(《简便单方》)

风气瘙痒：用大薄荷、蝉蜕等分为末。每温酒调服一钱。(《永类钤方》)

舌强语謇：薄荷自然汁，和白蜜、姜汁擦之。(《医学集成》)

眼弦赤烂：薄荷，以生姜汁浸一宿，晒干为末。每用一钱，沸汤泡洗。(《明目经验方》)

瘰疬结核，或破未破：以新薄荷二斤(取汁)，皂荚一挺(水浸去皮，捣取汁)，同于银石器内熬膏。入连翘末半两，连白青皮、陈皮、黑牵牛(半生半炒)各一两，皂荚仁一两半，同捣和丸，梧子大。每服三十丸，煎连翘汤下。(《济生方》)

衄血不止：薄荷汁滴之。或以干者水煮，绵裹塞鼻。(许学士《本事方》)

血痢不止：薄荷叶煎汤常服。(《普济》)

水入耳中：薄荷汁滴入立效。(《外台秘要》)

蜂虿螫伤：薄荷叶挼贴之。(《同上》)

火毒生疮：如灸火毒气入内，两股生疮，汁水淋漓者，用薄荷煎汁频涂，立愈。(张杲《医说》)

《药鉴》

薄荷

气温，味辛。气味俱轻，升也，阳也。惟其性辛凉而轻浮，故能散在上之风热，除气逆之胀满，清利六阳之会首，祛除诸经之领头。与地骨皮同用，能退骨蒸之热。与桑白皮同用，能泻肺经之邪，佐甘菊，并能清心明目。臣四物，更兼调经顺气。表虚者禁用。

《神农本草经疏》

薄荷

味辛、苦，温，无毒。主贼风伤寒发汗，恶气，心腹胀满，霍乱，宿食不消，下气。煮汁服，亦堪生食。饮汁发汗，大解劳烦。（菜部移入）

疏：薄荷感杪春初夏之气，而得乎火金之味，金胜火劣，故辛多于苦而无毒。洁古：辛凉，浮而升，阳也。入手太阴、少阴经。辛合肺，肺主皮毛；苦合心而从火化，主血脉，主热，皆阳脏也。贼风伤寒，其邪在表，故发汗则解风。药性升又兼辛温，故能散邪辟恶。辛香通窍，故治腹胀满霍乱。《食疗》以为能祛心家热，故为小儿惊风，风热家引经要药。辛香走散以通关节，故逐贼风。发汗者，风从汗解也。本非脾胃家药，安能主宿食不消？上升之性，亦难主下气。劳乏属虚，非散可解。三疗俱非，明者当自别之。

主治参互

风热上壅，斯为要药。入噙化丸以为之君，主阴虚肺热咳嗽甚良；加生干姜，并治风寒咳嗽。佐漆叶、苦参、何首乌、胡麻仁、荆芥穗、生地黄、蒺藜子、石菖蒲、苍术，治大麻风；去苍术，加赤茎豨莶，治紫云风。同贝母、荆芥穗、玄参、斑蝥，佐肥皂，能治瘰疬。《外台秘要》治水入耳中，捣汁滴入立验。孙真人用以辟邪毒，除劳气，令人口气香洁。汤洗漆疮，日华子用以治中风失音吐痰。苏颂主伤风，头脑风，通关节及小儿风涎，为要药。东垣用以清头目，除风热，故可疗风瘙瘾疹，及涂蜂螫。《简便单方》清上化痰，利咽膈，治风热上壅。以薄荷叶为末，炼蜜丸，芡实大，每噙一丸。《医学集成》治舌强语謇。薄荷自然汁，和白蜜姜汁少许，擦之。《明目经验方》治眼弦赤烂，薄荷以生姜汁浸一宿，晒干为末，每用一钱，沸汤泡洗。《济生方》治瘰疬结核，或破，未破，以新薄荷二斤取汁，皂荚一挺，水浸去皮，捣取汁，同于银石器内熬膏，入连翘末半两，连白青皮、陈皮、黑牵牛（半生半炒）各一两，皂荚仁一两半，同捣和丸，梧子大。每服三十丸，煎连翘汤下。张杲《医说》疗火毒生疮，因炙火火气入内，两股生疮，汁水淋漓者，用薄荷煎汁频涂，立愈。

简误

病人新瘥勿服，以其发汗虚表气也。咳嗽若因肺虚寒致之而无热证者勿服，以其当补而愈也。阴虚人发热勿服，以出汗则愈竭其津液也。脚气类伤寒勿服，以其病在下而属脾故也。血虚头痛，非同诸补血药不可用。小儿身热，由于伤食者不可用。小儿身热，因于疳积者不可用。小儿痘疮，诊得气虚者，虽身热初起，亦不可用。

《寿世保元》

薄荷

味辛，最清头目，祛风化痰，骨蒸宜服。（一名鸡苏，龙脑者佳，辛香通窍而散风热。）

《景岳全书·本草正》

薄荷

味辛、微苦，气微凉。气味俱轻，升也，阳也。其性凉散，通关节，利九窍，乃手厥阴、太阴经药。清六阳会首，散一切毒风，治伤寒头痛寒热，发毒汗，疗头风、脑痛，清头目、咽喉、口齿风热诸病，除心腹恶气胀满、霍乱，下气，消食，消痰，辟邪气秽恶，引诸药入营卫，开小儿之风涎，亦治瘰疬、痈肿、疮疥、风瘙瘾疹。作菜食之，除口气；捣汁含漱，去舌苔、语涩；揉叶塞鼻，止衄血。亦治蜂螫蛇伤。病新瘥者忌用，恐其泄汗亡阳。

《医学入门》

薄荷

辛凉最发汗，清头目解皮风绊，止惊风热劫劳蒸，消食下气除霍乱。

至轻清而薄，荷乃花叶总名。无毒，浮而升，阳也，入手太阴、厥阴经。主贼风伤寒发汗，通利关节，清利头目咽喉，一切在上及皮肤风热。又治小儿风涎惊风壮热，大人骨蒸劳热，消宿食，下气壅，心腹胀满霍乱。兼能破血止痢，除痫，疗阴阳毒，能引诸药入荣卫。大病后勿食，令人出虚汗不止。去梗。

《本草汇言》

薄荷

味辛甘苦，气香凉，性温燥，无毒。气味俱薄，浮而升，阳也。入手太阴、少阴经，气分药也。

李时珍先生曰：薄荷多栽莳，亦有野生者，茎叶气味皆相似也。经冬根再发，二月抽苗，清明分株排种，方茎赤节，两叶对生，初则圆长，久则叶端渐锐，似荏苏、荠苎辈，夏秋采取，日晒干用。先期以粪水浇灌，俟雨后刈收，辛香殊绝。不尔，气味不辛凉也。苏氏曰：薄荷处处有之，惟苏州产者，茎小叶细，香胜诸方，宛如龙脑，即称龙脑薄荷。江右者茎肥，蜀汉者更肥，入药总不及苏产者良。吴越川湖，以之代茗。一种叶圆小如钱，称金钱薄荷，儿科多用之。一种叶微小，耐霜雪，至冬茎叶纯紫，生江南山石间。一种胡薄荷，形状无异，但味小甜，多生江浙。新薄荷，同蕹作齑，清爽可口，瘦弱人久食，动消渴病。新病瘥人勿食，令虚汗不止。猫食之醉，古称薄荷为猫酒也。

薄荷，辛凉发散，清上焦风热之药也（李时珍）。主伤风咳嗽（方吉人稿），热拥痰盛，目风珠赤，隐涩肿痛，贼风关节不利，头风头皮作疼，惊风壮热搐搦，喉风咽痛肿闭等病。盖辛能发散，凉能清利，专于消风散热，故入头面眼耳、咽喉口齿诸经，及小儿惊热风痰，为要药。《唐本草》主贼风伤寒发汗，恶风，心腹胀满，霍乱，宿食不消等疾，亦取辛凉香散之意云尔。如病人汗多表虚者，咳嗽因肺气虚寒而无热者，阴虚发热盗汗，并气虚血虚头痛者，皆不宜用。

缪仲淳先生曰：薄荷食疗方，谓能去心家热，故为小儿惊风、风热家引经要药。辛香走散，又主伤风、头脑风，通关节，故逐贼风。发汗者，风从汗解也。

卢不远先生曰：气温性凉，具转夏成秋，为高爽清明之象，则气有余，自与薄弱虚寒，阴营不足者，不相类也。第气象燥金，傥阳明之上为病，并在所忌。

沈则施先生曰：轻清凉薄，虚扬上达，故能去高颠及皮肤风热。又能引诸药入营卫，故能发散风寒，行关节而祛贼风。

集方《简便方》：治咽膈不利，风热痰结。用薄荷为末。炼蜜丸，芡子大，每噙化一丸。

《圣济方》：治肺伤风热，咳嗽痰盛。用薄荷五钱，杏仁、苏子、前胡、桑皮、桔梗、荆芥、黄芩各一钱。水煎服。

《姚氏家珍》：治风热侵肝，眼赤弦烂。用薄荷、荆芥、防风、甘草、柴胡、生地黄。煎服。外用薄荷叶，以生姜汁浸一宿，晒干为末，每用一钱，沸汤泡洗。

《姚氏家珍》：治风入筋骨关节疼痛，或成瘘痹。用薄荷叶四两，草薢、威灵仙、金银花、虎骨、当归、羌活、独活、桑寄生、二蚕沙、白术、姜黄各二两，草乌八钱。炒黄，浸酒服。

《万氏单方》：治头风头痛。用薄荷叶、天麻、真川芎、当归、黑山栀、胆星、防风各等分。水煎服。

《保赤全书》：治小儿惊风，壮热搐搦。用薄荷叶、荆芥、僵蚕、胆星、半夏、天竺黄、川黄连、钩藤、前胡。

《臭大卿方》：治咽喉急风，肿闭不通，先以米醋泪漱，吐去涎痰，随用薄荷、荆芥、桔梗、甘草、射干各等分。水煎服。

《外科发挥》：治大麻风，及紫云风。用薄荷、漆叶、苦参、胡麻仁、荆芥穗、生地黄、皂角刺、刺蒺藜。

《医学集方》：治中风失音，舌强痰壅。用薄荷捣自然汁灌之。立苏。

《济生方》：治瘰疬结核未破，或破。用薄荷二斤（取汁），皂荚二挺（水浸，捣取汁），同熬膏。用青皮、黑牵牛（半生半炒）、皂荚仁各一两，连翘五钱，共为末，和入薄荷皂荚汁膏内，每早、晚各服十茶匙，白汤化服。

又方：用薄荷、川贝母、荆芥穗、肥皂肉各一两，斑蝥（去头翅）八钱。每服六分，治瘰疬神效。

《普济方》：治血痢不止。用薄荷煎汤频饮之。

治一切面上诸病。用薄荷、防风、连翘、白附子、白芷、川芎、甘草、升麻各一钱，细辛五分。面上生疮者，上焦火也，加黑山栀、黄芩；面紫黑者，阳明风痰也，加葛根、半夏；面生粉刺者，肺经郁火也，加贝母、桔梗、桑皮、荆芥、苦参；面热者，阳明经风热也，加葛根、荆芥、黄连、黄芩、白芍药、犀角屑。

治面上酒齇红紫，肿而有刺者，阳明经风热有虫也。用薄荷末三钱，半夏、硫黄、枯矾、雄黄、铅粉各一钱，小麦面二匙，水调敷患处。

治面上并鼻准有赤疱者，三阳风毒内炽也。用薄荷末、密陀僧各六钱，为细末，临卧以人乳调敷面上，次日洗去，三五次即愈。治面上生癣，或黑紫瘢点。用薄荷、白附子、密陀僧、白芷、官粉各八钱。共为细末，以白萝卜煎汁洗面，后用羊乳调成膏，敷患处，早晨洗去。

治口疮疼痛，或口舌肿大，或破裂，俱属三焦火盛。用薄荷、连翘、山栀、黄芩、生地黄、当归、白芍药各一钱，黄连、甘草各八分，灯心三十根，食盐二分。水煎服。

治口舌生疮，糜烂，痛不可忍。用薄荷三钱，黄连、黄柏、细辛、炮姜各一钱。共为细末，先用苦茶漱口，后搽药于患处，或吐或咽不拘。

《医宗必读》

薄荷

味辛，温，无毒。入肺经。产苏州者良。祛风热，通关节，清头目，定霍乱，消食下气。猫咬蛇伤，伤寒舌苔，和蜜擦之。

发汗解表，故去风清热，利于头面。辛香开气，胀满、霍乱、食滞者，并主之。

按：薄荷辛香伐气，多服损肺伤心。

《本草乘雅半偈》

薄荷

《唐本草》功利咽喉，故异名冰喉尉。

【气味】辛温，无毒。

【主治】主贼风伤寒发汗，恶风，心腹胀满，霍乱，宿食不消，下气。煮汁服之，发汗，大解劳乏，亦堪生食。

【覈】曰：薄荷多栽莳，亦有野生者。茎叶气味皆相似也。经冬根不死，二月抽苗，清明分株排种，方茎赤节，绿叶对生，初则圆长，久则叶端渐锐，似荏苏荠苧辈。夏秋采取，日曝令干，先期灌以粪壤，雨后方可刈收。不尔，气味亦不辛凉矣。吴越川湖以之代茗，惟吴地者茎小叶细，臭胜诸方，宛如龙脑，即称龙脑薄荷；江右者茎肥，蜀汉者更肥，入药俱不及吴地者良。陈士良《食性本草》称菝蔺；杨雄《甘泉赋》称茇葀；吕忱《字林》称茇苦；孙思邈《千金方》称蕃荷。名虽广，当遵唐本薄荷为正。《纲目》言薄荷系俗称，此未解释名之意耳。一种叶圆小如钱，称金钱薄荷；一种叶微小，耐霜雪，至冬茎叶纯紫，生江南山石间，称石薄荷；一种胡薄荷，形状与薄荷无异，但味小甜，多生江浙，俗称新罗薄荷，今汴雒僧寺多值之，《天宝单方》称金钱草者是也。同蓴作齑，清爽可口。瘦弱人久食之动消渴，新病瘥人勿食之，令虚汗不止。猫食之醉。陆农师云：薄荷，猫酒也。

先人云：气温性凉，具转夏成秋，为高爽清明之象，则气有余，自与薄弱虚寒，阴营不足者相类也。

【糸】曰：木曰林，草曰薄。薄者疾驱，荷者负荷而驱也。诗言载驱薄薄，顾名思义。

方之奇方急方也，味辛气温，禀辛金用，祛贼风，表汗出，开上焦，宣谷味，于是宿食消，胀满解，霍乱定，烦劳之张精续，剂之宣剂轻剂也。通关格，历关节，祛愤气，却肾气，彻风涎，疗阴阳毒，破血止痢，利咽喉口齿头目，治瘰疬疹疮疡，皆生于风者，取效甚捷，史详奇急宣轻之义，靡投不善矣。

《炮炙全书》

薄荷

辛，温。去梗用叶。按薄荷、水苏俱名之龙脑薄荷，二物同名也，今丛中薄荷有二种，其名为龙脑薄荷者真也，山薄荷考之本草，臭荠即此是也，人或用当薄荷，大谬。

《雷公炮制药性解》

薄荷

味辛，性微寒，无毒，入肺经。主中风失音，下胀气，祛头风，通利关节，破血止痢，清风消肿，引诸药入荣卫，能发毒汗，清利六阳之会首，祛除诸热之风邪。按：薄荷有走表之功，宜职太阳之部。中风诸患，固其专也，而血痢之证，病在凝滞，今得辛以畅气，而结适为之自释矣。

《本草征要》

薄荷

味辛，性温，无毒。入肺经。产苏州者良。

散风热，清头目。利咽喉，净龈舌。辟口臭，畅鼻塞。透瘰疹，通关节。下滞气，除秽恶。

发汗解表，故去风清热，利于头面。辛香开气，故胀满食滞者，并主之。

薄荷辛香伐气，多服损肺伤心。

《本草通玄》

薄荷

辛凉，肺、肝药也。除风热，清头目，利咽喉，止痰嗽，去舌苔。洗癞疹、疮疥、瘰疬，涂蜂虿蛇伤，塞鼻止衄血，擦舌疗謇涩。按薄荷气味俱薄，浮而上升，故能清理高颠，解散风热。然芳香尖利，多服久服，令人虚汗不止。软弱人久用，反动消渴病。

《本草新编》

薄荷

味辛、苦，气温，浮而升，阳也。无毒。入肺与心包络二经，又能入肝、胆。下气冷胀满，解风邪郁结，善引药入营卫，又能退热，但散邪而耗气，与柴胡同有解纷之妙。然世人只知用柴胡，不知薄荷者，以其入糕饼之中，轻其非药中所需也。不知古人用入糕饼中，正取其益肝而平胃，况薄荷功用又实奇乎。惟前人称其退骨蒸之热，解劳乏之困，乃未免虚张其辞。余尝遇人感伤外邪，又带气郁者，不肯服药，劝服薄橘茶立效。方用薄荷一钱，茶一钱，橘皮一钱，滚茶冲一大碗服。存之，以见薄荷之奇验也。

或问薄荷实觉寻常，子誉之如此，未必其功之果效也？曰：余通薄荷之实耳。薄荷不特善解风邪，尤善解忧郁。用香附以解郁，不若用薄荷解郁更神也。

或问薄荷解风邪郁结，古人之有用之否？昔仲景张夫子尝用之，以解热入血室之病，又用之以治胸腹胀满之症，子未知之耳。夫薄荷入肝、胆之经，善解半表半里之邪，较柴胡更为轻清。木得风乃条达，薄荷散风，性属风，乃春日之和风也。和风，为木之所喜，故得其气，肝中之热不知其何以消，胆中之气不知其何以化。世人轻薄荷，不识其功用，为可慨也。

《本草备要》

薄荷轻，宣散风热。辛能散，凉能清（《本经》温，盖体温而用凉也），升浮能发汗。搜肝气而抑肺盛，消散风热，清利头目。治头痛头风，中风失音，痰嗽口气，语涩舌强（含漱），眼耳咽喉，口齿诸病（辛香通窍而散风热），皮肤瘾疹，瘰疬疮疥，惊热（凡小儿治惊药，俱宜薄荷汤调），骨蒸。破血止痢，能治血痢（血痢病在凝滞，辛能散，凉能清）。虚人不宜多服（能发汗疏表，夏月多服，泄人元气）。苏产气芳者良（薄荷，猫之酒也；犬，虎之酒也；蜈蚣，鸡之酒也；桑椹，鸠之酒也；莽草，鱼之酒也。食之皆醉。被猫伤者，薄荷汁涂之）。

《冯氏锦囊秘录》

薄荷

感春末夏初之气，得乎火金之味，金胜火劣，故辛多于苦，而无毒，辛凉浮而升阳也。入手太阴、少阴经。形质气味皆轻浮，走窜上升，故治风热轻寒郁火则有功。若内伤表虚阴虚当切禁。

薄荷下气，令胀满消弭，发汗俾关节通利，清六阳会首，祛诸热生风。辛能散，凉能清，搜肝气以抑肺盛，消风热以清头目，性喜上升，小儿风涎惊狂壮热，尤为要药。新病瘥者忌服，恐虚汗亡阳，性轻浮走窜，能泄越真气而损心脾耳。

主治（痘疹合参）：消风热，清头面之肿，引诸药入营卫发汗，通利关节，治痘壮热风痫。惊搐者暂用，久用多用，走泄心气，耗阴损阳。

《本经逢原》

薄荷

辛平，无毒。苏产者良。去梗用。

薄荷辛凉，上升入肝、肺二经。辛能发散，专于消风散热。凉能清利，故治咳嗽失音、头痛头风、眼目口齿诸病。利咽喉，去舌苔，小儿惊热，及瘰疬疮疥，为要药。其性浮而上升，为药中春升之令，能开郁散气，故逍遥散用之。然所用不过二三分，以其辛香伐气；多服久服令人虚冷，瘦弱人多服动消渴病，阴虚发热、咳嗽自汗者勿施。

《医权初编》

疫症本系火毒，非感寒可比，故太阳经禁用麻桂改用羌活。然予犹嫌燥烈，莫若苏薄荷为最。盖薄荷辛能发表，香能驱疫，凉能解火，味最尖利，专能开窍，岂不一物四擅其长乎？疫症本无外邪，且在春夏，最易得汗，不必藉羌活之燥烈也。然必以柴胡为君，以薄荷为臣，口渴再加葛根，而汗未有不出者。若数帖而汗不出，必有他症闭之，兼理他症，其汗自出。

《本草经解》

薄荷

气温，味辛，无毒。主贼风伤寒发汗，恶气，心腹胀满，霍乱，宿食不消，下气。煮汁服，亦堪生食。

薄荷气温，禀天春升之木气，入足厥阴肝经，味辛无毒，得地西方之金味，入手太阴肺经，气味俱升，阳也。伤寒有五，中风、伤寒、湿温、热病、温病是也。贼风伤寒者中风也，风伤于卫，所以宜辛温之味以发汗也。恶气，心腹胀满，盖胀之恶气必从肝而来，薄荷入肝，温能行，辛能散，则恶气消而胀满平也。太阴不治，则挥霍扰乱，薄荷辛润肺，肺气调而霍乱愈矣。饮食入胃，散精于肝，肝不散精，则食不消，薄荷入肝辛散，宿食自消也。肺主气，薄荷味辛润肺，肺润则行下降之令，所以又能下气也。以气味芳香，故堪生食也。

【制方】薄荷同漆叶、苦参、何首乌、麻仁、荆芥、生地、蒺藜、苍术、菖蒲。治大麻风，专为末，蜜丸，治风热上壅。

《药性切用》

薄荷叶

性味辛凉，散风热，清利头目，搜肝肺，宣滞解郁。但辛香耗气，多服损人。

《玉楸药解》

薄荷

味辛，气凉，入手太阴肺经。发表退热，善泻皮毛。治伤风头痛，瘰疬疥癣，瘾疹瘙痒。滴鼻止衄，涂敷消疮。

《本草从新》

薄荷

轻，宣散风热。

辛能散，凉能清（《本经》温，盖体温而用凉也）。浮能发汗，搜肝气而抑肺盛，疏逆和中，宣滞解郁，消散风热，清利头目。治头痛头风，中风失音，痰嗽口气，语涩舌强（含漱或和蜜擦之），眼耳咽喉口齿诸病（辛香通窍而散风热），皮肤瘾疹疮疥，惊热（小儿治惊药有用薄荷汤调），骨蒸。消宿食，止血痢（血痢病在凝滞，辛能散，凉能清），通关节，定霍乱，猫咬蛇伤（薄荷，猫之酒也；犬，虎之酒也；蜈蚣，鸡之酒也；桑椹，鸠之酒也；莽草，鱼之酒也。食之皆醉。被猫伤者，薄荷汁涂之）。辛香伐气，多服损肺伤心，虚者远之（每见小儿多食薄荷糕者，汗多体弱）。苏州所莳者，茎小而气芳，最佳；江西者稍粗，次之；四川者更粗，又次之。野生者，茎叶气味都相似，入药以苏产者为胜。张杲《医说》方，灸火毒气入内，两股生疮，汁水淋漓者，用薄荷煎汁，频涂立愈。

《得配本草》

薄荷

辛、微苦，微凉。入手太阴、足厥阴经气分。散风热，清头目，利咽喉口齿耳鼻诸病。治心腹恶气，胀满霍乱，小儿惊热，风痰血痢，瘰疬疮疥，风瘙瘾疹。亦治蜂虿蛇蝎猫伤（薄荷，猫之酒也）。配生地、春茶，治脑热鼻渊。配花粉，治热痰。配蝉蜕、僵蚕，治风瘙瘾疹。配生姜汁，治眼弦赤烂。配白蜜、白糖，化痰利咽膈。入逍遥散，疏肝郁。捣取自然汁，滴耳。捣取自然汁，和姜汁、白蜜，擦舌强语涩。揉叶塞鼻，止衄血（取汁滴鼻中即止）。

产苏州者名龙脑薄荷，方茎中虚，似苏叶而微长，齿密面皱，其气芳香，消散风热，其力尤胜。兼能理血。

新病瘥人，服之令虚汗不止。瘦弱人，久服动消渴病。肺虚咳嗽，客寒无热，阴虚发热、痘后吐泻者，皆禁用。

《本草纲目拾遗》

金钟薄荷

汪连仕草药方云：即细叶薄荷，山产者根坚硬，以米醋磨敷蜂刺虫叮蜈蚣咬。

叶：治跌打损伤，腹虫牙痛，煎汤咽之。

王安采药方：金钟荷叶即薄荷。止吐血、黄疸、跌打、诸般风气，合济阴丸。

《本草求真》

薄荷

（芳草）疏肝气风及热内淫。

薄荷（专入肝，兼入肺），气味辛凉，功专入肝与肺，故书皆载辛能发散，而于头痛头风发热恶寒则宜。辛能通气，而于心腹恶气痰结则治。凉能清热，而于咽喉、口齿、眼耳、瘾疹、疮疥、惊热、骨蒸、衄血则妙。是以古方逍遥，用此以为开郁散气之具。小儿惊痫，用此以为宣风向导之能。肠风血痢，用此以为疏气清利之法（辛能散，凉能清）。然亦不敢多用，所用不过二三分而止，恐其有泄真元耳（气虚食之，令人虚汗不止，阴虚火甚食之，令人动消渴病）。苏产气芳者良。猫伤用汁涂之，最妙。陆农师曰：薄荷，猫之酒也；犬，虎之酒也；桑椹，鸠之酒也；茵草，鱼之酒也。

《要药分剂》

薄荷

味辛苦，性温，无毒。感杪春初夏之气，而得乎火金之味以生。升也，阳也。

【主治】主贼风伤寒发汗，恶气，心腹胀满，霍乱，宿食不消，下气。煮汁服，发汗，大解劳乏（《本经》）。煎汤洗漆疮（思邈）。中风失音吐痰（日华）。伤风，头脑风，通关格及小儿风涎（苏颂）。杵汁服，祛心脏风热（孟诜）。利耳目咽喉口齿诸病，治瘰疬疮疥，风瘙瘾疹。打汁含漱，去舌强语涩，涂蜂螫蛇伤（时珍）。汁涂猫咬有效（原礼）。

【归经】入心、肺二经。为解散风热之品（兼轻剂，肝、心包气分药，搜肝风，抑肺盛）。

【前论】士良曰：能引诸药入营卫，故能发散风寒。寇宗奭曰：小儿惊狂壮热，须此引药。又治骨蒸热劳，打汁与众药熬膏。好古曰：辛能散，凉能清。《本经》言：温，盖体温而用凉也。鳌按：风热上壅，斯为要药。

【禁忌】《经疏》曰：凡虚人不宜多服，令人汗出不止。

《罗氏会约医镜》

薄荷

味辛，微苦，微凉，入肺经。辛能散，凉能清，消散风热。治伤寒头痛寒热（升浮能发汗解表），舌强语涩（含漱或和蜜擦之）。疗头风，脑痛，中风失音，皮肤瘾疹，咽喉、眼目、口齿诸病（辛能通窍，凉能散风清热）。除胀满、霍乱、宿食（辛香开气）。疗血痢（血痢属凝滞，辛能散，凉能清）、小儿风涎惊痫（凡治惊药，宜用薄荷汤调）。按：薄荷辛香伐气，虚弱者勿服。

《神农本草经读》

薄荷

气味辛温，无毒。主贼风伤寒发汗，恶气，心腹胀满，霍乱，宿食不消，下气。煮汁服，亦堪生食。(《唐本草》)

《药笼小品》

薄荷

辛凉清散。疗风热而发汗，清头目，利咽喉，起皮肤瘾疹。治伤风失音。表虚勿服。

《调疾饮食辩》

薄荷汁

《纲目》曰:《食性本草》作菝蕳。杨子云《甘泉赋》作茇葀。吕忱《字林》作茇苦。《千金方》作番荷(番，古鄱字)。虽处处皆有，苏产者特良(药中非苏产者勿用)。其味甚辛，而性反凉，不惟不助热，转能散热。暑热症之宜汗解者，时行阴阳二毒，头痛如劈者，及头脑风热，舌强语謇，入药、代茶均不可少。又为口齿咽喉圣药(同甘草煎汁代茶)。然性专于散，未免耗气，不可多饮。《药性本草》曰：久病新愈，食之令人虚汗不止。虚弱人久食，发消渴。《外台》方：凡浴头面水入耳，致湿痒不已，鲜薄荷汁滴入即愈(无鲜者，用干药研末吹之)。

《本草述钩元》

薄荷

经冬根不死，二月抽苗，清明分株排种。夏秋采取，曝令干。先期灌以粪壤，雨后刈收，不尔气味亦不辛凉也。产苏吴者茎小叶细，臭如龙脑，称龙脑薄荷。(种子苏州府学者真。)江右者茎肥，蜀汉更肥，俱不及吴产。根茎真似紫苏，但叶不同。薄荷茎燥，紫苏茎和。

茎叶味辛微苦，气微温，性凉。气味俱薄，浮而升，阳也。上行之药，(能去高巅及皮肤风热。)能引诸药入营卫。(辛合肺，肺主皮毛，苦合心而从火化，主血脉。)手太阴、少阴，兼手足厥阴气分药也。主治清六阳会首，驱诸热生风。疗中风，(此下焦元阴虚而元阳失守以为病者。)失音吐痰。去心经风热，清利头目咽喉口齿，一切在上及皮肤风热。又治小儿风涎，惊风壮热须此引之。并治瘰疬疮疥，风瘙瘾疹。(或煎鼓汤，或暖酒和饮，或煎茶生食并宜。)方书治风头痛，(此上焦阳中阴虚而化风或阳郁化风者。)眩晕发热，咳嗽痰饮，癫痫伤燥热郁。气温性凉，具转夏为秋，高爽清明之象。(复)能搜肝气，又主肺盛有余肩背痛，及风痛汗出。(好古)专于消风散热，风热上壅，斯为要药。噙化丸以之为君，主阴虚肺热咳嗽。加生、干姜，并治风寒咳嗽。川芎丸。消风化痰，利咽清目。治头痛旋晕，心忪烦热，颈项紧急，肩背拘倦，肢体烦疼，皮肤瘙痒，脑昏目疼，鼻塞声重，面上游风，状如虫行。川芎、龙脑薄荷叶焙干，各七十五两，桔梗一百两，甘草三十五两爁，防风去苗二十五两，细辛五两洗，各为细末，炼蜜搜和，每一两半，分作五十丸。食后临卧，用腊茶清细嚼，下一丸。瘰疬结核，或破未破。新薄荷二斤取汁，皂荚一挺，水浸去皮，捣取汁，合和于银石器内熬膏，入连翘末五钱，青皮、陈皮、连白黑牵牛半生半炒各一两，皂荚仁一两半，同捣和丸，梧子大。每服三十丸，连翘汤下。

〔论〕薄荷感杪春初夏之气，而得乎火金之味。金胜火劣，故辛多于苦。夫由杪春而初夏，正如火始然之候，乃此味得金气之胜，是为火中金气，诚如卢复转夏为秋之说也。本火中金气以清散风热，不降折而同降折之功，非从治而有从治之用。第其随所病而疗者，类属于天气之阳。《经》云：心肺合而上焦营诸阳。又云：肺贯心脉而行呼吸。又云：二阴(肾也。)至肺，在经络曰肾脉，支者从肺出络心，注胸中。(胸中即膻中，心主之宫城也。)然则兹味不最切于肺与心包乎？(海藏故谓手太阴兼手厥阴药。)其值大火之候而金气乃昌者，金固以火为主，即肺贯心脉而行呼吸之义。其金昌于火候而大禀辛凉者，以金能达火之用，即肾从肺出络心注胸之义。离火中固有水也，惟的为手太阴厥阴二经药，故止能散上焦天气之阳，阳气之淫者。人身阳为阴使，必阴先为阳守，无守则阳淫而风变眚，风病则鼓焰而上行极。薄荷禀火中之金，其辛散可以纾阳之拥而上，(漫事降折，则未能治。)其辛凉可以诱阳之依而下。(徒事疏散，亦未能效。)所谓清利六阳之会首，祛除诸热之风邪二语，意完而语尽矣。夫祛除诸热之风邪，非有他道，乃为其能清气耳。(凡下虚而热壅于上以为病者，皆归于气之不清。)是以癫痫昏冒，由于心脏真阴不得坎水既济而无以育神者，(神为气之主。)皆恃此味本阴以纾阳而清之化之。若但执为治风，执为治热，均未尽其精微也。总之，此味所司者，气分之清化，如炎歊之候，商飚动而酷热顿转，此造化元机，在于退热之先，而薄荷适有合焉者。或谓是物与荆芥同一辛凉治风，不知薄荷并入手太阴厥阴，荆芥则独奏功于足厥阴。缘荆芥辛温而有凉，薄荷止有辛凉。即其根经冬不死，固知其原禀水气，特因木气以达耳。然则海藏亦谓其搜肝气者，以所治之功，自及于肝，不同荆芥之有专致焉耳。又薄荷在《唐本草》，首主贼风伤寒，而后学多云除风热。大抵值大火之候而生，以辛温言者，从火为主之义也。言辛凉者，从金为火用之义也。故用此味，须识火为主，而金为火用，如风寒固致其火之用矣。如风热亦即以善于达火之用，而真气毕畅也。洁古云：可以和寒降之味而不损脾。卢不远云：可以助寒降之味而散其暑毒。二者兼之。

缪氏：病新瘥者，勿服，以其发汗虚表气也。咳嗽因肺虚寒客者，勿服，以其当补也。阴虚发热，血虚头痛，非同补血药弗用。小儿身热，由于伤食，及疳积者，弗用。痘疮属气虚者，初起亦不可用。

【辨治】苏州者胜，其茎燥，止用叶。

《本经疏证》

薄荷

吐下则胀满应减，下气则宿食应行，即不减不行，亦宜以宽中理气消导顺降为治，何取于薄荷？不知薄荷之凉，大有似乎豆蔻辈，原能宽中理气消导顺降者也。特其芳烈外发，不似豆蔻辈内藏，所以重在散发，而治内不专耳。设使恶气宿食既已内扰，仍复托根于表，则非薄荷之内解其结，外剧其根，何以使表里尽除，略无遗患耶？伤寒发汗自有专剂，又何取于薄荷？不知寒之来系贼风所引，则与凡伤寒异，曰贼风者，冬之南、夏之北、春之西、秋之东风也，曰贼风伤寒，则定是夏令伤北风之寒，其乘虚也甚，其入人也深，非麻黄、桂枝、葛根、青龙调解营卫者所能治。薄荷之辛温芳烈，足与假苏、香薷等，原能开散风寒者也。况其转味之凉，又能和中调气。假使贼风伤寒虽从外入，内已成窟，则非薄荷之外剿其从，内覆其穴，何以能一举两得耶？所以然者，此物产于南，不产于北。茎方赤色，叶相对生，中春而发，秋尽乃萎，原具夏气之全，足发沍寒之覆，是以于滞气之外有所连，客感之内有所据者，均能使拔茅连茹，不劳再举。但验其根不畏寒，苗不畏暑，则可以得其消息之所在矣。

《本草分经》

薄荷

辛散，升浮，体温用凉而发汗，能搜肝气而抑肺盛，宣滞解郁，散风热，通关窍。

《本草便读》

薄荷

轻清入肺，味辛温而气禀芳香，解散上焦，清头目而善宣风热。薄荷辛温香窜，体温而用凉，入肺经，轻浮上升，故能解散上焦风热，为解表之药。利咽喉，辟口气，虽因其用凉而能治热证，然毕竟辛散之品，阴虚有火者仍宜远之。薄荷之性味功用，与冰片相似，体温而用凉，其所谓清者，乃轻清之清，非清冷之清也。

《医学摘粹》

薄荷

味辛，气凉，入手太阴肺经。发表退热，善泄皮毛。

《本草思辨录》

薄荷

《唐本草》治贼风伤寒发汗，《食性本草》治阴阳毒、伤寒头痛，苏颂、王好古亦皆谓治风寒，外此诸家则皆谓治风热。究将何从？考古方多用于风热，鲜用于风寒，煮汁饮之，则洁古所谓去高颠及皮肤风热者甚验。气味辛凉而不似荆芥之温，终当以治风热为断。

邹氏解贼风伤寒，谓夏之贼风乃北风，定是夏令伤北风之寒，此于薄荷之治，亦尚有合。但邹氏专主此说而于风热不推及之，且以薄荷根不畏寒，苗不畏暑，为消息之所在，则泥之至矣。惟其根不畏寒，所以苗不畏暑。不畏暑，正辛凉之金气足以当日，与麻黄所产之地，冬不积雪，可对观而明。邹氏又谓薄荷发寒洏之覆，与荆芥、香薷等，试思香薷何物而可与之等量耶？

薄荷于头目肌表之风热郁而不散者，最能效力。若配合得宜，亦可治上中焦之里热。凉膈散、龙脑鸡苏丸，以除胃热、胆热、肾热，可谓用逾其分矣。逍遥散合煨姜，又能变凉风为温风而治骨蒸劳热，彼存胶柱之见者，得毋闻而惊怖耶？

《本草择要纲目》

薄荷

【气味】辛温无毒，浮而升，阳也。入手太阴、足厥阴经。

【主治】通关节，解劳乏，小儿风涎，发毒汗，清头目风热，能引诸药入荣卫，又治骨蒸热劳，搜肝气，又主肺盛。

《**本草害利**》

薄荷

【害】辛香伐气，多服损肺伤心，虚者远之。凡病新瘥勿服，以表气虚也，令人虚汗不止。咳嗽由肺虚寒客而无热症者勿服。阴虚人发热勿服，恐出汗则易竭其津液也。及血虚头疼，小儿身热，由于伤食疳积者禁用。每见小儿多食薄荷糕者，汗多体弱，瘦弱人久食之动消渴病。

【利】辛温（一作凉），入肺、肝，芳香开气，发汗解表，能下气，故消食，治猫咬与蛇伤，伤寒舌苔，和蜜擦之。

【修治】处处有之，苏产为胜，夏秋采茎叶曝干。

《**本草撮要**》

薄荷

味辛，入手足厥阴经，功专治头目、咽喉、口齿诸症，得花粉清上化痰，另有鸡苏薄荷，体虚及夏月均宜少服，苏产者佳。

《**本草易读**》

①薄荷茎叶七十四

辛，平，无毒。入手太阴、足厥阴经。消风散热，清头利目。解瘾疹瘰疬，疮疥惊热；利咽膈口齿，痰嗽瘑痒。含漱去舌强语涩，叶塞鼻衄蛇伤。治中风之失音，祛心腹之膨胀。破血止痢亦疗，消食下气尤良。

处处有之，人家多栽莳之。二月宿根生苗，清明前后分之，方茎赤色，其叶对生，初莳形长产者良。

血痢不止，薄荷叶煎，常服。（验方第一）

入水耳中，取浓汁滴入立效。（验方第二）

清热化痰，蜜丸豆大，含之。（验方第三）

皮肤瘑痒，同蝉蜕末酒下。（验方第四）

眼弦赤烂，以姜汁浸一宿，晒干为末，沸汤泡洗。（验方第五）

舌强语謇取汁合蜜、姜搽之。（验方第六）

唇疮一切为细末，香油合敷。（验方第七）

②龙脑薄荷七十五

即水苏也。一名鸡苏。

辛，平，无毒。理气散热，平肺下气，消谷辟恶，清利头目。疗一切血证，吐衄咳唾之疾，淋痢崩带之疴。

处处有之，多生水边。三月生苗，方茎中虚，叶似紫苏而微长，背面不紫，密齿面皱，色青，对节生。气甚辛烈。六七月开花成穗，如苏穗，水红色，穗中有细子，状如荆芥子，可种，宿根亦自出。

一切吐衄咳唾血，或汤或末。（验方第一）

香发，煎汁沐之。（验方第二）

头生白屑，同上。（验方第三）

中诸鱼毒，煎汁饮之。（验方第四）

蛇虺毒，酒末下，并敷之。（验方第五）

龙脑鸡苏丸：水苏一斤，生地六两，黄芩、蒲黄、麦冬、阿胶、台参、木通、柴胡各二两，甘草、黄连各一两。炼蜜丸。治上焦热，除烦解劳，一切吐衄咳唾诸血，并治五淋血崩。（诸方第一）

《本草正义》

薄荷

【发明】薄荷方茎，而色紫带赤，可以子种，宿根亦能自生，气味芳烈，颇与紫苏相类。但叶不赤而无锯齿，气味虽浓，而入口清冽为异。故孙星衍辑刻《本草经》谓薄荷苏类，确乎可信。《唐本草》谓为辛温，亦以苏类例之，然冷冽之气，能散风热，决非温药，故洁古直谓之辛凉。其主治则《唐本》谓贼风伤寒，恶心，心腹胀满，霍乱，宿食不消，下气，又皆与紫苏大略相近。惟辛而凉降，微与温散者不同耳。苏颂谓主伤风，头脑风；东垣谓清头目，除风热；濒湖谓利喉嗌口齿诸病；石顽谓辛能发散，专于消散风热，凉能清利，故治咳嗽失音，性浮上升，能开郁散气。然所用不过二三分，以其辛香伐气，非久服多服之品。

寿颐按：外治风热生疮，煮汁和入消肿末药敷之，凉入肌肤，立能止痛。今西药制精成锭，外擦头痛，能泄外风，能抑肝阳，皆有捷验。

《医学衷中参西录》

薄荷

味辛，气清郁香窜，性平，少用则凉，多用则热（如以鲜薄荷汁外擦皮肤，少用殊觉清凉，多用即觉灼热）。其力能内透筋骨，外达肌表，宣通脏腑，贯穿经络，服之能透发凉汗，为温病宜汗解者之要药。若少用之，亦善调和内伤，治肝气胆火郁结作疼，或肝风内动，忽然痫痉瘛疭，头疼目疼，鼻渊鼻塞，齿疼咽喉肿疼，肢体拘挛作疼，一切风火郁热之疾，皆能治之。痢疾初起夹有外感者，亦宜用之，散外感之邪，即以清肠中之热，则其痢易愈。又善消毒菌（薄荷冰善消霍乱毒菌，薄荷亦善消毒菌可知），逐除恶气，一切霍乱痧证，亦为要药。为其味辛而凉，又善表疹瘾，愈皮肤瘙痒，为儿科常用之品。

温病发汗用薄荷，犹伤寒发汗用麻黄也。麻黄服后出热汗，热汗能解寒，是以宜于伤寒；薄荷服后出凉汗，凉汗能清温，是以宜于温病。若以麻黄发温病之汗，薄荷发伤寒之汗，大抵皆不能出汗，即出汗亦必不能愈病也。

薄荷古原名苛，以之作蔬，不以之作药，《神农本草经》《名医别录》皆未载之，至唐时始列于药品，是以《伤寒论》诸方未有用薄荷者。然细审《伤寒论》之方，确有方中当用薄荷，因当时犹未列入药品，即当用薄荷之方，不得不转用他药者。试取伤寒之方论之，如麻杏甘石汤中之麻黄，宜用薄荷代之，盖麻杏甘石汤，原治汗出而喘无大热，既云无大热，其仍有热可知，有热而犹用麻黄者，取其泻肺定喘也。然麻黄能泻肺定喘，薄荷亦能泻肺定喘（薄荷之辛能抑肺气之盛，又善搜肺风），用麻黄以热治热，何如用薄荷以凉治热乎？又如凡有葛根诸汤中之葛根，亦可以薄荷代之，盖葛根原所以发表阳明在经之热，葛根之凉不如薄荷，而其发表之力又远不如薄荷，则用葛根又何如用薄荷乎？斯非背古训也，古人当药物未备之时，所制之方原有不能尽善尽美之处，无他，时势限之也。吾人当药物既备之时，而不能随时化裁与古为新，是仍未会古人制方之意也。医界之研究伤寒者，尚其深思愚言哉。

《中国药物学大纲》

薄荷（《唐本草》）

【释名】薄荷，俗称也。"菝萏"，《食性本草》作之。"蕃荷菜"，《千金方》作之。"吴菝萏"，苏州者为胜。以虽胡菝萏也。"南薄荷"，一种有龙脑薄荷，所以别之。金钱薄荷，其叶颇如钱也。"蔢荷原"，始曰叶青蔢，荷乃花叶总名，蔢薄声近，故俗呼薄荷。

【各方记述】二月宿根生苗，方茎赤色，其叶对生，似荏而尖长。经冬根不死，夏秋采茎叶曝干。

【辨别道地】和产真可用，药肆今称龙脑薄荷者良。按薄荷、水苏，俱名之龙脑薄荷，二物同名也。水苏方茎中虚，形状似紫苏叶而微长，密齿面皱，色苍白，气甚芬香。好生山崖水傍，药肆不售之，宜自采取。

【修治】去梗，用药忌火。

【气味】辛温，无毒。

【功用】气味俱薄，浮而升，阳也。入手太阴少阴厥阴、足厥阴经。凡病人新好勿服，恐致虚汗亡阳。咳嗽若因肺虚寒客之无热症、阴虚人发热者勿服，以出汗竭其津液也。瘦弱人，久用动消渴病。

【主治】贼风伤寒发汗，恶气，心腹胀满，霍乱，宿食不消，下气，煮汁服之，发汗，大解劳乏。作菜久食，却肾气。辟邪毒，除劳热，令人口气香洁。煎汤洗恶疮。通利关节，发毒汗，祛愤气，破血止痢。疗阴阳毒、伤寒头痛，四季宜食。治中风失音，吐痰。主伤风，头脑风，通关格及小儿风涎，为要药。杵汁服，祛心脏风热，清头目，除风热，利咽喉、口齿诸病，治瘰疬疮疥、风瘙瘾疹。捣汁含漱，去舌强语涩。揉叶塞鼻，止衄血。涂蜂螫蛇伤。

《汉药良劣鉴别法》

薄荷

鉴别法：叶色青青，香气甚佳，大而多者为佳。

调制法：在绮丽之席上，将薄荷叶一束一束敷置之，以喷雾器如露轻轻沾之，待其湿润后，以木板切之。其中应慎防药屑之混入。

《增订伪药条辨》

土薄荷，色淡无香味，不若苏州所莳者佳，茎小，气芳，方堪入药。故陈士良《食性本草》谓之吴菝蔺（菝蔺，音拔活），可见薄荷以吴产者为上品。

炳章按：薄荷，六七月出新。苏州学宫内出者，其叶小而茂，梗细短，头有螺蛳蒂，形似龙头，故名龙脑薄荷，气清香，味凉沁，为最道地。太仓常州产者，叶略大，梗亦细，一茎直上，无龙头形，气味亦略淡。有头、二刀之分，头刀力全，叶粗梗长，香气浓厚；二刀乃头刀割去后，留原根抽茎再长，故茎梗亦细，叶亦小，气味亦略薄，尚佳。杭州苋桥产者，梗红而粗长，气浊臭，味辣，甚次。山东产者，梗粗叶少，不香，更次。二种皆为侧路，不宜入药。

《本草简要方》

薄荷

主治：散风祛热，宣滞解郁，消食发汗，清耳目，利关节，治杂风伤风头风、口齿咽喉诸病。

薄荷汤：薄荷叶五钱，羌活、麻黄、甘草、僵蚕（炒）各一钱，天竺黄、白附子（煨）各二钱五分，研末，薄荷汤调下。治鼻塞不通及夹惊伤寒、极热变蒸、热极生风者，加竹沥少许。

参考文献

[1] 张锡纯 . 医学衷中参西录［M］. 石家庄：河北科学技术出版社，2001.

[2] 唐慎微 . 证类本草［M］. 北京：中国医药科技出版社，2011.

[3] 苏敬 . 新修本草［M］. 合肥：安徽科学技术出版社，1981.

[4] 孙思邈 . 千金翼方［M］. 北京：人民卫生出版社，1955.

[5] 孟诜 . 食疗本草［M］. 张鼎，增补，尚志钧，辑校 . 合肥：安徽科学技术出版社，2003.

[6] 甄权 . 药性论；药性趋向分类论［M］. 尚志钧，辑释 . 合肥：安徽科学技术出版社，2006.

[7] 寇宗奭 . 本草衍义［M］. 北京：中国医药科技出版社，2012.

[8] 王介 . 履巉岩本草［M］. 北京：华夏出版社，1999.

[9] 张元素 . 医学启源［M］. 北京：人民卫生出版社，1978.

[10] 李东垣 . 珍珠囊补遗药性赋［M］. 上海：上海科学技术出版社，1958.

[11] 王好古 . 汤液本草［M］. 北京：中国中医药出版社，2008.

[12] 陈嘉谟 . 本草蒙筌［M］. 北京：人民卫生出版社，1988.

[13] 兰茂 . 滇南本草［M］. 昆明：云南科技出版社，2000.

[14] 龚廷贤 . 寿世保元精选［M］. 北京：科学技术文献出版社，1996.

[15] 李梴 . 医学入门［M］. 北京：中国中医药出版社，1995.

[16] 卢之颐 . 本草乘雅半偈［M］. 北京：人民卫生出版社，1986.

［17］缪希雍.神农本草经疏［M］.北京：中医古籍出版社，2002.

［18］凌奂.本草害利［M］.北京：中医古籍出版社，1982.

［19］吴仪洛.本草从新［M］.北京：中医古籍出版社，2011.

［20］邵晓曦，孙婧，邓湘庆.薄荷中乌发组分的初步探索［J］.广东化工，2007，34（4）：45–46，62.

［21］李士材.雷公炮制药性解［M］.上海：上海科学技术出版社，1958.

［22］黄凯钧.友渔斋医话［M］.上海：上海浦江教育出版社，2011.

［23］孙一奎.医旨绪余［M］.北京：中国中医药出版社，2009.

［24］黄承昊.折肱漫录［M］.上海：上海浦江教育出版社，2011.

［25］周岩.本草思辨录［M］.张金鑫，校释.北京：学苑出版社，2008.

［26］王乐亭，刘全德.王乐亭指要［M］.上海：上海科学技术出版社，2004.

［27］陈光亮，佘玉宝，李冬梅，等.薄荷油及其有效成分药理作用的研究概况［J］.中国中医药信息杂志，2000，7（2）：33–34.

［28］《全国中草药汇编》编写组.全国中草药汇编：上册［M］.北京：人民卫生出版社，1976.

［29］贾铭.饮食须知［M］.北京：中国商业出版社，1985.

［30］汪昂.本草备要［M］.北京：中国中医药出版社，2009.

［31］张秉成.本草便读［M］.北京：学苑出版社，2010.

［32］杨时泰.本草述钩元［M］.太原：山西科学技术出版社，2009.

［33］冯兆张.冯氏锦囊秘录［M］.北京：中国中医药出版社，1996.

［34］刘文泰.本草品汇精要［M］.北京：人民卫生出版社，1982.

［35］刘完素.伤寒直格伤寒标本心法萃［M］.北京：人民卫生出版社，1982.

［36］李时珍.本草纲目［M］.北京：华夏出版社，2013.

［37］黄宫绣.本草求真［M］.北京：中国中医药出版社，1997.

［38］张山雷.本草正义［M］.福州：福建科学技术出版社，2006.

［39］伊豫专安.中国药物学大纲［M］.北京：人民卫生出版社，1955.

第二节　牛蒡子

牛蒡子，别名恶实（《名医别录》）、鼠黏子（《本草图经》）、黍黏子

（《珍珠囊》）、大力子（《卫生易简方》）等。果实为入药成分，功效为疏散风热，宣肺透疹，解毒利咽。用于风热感冒、咳嗽痰多、麻疹风疹、咽喉肿痛、疟腮丹毒、痈肿疮毒等症。根茎、叶均有药用作用，但此处讨论牛蒡的果实。

一、历代本草对牛蒡子的记载

（一）唐代及以前医家认为牛蒡子辛平

牛蒡子首见于陶弘景的《本草经集注》，记载："味辛，平，无毒。主明目，补中，除风伤。根茎：治伤寒寒热汗出，中风面肿，消渴热中，逐水。久服轻身耐老。生鲁山平泽。"《千金翼方》及《新修本草》的记载均与《本草经集注》相同。

【小结】牛蒡子味辛，性平，可以明目，补中，除风伤。

（二）宋代医家认为牛蒡子可清热解毒

《证类本草》除了沿用唐代及以前的药性作用外，亦引用同一时期诸家注解。如陈藏器《本草拾遗》云："味苦，主风毒肿，诸瘘。"掌禹锡等（即《嘉祐补注神农本草》）云，牛蒡子浸酒服可以"除诸风，去丹石毒，主明目，利腰脚。又食前吞三枚，熟按下，散诸结节，筋骨烦热毒"。雷公认为牛蒡子还可以"却入其子炒过，末之如茶，煎三匕，通利小便"。《外台秘要》称其"治喉痹"。《经验方》认为牛蒡子与热酒调服可以"治风热闭塞咽喉，遍身浮肿"。《王氏博济》认为牛蒡子炒熟为末与荆芥同煎，可以"治疮疱将出"，及"如疮疹已出，更服亦妙。初虞世治皮肤风热，遍身生瘾疹"。《本草衍义》认为，牛蒡子合荆芥、甘草末服可以"疏风壅，涎唾多，咽膈不利"。

【小结】说明宋代除了继承唐代以前的药性概念外，还认为牛蒡子可以解除因风导致的肿毒、瘾疹、疮疱等外科皮肤病和咽喉不利、喉痹等，还可以利腰脚，利小便，解毒清热散结等。性味辛平，兼苦。

（三）金元时期刘完素、李东垣等认为牛蒡子辛温

《医学启源》引《主治秘要》云："辛温，润肺散气。"说明当时有本草认为牛蒡子属辛温，可润肺散气，而《珍珠囊补遗药性赋》则表示可以治疗手足拘挛。《饮膳正要》云："治中风，燥热，口干，手足不遂及皮肤热疮。"说明牛蒡子在一定程度上可治疗燥热证。李东垣认为，牛蒡子味辛平、甘温，及"补中及皮肤风，通十二经"。

【小结】金元时期在继承前人原有的药性基础之上，另有发挥：认为牛蒡子性味辛温（李东垣还认为具有甘性），能润肺（燥热口干）散气，通经，补中，主手足拘挛、透疹消疮。

（四）明代医家认为牛蒡子性寒

由于明代本草记载较多，现摘取有发明者。《本草品汇精要》云，牛蒡子为"气之薄者，阳中之阴"。《本草蒙筌》认为可以止"牙齿蚀疼，散面目浮肿，退腰膝风凝"。《本草纲目》记载，主治身肿欲裂、小舌痛、妇女吹乳、关节肿痛（风热攻犯手指，赤肿床木，甚至攻达肩背两膝，遇暑热则便秘）等。《药鉴》认为牛蒡子气寒。《雷公炮制药性解》认为辛温，故"能入十二经而通散也"。

《神农本草经疏》则解释其性味与主治之间的关系："入手太阴、足阳明经。为散风、除热、解毒之要药。辛能散结，苦能泄热，热结散则脏气清明，故明目而补中。风之所伤，卫气必壅，壅则发热，辛凉解散则表气和，风无所留矣，故除风伤。藏器主风毒肿，诸瘘。元素主润肺散结气，利咽膈，去皮肤风，通十二经者，悉此意耳。"表示牛蒡子的功效均与其辛能散（散结、通行），苦能泄热，入手太阴、足阳明经有关。而《本草乘雅半偈》更是认为牛蒡子味辛性平，有制肝木之效，即"此以承制之品，宣助肝木，便无太过之失"，如此"则凡病从风生，或因风寒薄郁乃成痤者，取之捷如影响。设属形层之外与上部者，功力尤胜"，高度总结归纳了牛蒡子的功效主治。

【小结】明代依然继承前人的药性说法，但《药鉴》首先认为牛蒡子性寒，故可以治疗风热、疮疡等热证。而《雷公炮制药性解》则认为牛蒡子属

辛温，因其能通十二经，能通能散。《本草经疏》和《本草乘雅半偈》则认为牛蒡子性味辛苦、平，能散能泄，入手太阴、足阳明经，主一切因风导致的病证，如果此病证结于人体的上部和外部，如头面和皮肤，则功效更确。

（五）清代医家认为牛蒡子辛凉或辛寒，性冷滑利

到了清代，更多医家则认为牛蒡子性属辛凉或辛寒，认为其"性冷滑利，多服则中气有损，且更令表益虚矣"。而且虚寒、泄泻、表虚之人忌用。此种说法已经被大多清代医家认可。清代本草的另一个贡献就是阐述了牛蒡子主治的内在机理，认为牛蒡子辛能散，苦能降，能够表里兼治，在表可以散却一切风邪导致的病证，如疮毒、瘾疹等一切风毒肿毒，在里可以入肺治疗肺气不降之咳嗽、气喘。通过表里兼治，可以达到散结通经之效，从而可以明目，补中，利腰膝。另外，《本经逢原》及《玉楸药解》认为牛蒡子还可以发散风湿，祛除湿气。《本草从新》认为其能够通利二便等。

参考文献

［1］陶弘景.本草经集注［M］.北京：人民卫生出版社，1994.

［2］苏敬.新修本草［M］.合肥：安徽科学技术出版社，1981.

［3］孙思邈.千金翼方［M］.北京：人民卫生出版社，1955.

［4］唐慎微.证类本草［M］.北京：中国医药科技出版社，2011.

［5］寇宗奭.本草衍义［M］.北京：中国医药科技出版社，2012.

［6］张元素.医学启源［M］.北京.人民卫生出版社，1978.

［7］李东垣.珍珠囊补遗药性赋［M］.上海：上海科学技术出版社，1958.

［8］忽思慧.饮膳正要［M］.北京：中国医药科技出版社，2011.

［9］刘文泰.本草品汇精要［M］.北京：人民卫生出版社，1982.

［10］陈嘉谟.本草蒙筌［M］.北京：人民卫生出版社，1988.

［11］李时珍.本草纲目［M］.北京：华夏出版社，2013.

［12］李士材.雷公炮制药性解［M］.上海：上海科学技术出版社，1958.

［13］缪希雍.神农本草经疏［M］.北京：中医古籍出版社，2002.

［14］卢之颐.本草乘雅半偈［M］.北京：人民卫生出版社，1986.

［15］黄宫绣.本草求真［M］.北京：中国中医药出版社，1997.

［16］张璐.本经逢原［M］.北京：中国中医药出版社，2007.

［17］黄元御.黄元御著作十三种［M］.北京：中国中医药出版社，2012.

［18］吴仪洛.本草从新［M］.北京：中医古籍出版社，2011.

二、历代方书对牛蒡子的记载

（一）汉唐时期方书记载概括

汉唐时期关于牛蒡子的记载较少。如《肘后备急方》记载其治皮肤风热、遍身瘾疹。《华佗神方》用以治疗雷头风、小儿胎热丹毒、耳痔。

（二）宋代方书记载概括

宋代是方书发展壮大的时期，故有关牛蒡子的方剂在此时有一个大规模的记载。如《太平圣惠方》记载其治疗胸膈壅热咳嗽、诸肿毒肿结、皮肤疮疡瘙痒、咽喉肿痛不利、大小便不通、手足痿痹、腰膝不利、眼鼻等头面病、妇人月水不通、便血、小儿惊热、痔证等疾患。《博济方》记载其治疗风毒赤眼、疮疱将透未透、瘾疹瘙痒。《太平惠民和剂局方》记载其治疗风热目病、小儿疮疹不能均透。《圣济总录》记载其治疗目病、痔疾、小儿疮疹内陷、涎液不收。《鸡峰普济方》记载其治疗脚膝寒痹、咽喉肿痛生疮、小儿疮疱欲出不快、解毒。《普济本事方》记载其治疗风热历节、厉风、咽喉生疮、游风、风毒眼痛。《杨氏家藏方》记载其治一切风疾导致的半身不遂、口眼㖞斜、手足拘挛、筋脉不收等，以及疮疡肿毒、肌肉溃烂、咽膈热壅不利。《全生指迷方》记载其治疗吐血衄血。《妇人大全良方》记载其治疗肠风酒痢、产后中风。《仁斋直指方论》记载其治疗时行瘟疫、诸多目病、咽喉肿痹、痈疮肿毒、斑及瘾疹、赤丹火丹、诸风癫风。《严氏济生方》记载其治疗咽膈不利。《瑞竹堂经验方》用以坚固齿发及治疗诸风不遂、恶疮等。《御药院方》记载其治结核瘰疬、咽膈不利、疮疹未透。《传信适用方》记载其治发背肿痛、托里定疼。《活人事证方后集》记载其治咽喉生疮、痘疹未出。《类编朱氏集验医方》记载其治咽喉不利、妇人经水不匀、皮肤瘙痒、疮疖。《岭南卫生方》记载其治杨梅疮。《卫生易简方》记载其治疗风壅痰涎、咽喉不利、大风、便痈、瘰疬、疮疖、疥癣、瘿瘤等。

（三）金元时期方书记载概括

《世医得效方》记载其治疗大便秘结、热毒壅结、咽膈肿毒、疮疹瘟肿、目翳、风热目赤。《儒门事亲》记载其治疗瘰疬、疮疹未出、咽喉肿痛。《卫生宝鉴》记载其治疗遍身瘾疹、恶疮。《外科精义》记载其治疗头面赤肿、口舌生疮、咽喉肿痛、一切疔疮及恶疮。

（四）明清时期方书记载概括

明代方书的记载基本与之前相同，如古代最大的方书《普济方》中，牛蒡子就用于治疗心热烦躁、咽喉肿痹、疮疖痈疔、大小便不通、诸痔肛门肿痛、头痛、头面赤肿、头风头屑、酒渣鼻、舌肿、牙根动摇、牙痛、目翳目赤目痛、中风不遂、瘾疹风癫、历节风、诸风难治、腰膝不利、息贲气、膈壅热痰、水气脚气、瘰疬结核、瘿瘤、月水不通、肠风下血、小儿伤风伤寒、小儿心热夜啼、小儿一切疳证、小儿惊热惊悸、小儿咳嗽呷鸣、小儿尿赤、小儿癣气等，共244个方剂。其中治疗皮肤性疾患最多，为101例；其次为头面部疾患，为84例（其中咽喉占35例，目疾占20例）；中风、风湿等引起的经络不遂25例；心烦热为10例；大小便不通8例；肛门、痔疮、乳痈、瘿气、吹乳等外科疾患共12例；治一切风证7例；小儿疳证4例；水气肿满3例；其余皆不足3例。

《奇效良方》记载其治疗四肢不举、腰膝不利、咽喉肿痹、痈疮肿毒、疔疹癣痔、瘰疬结核、瘿瘤腮肿、马刀、头目昏眩、肺虚咳嗽、疮疱未出、热惊、麻毒瘾疹。《医方考》记载其治疗斑疹、咽喉肿痛、痘后蕴热。《仁术便览》记载其治疗一切眼病、咽喉肿痛、斑及瘾疹、小儿痘疮。《鲁府禁方》记载其治疗天行瘟疫、小儿胎毒、痘疮。《祖剂》记载其治疗咽喉诸症。《医方选要》在诸风门、眼目门、咽喉口齿门、痈疽疔疮门、小儿门（痘疹）中皆用到牛蒡子。其余方书记载均在此列，不一一列举。

根据唐宋、金元及明代的方书记载，不难发现，牛蒡子治疗肺热证为多，如咽喉不适、皮肤痈疮、胸膈热壅、瘾疹瘙痒、头面赤肿等，皆由于肺热导致。在温病学思想形成以前，肺热证单纯属于里热证，温病学形成之后，由于肺主皮毛且肺热证在疾病初期出现，所以被温病学家认为是卫分表证。此时的各种方书中，牛蒡子更多的是记载于温病专著中，如《时病论》《温病正宗》《温病条辨》等，记载于治疗温病初期卫分证的方剂，如银翘散、桑菊饮等。其余方书如《成方切用》《时方妙用》《古方精汇》等皆与以前的方书记载相同。

各时期列举的含牛蒡子的方子有：补肺汤、荆防败毒散、胡麻散、普济消毒饮、解毒牛蒡汤、消风散、桑菊饮、银翘散等。

参考文献

［1］葛洪.肘后备急方［M］.北京：人民卫生出版社，1963.

［2］华佗.华佗神方［M］.北京：人民军医出版社，2011.

［3］王怀隐.太平圣惠方［M］.北京：人民卫生出版社，1982.

［4］王衮.博济方［M］.上海：上海科学技术出版社，2003.

［5］太平惠民和剂局所.太平惠民和剂局方［M］.刘景源，点校.北京：人民卫生出版社，1985.

［6］赵佶.圣济总录［M］.校点本.北京：人民卫生出版社，2013.

［7］张锐.鸡峰普济方［M］.上海：上海科学技术出版社，1987.

［8］杨倓.杨氏家藏方［M］.北京：人民卫生出版社，1988.

［9］王贶.全生指迷方；洪氏集验方［M］.北京：人民卫生出版社，1986.

［10］陈自明.妇人大全良方［M］.北京：中国医药科技出版社，2011.

［11］杨士瀛.仁斋直指方论［M］.福州：福建科学技术出版社，1989.

［12］严用和.严氏济生方［M］.北京：中国医药科技出版社，2012.

［13］沙图穆苏.瑞竹堂经验方［M］.北京：中国医药科技出版社，2012.

［14］许国祯.御药院方［M］.北京：人民卫生出版社，1992.

［15］吴彦夔.传信适用方；温隐居海上仙方［M］.上海：上海科学技术出版社，2003.

［16］刘信甫.活人事证方后集［M］.上海：上海科学技术出版社，2003.

［17］朱佐.类编朱氏集验医方［M］.上海：上海科学技术出版社，2003.

［18］李璆，张志远.岭南卫生方［M］.释继洪，纂修.北京：中医古籍出版社，2012.

［19］胡濙.卫生易简方［M］.北京：人民卫生出版社，1984.

［20］危亦林.世医得效方［M］.北京：人民卫生出版社，2006.

［21］张子和.儒门事亲［M］.北京：人民卫生出版社，2005.

［22］罗天益.卫生宝鉴精要［M］.贵阳：贵州科技出版社，2008.

［23］齐德之.外科精义［M］.南京：江苏科学技术出版社，1985.

［24］董宿.奇效良方［M］.方贤，续补.天津：天津科学技术出版社，2003.

［25］吴崑.医方考［M］.北京：人民卫生出版社，2007.

［26］张洁.《仁术便览》释义［M］.周德生，陈瑶，主编.太原：山西科学技术出版社，2012.

［27］龚廷贤.鲁府禁方［M］.北京：中国中医药出版社，2005.

［28］施沛.祖剂［M］.上海：上海古籍书店，1983.

［29］周文采.医方选要［M］.北京：中国中医药出版社，2008.

三、历代医案有关牛蒡子使用的记载

（一）宋金元时期医案记载概括

唐代以前未发现关于牛蒡子的医案记载，直至宋代才出现牛蒡子的医案记载。如许叔微《普济本事方》记载其治疗面肿咽膈不利，证属正虚生风热。《续名医类案》中记载，窦材用其治疗遍身赤肿如锥刺。刘完素与《医学启源》中认为，牛蒡子在治疗疮疡时可以出毒消肿。朱丹溪用以治疗瘾疹、面项喉俱肿。李东垣用以治疗疮疡内陷。

（二）明代医案记载概括

薛己用以治疗咽喉肿痛、头面肿、耳根肿、颈项痛肿等。汪石山用以治疗喉痹、耳肿。胡慎柔用以治疗耳下肿、睾丸肿痛、腰痛。陈实功用以治疗腮肿、乳肿。肖京《轩岐救正伦》用以治疗痈疽、咽痛、瘟病烦渴。江氏父子用以治疗瘰疬、痘疹。缪仲淳用以治疗丹毒、疖疮、肿硬。马铭鞠用以治疗腿痛。万密斋和徐仲光用以治疗小儿痘症。张璐用以治疗发颐。马元仪用以治疗微热发疹、鬓疮。

（三）清代医案记载概括

除了治疗以上疾病外，吴鞠通用以治疗风温、温疫、暑温、伏暑等各种温病及其导致的痧疹、咽痛、面肿、斑疹、瘰疬等。如代赈普济散，吴鞠通认为其能"主治温毒、喉痹、项肿、发疹、发斑、温痘、牙痛、杨梅疮毒、上焦一切风热、皮毛痱瘄等证"。叶天士的《临证指南医案》记载其治疗风温咳嗽、吐血、肿胀、肺痹、耳后结核、咽喉肿痛、疫毒、斑疹瘰疬、颈项结瘿、头痛、齿龈肿痛、痧疹、痘症等。即在牛蒡子原来的主治基础之上（即主治痈疽肿痛、瘰疬痘疹等病），又被理解为可以辛凉解表，经常性地用于治疗外感风热证。

（四）现代医案记载概括

现代医案中，如《赵绍琴临证验案精选》用牛蒡子治疗肥厚性鼻炎、颜面丹毒、上呼吸道感染、流行性腮腺炎、猩红热、大叶性肺炎、良性甲状腺囊肿等病症；《三十年临证探研录》记载其治疗急性扁桃体肿大、小儿肺炎等病症；刘渡舟用以治疗音哑、皮肤瘙痒等病症；王健用以治疗感冒引发的咳嗽；吕仁柱等用单味牛蒡子粉加温至熟治疗小儿慢性鼻窦炎；邹永祥用牛蒡子消小儿积滞、止小儿流涎；李晓三重用牛蒡子治疗周围性面神经麻痹；王希初用以治疗便秘；牛效清用来通鼻窍；张光复用来降逆平喘；张泽生用来治疗扁平疣；吴涛用来治疗 2 型糖尿病；王克勤用来治疗肾性尿蛋白；张筱萍用来治疗妇产科急慢性炎症，如急性乳腺炎、急慢性盆腔炎，效果卓然。

参考文献

［1］许叔微.普济本事方［M］.上海：上海科学技术出版社，1978.

［2］张元素.医学启源［M］.北京：人民军医出版社，2009.

［3］江瓘，魏之琇.名医类案正续编［M］.太原：山西科学技术出版社，2013.

［4］肖京.轩岐救正论［M］.北京：线装书局，2011.

［5］俞震.古今医案按［M］.北京：中国中医药出版社，1997.

［6］缪希雍.先醒斋医学广笔记［M］.北京：人民卫生出版社，2007.

［7］吴瑭.吴鞠通医案［M］.北京：中国医药科技出版社，2012.

［8］叶天士.临证指南医案［M］.北京：中国中医药出版社，2008.

［9］彭建中，杨连柱.赵绍琴临证验案精选［M］.北京：学苑出版社，1996.

［10］邹孟城.三十年临证探研录［M］.上海：上海科学技术出版社，2000.

［11］王健.应用牛蒡子治疗阳证咳嗽体会［J］.亚太传统医药，2005，2：73-74.

［12］吕仁柱，诸嫦鸿，向文波.中药牛蒡子治疗小儿慢性鼻窦炎48例疗效分析
　　　［J］.交通医学，2003，17（3）：310.

［13］邹永祥.牛蒡子善消积滞止流涎［J］.中医杂志，1997，12：711.

［14］李晓三.重用牛蒡子治疗周围性面神经麻痹［J］.中医杂志，1997，11：645.

［15］王希初.牛蒡子治疗便秘［J］.中医杂志，1997，38（11）：646.

［16］牛效清.牛蒡子通鼻窍有殊功［J］.中医杂志，1997，38（11）：646.

［17］张光复.牛蒡子有降逆平喘作用［J］.中医杂志，1997，38（11）：647.

［18］张泽生.牛蒡子治疗扁平疣［J］.中医杂志，1997，38（11）：646.

［19］吴涛.牛蒡子治疗2型糖尿病［J］.中医杂志，1997，38（10）：581.

［20］王克勤.牛蒡子治疗肾性尿蛋白［J］.中医杂志，1997，38（10）：581-582.

［21］张筱萍　牛蒡子用于妇科急慢性炎症［J］.中医杂志，1997，38（10）：582.

四、《中药学》教材中的牛蒡子

《中药学》教材中牛蒡子的主要内容如下：

1. 药性

辛、苦，寒。归肺、胃经。

2. 功效

疏散风热，宣肺透疹，解毒利咽。

3. 应用

（1）风热感冒，温病初起，咳嗽痰多。常与金银花、连翘、荆芥等配伍，如银翘散。

（2）麻疹不透，风疹瘙痒。

（3）痈肿疮毒，丹毒，痄腮，咽喉肿痛。

以上《中药学》教材中的内容，功效中的"疏散风热""宣肺透疹"，应用中的"风热感冒，温病初起""麻疹不透，风疹瘙痒"，和薄荷是相同的，可参看薄荷。其余的内容是清热解毒。

五、讨论

（一）牛蒡子应属辛凉，不可解表

牛蒡子的功能均与其"辛能通行，苦能燥湿降泄"有关。至于牛蒡子究竟属温属凉，部分本草认为牛蒡子属辛温或辛平，之所以认为牛蒡子性温，大致是由于牛蒡子能通行，因为《黄帝内经》认为"热者通行，寒者凝涩"，故误认为其属于温性。但随着中医学的发展，有关牛蒡子的本草记载逐渐转变为辛凉，甚至微寒且性冷寒滑。而古代方书及医案中，牛蒡子基本用于治疗热证，如咽喉肿痹、疮疡痘疹、痈疽疖疮等。如《太平圣惠方》以单味牛蒡子治疗咽喉卒肿、腰脚疼痛、风毒瘰疬等；亦治疗热壅咳嗽、疮疡肿毒、小儿惊热等症。《仁斋直指方论》用以治疗赤丹火丹等。有关牛蒡子记载的医案中，许叔微用以治疗热证之咽喉肿；薛己用以治疗耳根赤肿证属上焦风热者；万密斋用以治疗因邪火大炽、真水亏竭之痘疹黑陷。总之，历代本草、方书、医案均记载牛蒡子为辛凉之品，并用于治疗热证，并且没有关于牛蒡子可以治疗表的记载，若是用于温病卫分证，亦是用于治疗因热邪导致的肺热咳嗽、咽部肿痛、目赤等热性疾病。

（二）配合医案论述牛蒡子不可解表

见上节薄荷相关医案。

参考文献

［1］王怀隐. 太平圣惠方［M］. 北京：人民卫生出版社，1982.

［2］杨士瀛. 仁斋直指方论［M］. 福州：福建科学技术出版社，1989.

［3］许叔微. 普济本事方［M］. 上海：上海科学技术出版社，1978.

［4］江瓘，魏之琇. 名医类案正续编［M］. 太原：山西科学技术出版社，2013.

六、总结

（一）牛蒡子本草记载总结

牛蒡子的寒温属性亦有变化，但较薄荷简单，而且性凉或性寒占了多数，性温只有极少数记载。并且无牛蒡子治疗伤寒的条文记载，多为除风伤、消肿毒、透痘疹。

牛蒡子寒温属性记载条目－年代分布表

年代	性温	性半	辛凉或寒	总计
唐宋时期及以前	0	7	0	7
金元时期	3	0	2	5
明代	1	7	4	12
清代及以后	2	6	16	24
总计	6	20	22	48

（二）牛蒡子方书记载总结

《普济方》牛蒡子运用范围分布表

病证分类	例数	所占百分比（%）
皮肤性疾患（疮疡、痘疹癫、瘙痒等）	101	36.59
头面部疾患（咽喉、目、口舌、鼻等）	84	30.43
经络不遂（中风、风湿等引起）	25	9.06
心烦热	10	3.62

病证分类	例数	所占百分比（%）
大小便不通	8	2.90
痔疮、便痈、吹乳、瘿气等外科疾患	12	4.35
一切风证	10	3.62
小儿疳	4	1.45
水气肿满	3	1.09
其他	19	6.88

由上可见，牛蒡子在明代及以前大多用于治疗皮肤性疾患，其次为头面部疾患，各种原因导致的经络不遂处于第三位。接着便是治疗其他热证，大小便不通，痔疮、便痈、乳痈等外科病症。兼治其他风证、疳证、水气肿满等。

（三）牛蒡子医案记载总结

牛蒡子的主治应用相对较薄荷明确，在明清及明清以前，其主治多为痈疽疮疡、痘疹麻疹等皮肤外科性疾病。说明其具有解毒清热、消肿散结、透疹消疮的作用。其次用于治疗肺系疾病，如咳嗽、咽喉肿痛、喑哑等。而现代应用时，则多用于治疗感染性疾病，如急性扁桃体炎、大叶性肺炎、流行性腮腺炎等。说明牛蒡子清热解毒、消肿散结的作用比较突出，而用于治疗感冒等的情况相对较少，且多用于治疗外感病的兼杂证候，如咳嗽、咽痛、耳肿等。

（四）总结牛蒡子的主要功效

1. 性味归经

辛、苦、凉或微寒，入手太阴肺经、手阳明大肠经。

2. 功效

清凉透热，利咽透疹，消肿解毒，通利二便，利腰膝。

3. 主治

（1）透发痘疹、斑疹

治疗痘疹、斑疹等不透，或痘疹将出未出，或痘疹黑陷。如牛蒡子与荆芥配伍治疮疱将出，未能匀遍透肌。在第一节"薄荷"中已经讨论了"透疹"，其实质是清肺热，可参考。

（2）消肿解毒

治疗疮疡、瘰疬、瘿瘤、痈疽、痔疮等。如配伍刺猬皮治疗痔疮肿痛；配伍麻仁、枳壳治疗发背等一切痈肿伴有大小便不利者，如大麻仁丸；配伍玄参、漏芦等治疗瘰疬结核；配伍黄连等治疗妇人乳痈；用牛蒡子半两，研为末，入纸捻子，内烧熏之，然后涂药，可治疗臁疮。

（3）消风止痒

治疗瘾疹、皮肤瘙痒等。配伍胡麻、蔓荆子治疗遍身瘾疹瘙痒，如胡麻散。

（4）清利咽喉

治疗咽喉肿痛、喉痹、咽喉肿烂等。如《太平圣惠方》以单味牛蒡子治疗咽喉卒肿。又如《严氏济生方》中配伍玄参、桔梗等，治风热上壅，咽喉窒塞，或痛或不利，或生疮疡，或状如肉窗，疼痛烦闷，如牛蒡子汤。

（5）清利上焦风热

如配伍栀子仁、地龙粪治疗目赤痛等；配伍甘草治疗口疮久不瘥；配伍皂荚、防风等治疗酒渣鼻；单用治疗风热咳嗽。

（6）通利二便

配伍大黄、青皮治疗大便秘结，如搜风散。

（7）利腰脚

牛蒡子单味浸酒可治疗腰脚不利。

另外，牛蒡子配伍皂角、食盐、墨旱莲等可以治牙齿动摇疼痛，牢牙、黑髭发，至老不白，深有神效，如神仙长春散。配伍牛膝、秦艽等治疗中风手足不遂，如仙酒方。

综上所述，牛蒡子的主要功效为清肺热、解毒利咽、消肿散结，应该归入"清热药"。

附录一：牛蒡子鉴定表

来源		菊科植物牛蒡 *Arctium lappa* L. 的干燥成熟果实
产地		主产东北及浙江省
化学成分		主要有牛蒡苷（arctiin）、牛蒡苷元、棕榈酸、硬脂酸、花生酸等
性状鉴别		长倒卵形，表面灰褐色，散有紫黑色斑点，纵棱数条
显微鉴别	粉末	①石细胞表面观呈梭形，侧面观呈长方形；②方晶成片存在于薄壁细胞中，子叶细胞充满糊粉粒
理化鉴别	TLC	以牛蒡子对照药材、牛蒡苷作对照
质量评价	检查	总灰分不得超过 7.0%，酸不溶性灰分不得超过 2.0%
	含量测定	按 HPLC 法测定，含牛蒡苷不得少于 5.0%

附二：牛蒡子本草记录

《本草经集注》

味辛，平，无毒。主明目，补中，除风伤。根茎：治伤寒寒热汗出，中风面肿，消渴热中，逐水。久服轻身耐老。生鲁山平泽。

方药不复用。（《大观》卷九，《政和》218 页）

《名医别录》

味辛，平，无毒。主明目，补中，除风伤。根茎：治伤寒寒热汗出，中风面肿，消渴热中，逐水。久服轻身耐老。

《千金翼方》

恶实，味辛，平，无毒。主明目，补中，除风伤。根茎：疗伤寒寒热汗出，中风面肿，消渴热中，逐水。久服轻身耐老。生鲁山平泽。

《新修本草》

味辛，平，无毒。主明目，补中，除风伤。根茎：疗伤寒寒热汗出，中风面肿，消渴热中，逐水。久服轻身耐老。生鲁山平泽。方药不复用。

【谨案】鲁山在邓州东北。其草叶大如芋，子壳似栗状，实细长如茺蔚子。

根主牙齿疼痛，劳疟，脚缓弱，风毒痈疽，咳嗽伤肺，肺痈，疝瘕，积血。主诸风，瘢痕，冷气。吞一枚，出痈疽头。《别录》名牛蒡，一名鼠黏草。

《本草图经》

恶实，即牛蒡子也。生鲁山平泽，今处处有之。叶如芋而长，实似葡萄核而褐色，外壳如栗球，小而多刺，鼠过之，则缀惹不可脱，故谓之鼠黏子，亦如羊负来之比。根有极大者，作菜茹尤益人。秋后采子，入药用。根、叶亦可生捣，入少盐花，以拓肿毒。又冬月采根，蒸曝之入药。刘禹锡《传信方》，疗暴中风。用紧细牛蒡根，取时须避风，以竹刀或荆刀刮去土，用生布拭了，捣绞取汁一大升，和灼然好蜜四大合，温分为两服，每服相去五六里。初服得汗，汗出便瘥。此方得之岳鄂郑中丞，郑顷年至阳，因食一顿热肉，便中暴风，外甥卢氏为阳尉，有此方，当时便服，得汗随瘥，神效。又《箧中方》：风头及脑掣痛不可禁者，摩膏主之。取牛蒡茎叶，捣取浓汁二升，合无灰酒一升，盐花一匙头，火煎，令稠成膏，以摩痛处，风毒散自止，亦主时行头痛。摩时须极力，令作热，乃速效。冬月无苗，用根代之亦可。

《证类本草》

味辛，平。主明目，补中，除风伤。根、茎疗伤寒寒热汗出，中风面肿，消渴热中，逐水。久服轻身耐老。生鲁山平泽。

陶隐居云：方药不复用。唐本注云：鲁山在邓州东北。其草、叶大如芋，子壳似栗状，实细长如茺蔚子。根主牙齿疼痛，劳疟，脚缓弱，风毒痈疽，咳嗽伤肺，肺痈，疝瘕，积血。主诸风瘢痕，冷气。吞一枚，出痈疽头。《别录》名牛蒡。一名鼠黏草。今按陈藏器本草云：恶实根，蒸，曝干，不尔，令人欲吐。浸酒去风，又主恶疮。子名鼠黏，上有芒，能缀鼠。味苦，主风毒肿，诸瘘。根可作茹食之，叶亦捣敷杖疮，不脓，避风。臣禹锡等谨按《药性论》云：牛蒡亦可单用，味甘，无毒。能主面目烦闷，四肢不健，通十二经脉，洗五脏恶气。可常作菜食之，令人身轻。子研末，投酒中浸三日，每日服三二盏，任性饮多少。除诸风，去丹石毒，主明目，利腰脚。又食前吞三枚，熟挼下，散诸结节，筋骨烦热毒。又根细切如豆，面拌作饭食之，消胀壅。又茎、叶煮汁酿酒良。又取汁夏月多浴，去皮间习习如虫行风，洗了慎风少时。又能拓一切肿毒。用根、叶入少许盐花捣。

《图经》曰：恶实即牛蒡子也，生鲁山平泽，今处处有之。叶如芋而长，实似葡萄核而褐色，外壳如栗球，小而多刺。鼠过之则缀惹不可脱，故谓之鼠黏子，亦如羊负来之比。根有极大者，作菜茹尤益人。秋后采子入药用。根、叶亦可生捣，入少盐花，以拓肿毒。又冬月采根蒸曝之入药。刘禹锡《传信方》：疗暴中风，用紧细牛蒡根，取时须避风，以竹刀或荆刀刮去土，用生布拭了。捣绞取汁一大升，和灼然好蜜四大合，温分为两服，每服相去五六里。初服得汗，汗出便瘥。此方得之岳鄂郑中丞。郑顷年至阳，因食一顿热肉，便中暴风，外甥卢氏为阳尉，有此方，当时便服得汗，随瘥，神效。又《箧中方》：风头及脑掣痛不可禁者，摩膏主之。取牛蒡茎叶，捣取浓汁二升，合无灰酒一升，盐花一匙，头火煎，令稠成膏，以摩痛处，风毒散自止。亦主时行头痛，摩时须极力令作热，乃速效。冬月无苗，用根代之，亦可。

《雷公》云：凡使，采之净拣，勿令有杂子，然后用酒拌蒸。待上有薄白霜重出，却用布拭上，然后焙干，别捣如粉用。《食疗》云根，作脯食之良。热毒肿，捣根及叶封之。杖疮、金疮，取叶贴之，永不畏风。又，瘫缓及丹石风毒，石热发毒。明耳目，利腰膝，则取其子末之，投酒中浸经三日，每日欲三两盏，随性多少。欲散肢节筋骨烦热毒，则食前取子三七粒，熟挼吞之，十服后甚良。细切根如小豆大，拌面作饭煮食，尤良。又，皮毛间习习如虫行，煮根汁浴之，夏浴慎风。却入其子炒过，末之如茶，煎三匕，通利小便。《圣惠方》：治时气余热不退，烦躁发渴，四肢无力，不能饮食。用根捣绞取汁，不计时候，服一小盏，效。《外台秘要》：治喉痹。牛蒡子六分，马蔺子八分，捣为散。每空心暖水服方寸匕，渐加至一匕半，日再服。《经验方》：治风热闭塞咽喉，遍身浮肿。以牛蒡子一合，半生半熟杵为末，热酒调下一钱匕，立瘥。《孙真人食忌》主天行。以生牛蒡根捣取汁五大合，空腹分为两服。服讫，取桑叶一大把，炙令黄，水一升，煮取五合，去滓顿服，暖覆取汗，无叶用枝。

《食医心镜》：治热攻心，烦躁恍惚，热毒风内攻，或手足头面赤肿，触着痛。用牛蒡子根，一名蝙蝠刺，洗净烂研，酒煎成膏，摊在纸上，贴肿处。仍热酒调下一服，肿止痛减。《（王氏）博济方》：治疮疱将出。以牛蒡子炒令熟，杵为末，每服一钱，入荆芥二穗，水一盏同煎至七分，放温服。如疮疹已出，更服亦妙。初虞世治皮肤风热，遍身生瘾疹。牛蒡子、浮萍等分，以薄荷汤调下二钱，日二服。

《衍义》曰：恶实，是子也，今谓之牛蒡。未去萼时，又谓之鼠黏子，根谓之牛菜。疏风壅，涎唾多，咽膈不利。微炒，同入荆芥穗各一两，甘草炙半两，同为末。食后、夜卧汤点二钱服，当缓取效。子在萼中，萼上有细钩，多至百十，谓之芒则误矣。根长一二尺，粗如拇指，煮烂为菜。

《本草衍义》

恶实是子也，今谓之牛蒡。未去萼时，又谓之鼠黏子，根谓之牛菜。疏风壅涎唾多，咽膈不利。微炒，同入荆芥穗各一两，甘草炙半两，并为末。食后、夜卧汤点二钱服，当缓取效。子在萼中，萼上有细钩，多至百十，谓之芒则误矣。根长一二尺，粗如拇指，煮烂为菜。

《医学启源·药类法象》

鼠黏子，气平味辛，主风毒肿，（消）利咽膈，吞一枚，可出痈疽疮头。《主治秘要》云：辛温，润肺散气。捣细用之。

《珍珠囊补遗药性赋》

牛蒡，一名恶实，又名鼠黏。明目消疮毒，手足拘挛。味辛平，处处有之。

鼠黏子，味辛平，性微寒无毒。降也，阳也。其用有四：主风湿瘾疹盈肌；退寒热咽喉不利；散诸种疮疡之毒；利腰膝凝滞之气。

《汤液本草》

鼠黏子，气平，味辛，性温。《象》云：主风毒肿，利咽膈。吞一枚，可出痈疽疮头。《珍》云：润肺散气。

《饮膳正要》

恶实菜

即牛蒡子，又名鼠黏子。治中风、燥热、口干、手足不遂及皮肤热疮。

恶实菜叶（肥嫩者），酥油，以汤煮恶实叶三五升，取出，以新水淘过，布绞取汁，入五味，酥点食之。

《本草衍义补遗》

洁古云：主风肿毒，利咽膈，吞一粒可出痈疽头。《主治秘诀》云：辛温，润肺散气，捣碎用之。东垣云：味辛平、甘温，主明目，补中及皮肤风，通十二经。

《救荒本草》

牛蒡子，本草名恶实米，去萼名鼠黏子，俗名夜叉头。根谓之牛菜。生鲁山平泽，今处处有之。苗高二三尺，叶如芋叶长大而涩。花淡紫色，实似葡萄而褐色，外壳如栗而小多刺。鼠过之则缀惹不可脱，故名。壳中有子，如半麦粒而扁小。根长尺余，粗如拇指，其色灰黪。

味辛性平。一云其味甘无毒。

【救饥】采苗叶炸熟，水浸去邪味，淘净。汪盐调食及掘出取根，水浸洗净，煮熟食之。久服甚益人，轻身耐老。【治病】具见本草。

《本草蒙筌》

恶实（即牛蒡子），味辛、苦，气平，无毒。原产邓州（属河南），今生各处。叶如茵芋，叶长大。实似葡萄，核褐黄。壳类粟稗，小而多刺。鼠过之则缀惹不落，故又名曰鼠黏子也。秋后采取，制宜酒蒸。止牙齿蚀疼，散面目浮肿。退风热咽喉不利，及腰膝风凝；祛风湿瘾疹盈肌，并疮疡毒盛。生吞一粒，即出疮头。明目补中，润肺散气。

《本草纲目》

恶实

释名：亦名荔实、鼠黏、牛蒡、大力子、蒡翁菜、便牵牛、蝙蝠刺。

气味：（子）辛、平、无毒。（根、茎）苦、寒、无毒。

主治：

1. 身肿欲裂。用牛蒡子二两，炒过，研细。每服二钱，温水送下。一日服三次。

2. 风热浮肿（咽喉闭塞）。用牛蒡子一合，炒半生半熟，研细。每服一匙，热酒送下。

3. 小舌痛。用牛蒡子、石膏，等分为末，茶调服。

4. 小舌痛。用牛蒡子（炒）、甘草（生）等分为末。水煎，含咽。此方名启关散。

5. 风热瘾疹。用牛蒡子（炒）、浮萍等分为末。每服二钱，以薄荷汤送下。

6. 牙痛。用牛蒡子（炒过），煎水含嗽。

7. 妇女吹乳。用牛蒡子一钱，麝香少许，温酒小口送下。

8. 关节肿痛（风热攻犯手指，赤肿麻木，甚至攻达肩背两膝，遇暑热则便秘）。用牛蒡子三两，新豆豉（炒）、羌活各一两，共研为末。每服二钱，白开水送下。

《神农本草经疏》

味辛，平。主明目，补中，除风伤。

疏：恶实至秋而成，得天地清凉之气。《本经》言：辛平。藏器：兼苦。升多于降，阳也。入手太阴、足阳明经。为散风、除热、解毒之要药。辛能散结，苦能泄热，热结散则脏气清明，故明目而补中。风之所伤，卫气必壅，壅则发热。辛凉解散则表气和，风无所留矣，故除风伤。藏器主风毒肿，诸瘘。元素主润肺散结气，利咽膈，祛皮肤风，通十二经者，悉此意耳。故用以治瘾疹、痘疮，尤获奇验。

主治参互

同赤柽木，为疹家要药。同浮萍等分为末，治风热瘾疹，薄荷汤下，每服二钱，日进二服。同紫草、犀角、生地黄，治天行痘疮，血热干枯不得出，有神。《痘疹要诀》：治咽喉痘疮。牛蒡子二钱，桔梗一钱五分，粉草节七分，水煎服。《和剂局方》：治痘疮出不快，时壮热狂躁，咽膈壅塞，大便秘涩，小儿咽肿不利。牛蒡子（炒）一钱二分，荆芥穗二分，甘草四分，水煎，温服。已出亦可服，名必胜散。若大便利者勿用。《延年方》：治风龋牙疼，单用一味煎汤，含漱吐去。《袖珍方》：治肠痈肿痛。用牛蒡子二钱，炒研，入蜜一匙，朴硝一匙，空心温酒服。刘禹锡《传信方》：疗暴中风。用紧细牛蒡子根，取时避风，以竹刀或荆刀刮去土，用生布拭了，捣绞取汁一大升，和蜜四大合，温分二服，得汗出，便瘥。

简误

恶实性冷而滑利，痘疮家惟宜于血热便闭之证。若气虚色白，大便自利或泄泻者，慎勿服之。痧疹不忌泄泻，故用之无妨。痈疽已溃，非便闭不宜服。

《药鉴》

气寒，味苦辛，无毒。苦能解毒退热，而利咽喉之痛，并甘桔为妙。辛能达表润肌，而散疮疡之肿，同解毒尤良。合气与味，又治腰膝凝滞之血。若痘出不快者，即用麻黄、桔梗汁煮之，则痘不时起发矣。

《本草乘雅半偈》

（《别录》中品）

【气味】辛平，无毒。

【主治】明目，补中，除风伤。

【覈】曰：恶实，一名鼠黏，一名大力，一名牛蒡，一名蝙蝠刺。处处有之。三月生苗，高三四尺，叶如芋而长。四月开花作丛，淡紫色。实如枫而小，萼上细刺，百十攒簇，一作子数十粒，色黑褐，好着人衣也。

【叅】曰：恶音乌，非遏也。礼器云：晋人将有事于河，必先有事于恶池。说文云：恶池沤夷，并州川也。实者充满，缘彼充满，独远实也。一名大力、牛蒡者以此。先人博议云：此秉风大动摇之用，故抽水土之力独胜。味辛气平，为风木乃制之用矣。则凡病从风生，或因风寒薄郁乃成痤者，取之捷如影响。设属形层之外与上部者，功力尤胜。又云：此以承制之品，宣助肝木，便无太过之失，厥受和平之益矣。

《本草汇言》

恶实，即牛蒡子。味辛、苦，气寒，无毒。阳中之阴，可升可降。入手太阴、足阳明经。

李时珍先生曰：恶实，其状恶而多刺钩，故名。其根叶苗为淘为蔬，或取根煮曝为脯，食之可充饥，且益人。其壳多刺，鼠过之，则缀惹不可脱，故谓之鼠黏子。此草处处有之。三月生苗，高三四尺，叶如芋而长。四月开花作丛，淡紫色。实如枫球而小，萼上细刺，百十攒簇其球，作子数十粒，色黑褐，秋后采取，好着人衣也。

恶实，散风解热（甄氏），透疹毒之药也（李时珍）。味苦性润（张仰祖稿），苦能泄热，润能散结。《别录》方主明目除风。藏器方主风毒斑热。元素方主润肺止咳，散结气，利咽喉，开毛窍，去皮肤风，通行十二经。甄氏方定烦热，去伤寒郁热不解。钱氏方治斑疹时毒等证，总是拔引郁毒。凡风火痰气内结，不能透达者，此药宣利发扬，故今人用以发瘾疹痘瘄，开咽喉诸疾，尤获奇验。但性冷而滑，用于痘疮家，惟宜血热便闭之证，若气虚色白，大便泻利者，慎勿轻投。又瘰疹不忌泄泻，故始终用之无虞。

卢不远先生曰：此以承制之品，宣助肝木，则凡病从风生，或因风寒薄郁，乃成痤者，取之捷如影响，设形层之外与上部者，功力尤胜。

集方（《方脉正宗》方共九首）：治头痛连睛，并目昏涩不明。用牛蒡子、苍耳子、甘菊花各三钱，水煎服。

治风肿斑毒作痒。用牛蒡子、玄参、僵蚕、薄荷各五钱，为末，每服三钱，白汤调服。

治风火内闭，痰郁作嗽。用牛蒡子、桔梗、前胡、薄荷、防风、桑皮、杏仁各二钱，甘草五分。水煎服。

治咽喉肿闭不利。用牛蒡子三钱，桔梗一钱，甘草七分，荆芥五钱。水煎服。

治伤寒邪郁不解，延引多日。用牛蒡子二钱，柴胡、防风、黑栀子、连翘各一钱，葱头二茎。水煎服。

治斑疹时毒，及痄腮肿痛。用牛蒡子、柴胡、连翘、川贝母、荆芥各二钱。水煎服。

治痘瘄不起发。用牛蒡子、桔梗、甘草、蝉蜕、僵蚕、黄芩、玄参、羌活各等分。水煎服。

单治瘄疹不起透。用牛蒡子（研细）五钱，柽柳煎汤，调下立透。

治天行痘疮，血热干枯不出者。用牛蒡子三钱，犀角、紫草、生地黄各二钱。水煎服，有神效。

（大单方共三首）：治历节风痛，攻走手足，甚则肩背臂膝攻击疼痛。用牛蒡子五两，为末，每用三钱，白汤调下。

治暴中风。用牛蒡子根，取时避风，以竹刀刮去土，捣烂绞汁一升，和炼蜜四合，温分二服，得汗出便瘥。

治热毒风气内攻，头面忽肿，或连手足赤肿，触摸即痛者。用牛蒡子根洗净，研烂成膏，绢摊贴肿处，再以白汤调服二三钱，即肿消痛减。

《医宗必读》

牛蒡子，味辛，平，无毒。入肺经。酒炒研。宣肺气，理痘疹，清咽喉，散痛肿。一名鼠黏子，一名恶实。开毛窍，除热者，为痘疹要药。

按：牛蒡子性冷而滑，惟血热便闭者宜之，否则忌用。

《本草正》

鼠黏子六二，一名牛蒡子，一名大力子。味苦辛，降中有升。治风毒斑疹诸瘘，散疮疡肿毒喉痹，及腰膝凝寒痹滞之气，以其善走十二经而解中有散也。

《本草通玄》

牛蒡子，即鼠黏子。辛温，入肺。达肺气，利咽喉，去皮肤风，消斑疹毒，出痈疽头。牛蒡子，本入肺理风之剂，兼理腰膝凝滞者，一则金为水母，一则清肃下输，或谓兼入肾者，非其升浮之用也。

《本草详节》

味辛，气平。阳中之阴，升也。生各处，叶似芋叶而长，实似葡萄核而褐色，壳类栗球多刺。入肺经。凡使，微炒，捣碎用。

主润肺，散气，利咽膈，去腰膝滞气，皮肤风湿瘾疹，消斑疹，丹毒，出痈疽头。

按：牛蒡子，通十二经，为散风、解毒、除热之要药。惟寒而滑泄者，勿用。

附：根、茎、叶味苦，气寒。主蒸热（注：原作"熟"，显误，改），疗伤寒寒热汗出，中风面肿，消渴热中，逐水。入盐少许，封疔肿，敷金疮；作浴汤，去皮间习习如虫行风。

《本草约言》

味辛，气平，无毒，阳也。散结热而消疮毒，和咽膈而流风壅。（治）咳嗽伤肺，肺痈。牛蒡子辛平润肺，散气解毒尽之。一名恶实，又名鼠黏子。须捣碎用之。

《雷公炮制药性解》

牛蒡子，味辛，性温，无毒。入十二经。主风湿瘾疹盈肌，咽喉风热不利，诸肿疮疡之毒，腰膝凝滞之气。润肺止嗽，散气消痰。一名恶实，一名鼠黏子。

按：《主治秘诀》及东垣皆云牛蒡子辛温，故能入十二经而通散也。洁古云：吞一枚可出痈疽头，亦表其辛散之功耳。《本草》言其性平，误矣。

《本草崇原》

牛蒡子专入肺。又名恶实，又名鼠黏子。辛苦冷滑。今人止言解毒，凡遇疮疡、痈肿、痘疹等症，无不用此投治，然尤未绎其义。凡人毒气之结，多缘外感风寒，营气不从，逆于肉里，故生痈毒。牛蒡味辛且苦，既能降气下行，复能散风除热，深得表里两解之义。是以感受风邪热毒，而见面目浮肿，咳嗽痰壅，咽间肿痛，疮疡斑疹，及一切臭毒痧闭，痘疮紫黑便闭等症，无不藉此表解里清。但性冷滑利，多服则中气有损且更令表益虚矣。至于脾虚泄泻，为尤忌焉。

《冯氏锦囊秘录》

牛蒡子，至秋而成，得天地清凉之气，故味辛苦、平，无毒。辛能散结，苦能泻热。入手太阴、足阳明经，乃散风清热、解毒清利咽喉之圣药。痧症始末之必需，血热痘疹之要品。但性冷而滑利，气虚泄泻者，切忌勿服。临用炒燥研碎，则不出气，若牙痛用牛蒡子，生研碎绵裹，噙患处，嗽去苦水即愈。

牛蒡子，主润肺散气，牙齿蚀痛，面目浮肿，退风热咽痛，及风湿瘾疹，毒成疮疡。辛能散结，苦能泄热，除痘疹，利咽喉，解阳明，消痈肿。散风除热、清里解毒之要药。

主治（痘疹合参）：润肺金而退风热，利咽膈而散诸肿，治喉痛散结气，发痘凉血，助药行浆，解阳明热毒。凡痘红紫热盛便闭者最宜。但通利滑窍，多服则内动中气，外致表虚。如病后气血虚弱，用之反致耗散真元。若出不快而泄泻者，尤忌之。痈疽已溃者勿服。

《本经逢原》

又名鼠黏子、牛蒡子、大力子，皆别名也。

辛平，无毒。

鼠黏子，肺经药也。治风湿瘾疹，咽喉风热。散诸肿疮疡之毒，痘疹之仙药也。痘不起发，用此为末，刺雄鸡冠血，和酒酿调，胡荽汤下神效。疮疡毒盛，生研用之，即出疮头。酒炒上行，能通十二经，去皮肤风，消斑疹毒。惟气虚色白、大便利者不宜。

《本草经解》

气平，味辛，无毒。主明目补中，除风伤（一名恶实，酒蒸拭净，焙）。

牛蒡子气平，禀天秋平之金气，味甘无毒。得地西方之金味，入手太阴肺经。气味降多于升，阴也。牛蒡气平清热，味辛散郁，郁热清，则目得血而能视矣，所以明目。中者阴之守也，人身阴阳，求之升降，牛蒡辛平清肺，肺气下降则阴生，所以补中也。风伤于卫，卫附皮毛，皮毛者肺之合也。辛平疏肺，则皮毛解散，所以除风伤也。

制方：牛蒡同紫草、犀角、生地，治痘血热不出。同桔梗、甘草，治风热咽痛。

《玉楸药解》

牛蒡子，味苦，气平。入手太阴肺经。清风泻湿，消肿败毒。

牛蒡子发散风湿，清利咽喉，表瘾疹郁蒸，泻气鼓水胀，历节肿痛之症。庸工习用小儿疹病。

《本草从新》

恶实，一名牛蒡子，一名鼠黏子。泄热解毒。

辛苦而寒，泻热散结除风，宣肺气，清咽喉，理痰嗽，治痘证，消斑疹，利二便，行十二经，散诸肿疮疡之毒，利腰膝凝滞之气。性冷而滑，惟血热便闭者宜之，否则禁用。痘证虚寒泄泻者，切勿妄投。实如葡萄而褐色，酒拌蒸，待有霜，拭去用。根苦寒，竹刀刮净，绞汁，蜜和服，治中风，汗出乃愈。捣和猪脂，贴疮肿及反花疮（肉反出如花状，小儿咽肿，牛蒡根捣汁，细咽之）。

《得配本草》

恶实，一名大力子，一名牛蒡子，一名鼠黏子。

辛、平。入手太阴经。降肺气而不燥，祛滞气以利腰。疗疮疡，以其解热之功。消风毒，以其辛散之力。得旋覆花，治痰厥头痛。配荆芥、桔梗、甘草，治咽喉痘疹。配薄荷、浮萍，治风热瘾疹。配羌活，治历节肿痛。配蒌仁，治时疫积热。佐生石膏，治头痛连睛。

牙痛，生研绵裹，嚼患处，去黄水即愈。酒蒸去霜用，炒熟亦可。泄泻，痘症虚寒，气血虚弱，三者禁用。

根，苦、寒。入手太阴经。治天行时症热烦，一切风疾恶疮，止咳嗽，疗齿痛。得生地、杞子、牛膝，袋盛浸酒，治十年风疾。绞汁和蜜温服，治中风。和猪脂捣，贴积年恶疮及反花疮。

竹刀刮净，蒸熟曝干用。不尔令人欲吐。禁忌与子同。

《本草求真》

（隰草）清肺风热。

牛蒡子（专入肺），又名恶实，又名鼠黏子。辛苦冷滑，今人止言。凡遇疮疡、痈肿、痘疹等症，无不用此投治。然尤未绎其义，凡人毒气之结，多缘外感风寒，营气不从，逆于肉里，故生痈毒。牛蒡味辛且苦，既能降气下行，复能散风除热（深得表里两解之义）。是以感受风邪热毒，而见面目浮肿、咳嗽痰壅、咽间肿痛、疮疡斑疹，及一切臭毒痧闭、痘疮紫黑便闭等症，无不借此表解里清。但性冷滑利，多服则中气有损且更令表益虚矣。至于脾虚泄泻，为尤忌焉。实如葡萄而褐色，酒拌蒸，待有霜，拭去用。

《要药分剂》

牛蒡子，味苦，性平，无毒。得天地清凉之气以生，升多于降，阳也。

【主治】主明目，除风伤。（《别录》）润肺散气，利咽喉，祛皮肤风。（元素）研末浸酒，每日服三盏，除诸风，祛丹石毒，利腰脚。又食前熟捼三枚吞之，散诸结节筋骨烦热毒。（甄权）

【归经】入肺、胃二经。为散风除热解毒之品。（通行十二经）

【前论】东垣曰：能治风湿瘾疹，一也。疗咽喉风热，二也。散诸肿疮疡之毒，三也。利凝滞腰膝之气，四也。

鳌按：牛蒡子功专发散，故为斑疹必用之剂。

【禁忌】经疏曰：疮家气虚色白、大便泄泻者忌。痧疹不忌泄泻，故用之无妨。痈疽已溃，非便秘不宜服，以性冷滑利也。

《罗氏会约医镜》

牛蒡子（味辛苦，入肺、胃二经，酒炒，研），辛能散结，苦能泄热，润肺金而退风热。解咽痛疮肿，治斑疹诸瘰（风热），疗痘红紫，热盛便结。若出不快而泄泻者，痈疽已溃者，均忌用。按：牛蒡子性寒而滑，虚寒者勿服。

《药笼小品》

牛蒡子，即鼠黏子。辛、苦、寒，泄热散结，宣达肺气，清咽喉，消斑疹，行十二经，散诸疮肿毒。

《本草述钩元》

恶实

即牛蒡子，又名鼠黏子、大力子。所在有之，三月生苗，起茎高三四尺，四月开淡紫花成丛，结实如枫球而小。萼上细刺，百十攒之，一球数十子。其根灰黪，大者如臂。七月采子，十月采根。（濒湖）

子气味辛平兼苦，阳中之阴，降也。入手太阴、足阳明经。润肺散气，通十二经。明目补中，除风伤喉痹，风热痰壅，咽膈不利，头面浮肿。治风湿瘾疹，风毒肿瘘。散诸结节筋骨烦热毒，消斑疹毒。疗咳嗽伤肺肺痈，利腰膝凝滞。方书治中风头痛，痛痹挛晕，目痛内外障，耳鼻舌痔。牛蒡味辛，金化，行肺为多，辛所以散，亦所以润也。与他寒剂之治热者不同，盖风肿之毒，治须润之散之，未可直任寒剂。（类明）消散肿毒，须半生半熟用，以解表里。（东垣）利血中之风热殊捷，第腹作微痛，须少服温剂同火酒散之。牛蒡至秋而成，得天地清凉之气，其治散风除热而解毒。（仲淳）同赤柽木为疹家要药。同浮萍等分为末，治风热瘾疹，薄荷汤下，每服二钱，日二服。同紫草、犀角、生地，治天行痘疮，血热干枯不得出，有神效。风热身肿欲裂，牛蒡子二两，炒研为末，每温水服二钱，日三服。风热浮肿，咽喉闭塞，牛蒡子一合，半生半炒为末，热酒服一方寸匕。痰厥头痛，牛蒡子（炒）、旋覆花等分为末，腊茶清服一钱，日二服。咽膈不利，疏风壅涎唾，牛蒡子微炒，荆芥穗一两，炙甘草半两，为末，食后汤服二钱，当缓缓取效。悬痈喉痛，风热上搏也，牛蒡（炒）、甘草等分，水煎含咽，名启关散。喉痹肿痛，牛蒡子六分，马兰子六分，为散，每空心温水服方寸匕，日再服。仍以牛蒡子三两，盐二两，研匀炒热，包熨喉外。肠痈肿痛，牛蒡子二钱（炒，研），入蜜一匙，朴硝一匙，空心温酒服。风热攻手指历节，赤肿麻木，甚则攻肩背两膝皆痛，遇暑热则大便秘，用牛蒡子三两，炒新豆豉、羌活各一两，为末，每服二钱，白汤下。

（论）牛蒡春季生苗，初夏开花，七月采子，酝酿木火之气，以告成功于金，故其味辛浓差短，苦淡差长，殆由天气而降地，即以降为散，更即以散为补者。本经谓其除风伤，却先言明目补中，何也？夫肝开窍于目，而中气与风升之气无二。若在下者阴中之阳不升，是谓风虚。而中气病，在上者阳中之阴不降，是谓风淫。而中气亦病，阴中之阳不升，病在阳不足，而下郁为风，宜以达阳为主，不宜寒凉助阴也。阳中之阴不降，病在阴不足，而上壅为风，宜以补阴为主，不宜辛温助阳也。兹味虽非寒凉益阴，却能为阴致其用；虽非辛温益阳，又能为阳补其化。东垣谓辛平而降者是也。如风不病于虚，并不病于淫，谓非补中之剂钦！据诸本草，似主风淫之治为多，而风虚亦用之。盖真阳原出于阴中，阳之有余而为风淫者，固以补阴而静之，非取其相胜以相制也，故阳之不足而为风虚者，亦还以补阴而充之，化原之义固如斯耳。且为实（如喉症之牛蒡丸，治内热毒攻，生疮肿痛）为虚（如利膈汤治虚烦上壅，脾肺有热，咽喉生疮），皆病于热，则兹味皆宜，但酌虚实以分主辅之味而已。抑其能通十二经者，乃金木相媾之元机也。人身十二经脉，皆上循咽喉，惟肺气周于一身，乃能通之。且肺为阳中之少阴，兹味告成于金味，辛气平有合乎肺，俾木火之气得阳中之阴以驭之，此木之所以得媾于金而风气平也。又此味不独擅咽喉之治，而理咽喉似为首功者，以其主在肺也。其主在肺者，以风木之化，其病在肝也。观本经首言明目，则其义了然。至所云风肿毒，乃风之结滞其正气，而血亦为之结且壅，以病于肿毒者，即所云筋骨烦热毒，皆此为厉也，岂止治风而遗血耶。

（缪氏）性冷而滑利，痘疮家惟血热便闭者宜之。若气虚色白、自利泄泻者，勿服。痧疹不忌，泄泻用之无妨。痈疽已溃，非便闭，不宜服。

（修治）用酒淘去沙土，又掠去浮面者。取沉重者，晒干，瓦器微炒，研细入药。须酒浸。

《本草分经》

牛蒡子，辛苦寒滑，泄热散结，宣肺气，清喉理嗽，利二便，行十二经，散诸肿、疮毒、腰膝滞气。根苦寒，治中风，贴反花疮。

《本草便读》

牛蒡子，苦辛入肺，散结清咽，润降松肌，消痰化热，解风温于上部，利膈疏邪，宣疹痘于周身，通肝达外（牛蒡子一名大力子，三月生苗，初夏开花，至秋结子，故其子得秋金之气。辛胜于苦，性平，专治肺病，兼通于肝，宣散润降，均擅其长，一切咽喉痘疹诸病，凡属于肺者，皆可用之）。

《本草易读》

酒蒸焙干，研粉用。大力子、恶实、鼠黏子。

辛、苦，无毒，性降。除瘾疹之风湿，解咽喉之风热，平疮疡之肿毒，开腰膝之凝滞。处处有之，三月生苗，高三四尺，四月开花成丛，淡紫色，结实如枫梂而小，萼上细刺百十攒簇之，一梂有子数十颗。其根大者如臂，长者近尺，其色灰黔。七月采子，十月采根。

浮肿咽塞，酒下末。（验方第一）

头痛连睛，同石膏末，茶下。（验方第二）

头痛有痰，同旋覆花末，茶下。（验方第三）

咽膈壅涎，同炙甘草、荆穗末，汤下缓之。（验方第四）

喉痹肿痛，同马蔺子末服。（验方第五）

咽中痘疹，同桔梗、甘草煎。（验方第六）

风热瘾疹，同浮萍炒末，薄荷汤下。（验方第七）

痘热狂，咽塞便秘，同荆穗、甘草煎。（验方第八）

肠痈肿痛，炒末，同芒硝蜜水下。（验方第九）

蛇蝎虫毒，煎服。（验方第十）

水肿腹大，炒末丸服。（验方第十一）

手脂肿疼麻木，或连肩膝，同羌活末服。（验方第十二）

《本草择要纲目》

鼠黏子

【气味】辛平，无毒。阳中之阴，升也。

【主治】其用有四，治风温瘾疹咽喉风热，散诸肿疮疡之毒，利凝滞腰膝之气。

《本草害利》

牛蒡子

【害】其性冷而滑利，痘家惟宜血热便闭之症。若气虚色白，大便自利，或泄泻者，切勿妄投。痧疹不忌，泄泻用之不妨。痈疽已溃，非便闭亦不宜服。

【利】辛苦而寒，泄热散结除风，宣肺气，清咽喉，理痰嗽，通行诸经，开毛窍除热毒，散诸肿疮疡，为痘疹要药。

【修治】七月采子，十月采根。凡用子，拣净以酒拌蒸，待有白霜重出，以布拭去，焙干捣粉。用根，以竹刀刮去土，生布拭了，捣绞取汁用。

《本草撮要》

牛蒡子，味辛。入手太阴经。功专消肺风，利咽膈。得荆芥治咽喉不利，得生草治悬痈喉痛，得甘桔治咽喉痘疹，得薄荷治风热瘾疹，捣和猪脂贴疮肿及反花疮。性冷而滑利，虚寒泄泻者忌服。一名鼠黏子，一名恶实。

《医学摘粹·本草类要》

味苦，气平。入手太阴肺经。清风泄湿，消肿败毒。

《本经疏证三本》

牛蒡子，味辛，平。主明目，补中，除风伤。根、茎：疗伤寒寒热汗出，中风面肿，消渴热中，逐水。久服轻身耐老。生鲁山平泽。

恶实，即牛蒡子也，一名鼠黏子。三月生苗，起茎高者三四尺，叶大如芋叶而长。四月开花成丛，淡紫色，结实如栗球而小，萼上细刺百十攒簇，一球有子数十颗。其根大者如臂，长者近尺，其色灰黪。七月采子，十月采根。

恶实明目以象形也。其象形奈何？则以其壳象目之胞，胞上有刺象目之睫，然则谓补中、除风伤何也？夫以恶实明目，正为其能补中、除风伤耳。风气通于肝，风伤则肝伤，肝伤则中无所疏泄而亦伤，中伤斯上注之气不精，而目之明减矣。恶实以木气盛时生苗起茎，以初交火令开花紫色，不正似肝家升发之气，挟血上注高精明乎！在水谷之气，其升发精微也，亦赖以清浊攸分而不混，是中之受益固己矣。能不谓因除风伤而补中，因补中而目明乎！虽然此皆风伤以后，阴阳乖错情景也，不审知风伤当时形状，何以见目之不明，中之不足由风伤乎！夫风伤时形状非他，即下文根茎之所主是己。伤寒寒热汗出，内风与外邪相搏，两不相下也。中风面肿，内风不受外风也。消渴热中逐水，内风外风相拒难解，遂化热而致水涨也，此非皆本身风气受伤之源耶！味辛者擅通，气平者擅降，况是开花结实后，气已退藏于密，将为他日生发之基者，其能不使内风受，驱逐外风之伤，而使外风遂无所应，不能内侵以为伤，又何疑矣。后世不用根茎，惟取其实以治若此等证，于理虽亦有可通者，但欲述是物之所以然，不得不如是界域分明耳。

《本草正义》

《别录》："恶实，味辛，平。主明目，补中，除风伤。根茎：疗伤寒寒热汗出，中风面肿，消渴热中，逐水。"

【发明】牛蒡子，始见《别录》，本名恶实，一名鼠黏子，李氏《纲目》一名大力子。其味则《别录》称其辛平，藏器称其苦，洁古谓之辛温。今按牛蒡之用，能疏散风热，起发痘疹，而善通大便，苟非热盛或脾气不坚实者，投之辄有泄泻，则辛泄苦降下行之力为多，洁古作温，景岳又谓其降中有升，皆非真谛。其所以能散风热，透达斑疹，起发痘疮者，因其实满体芒刺，如栗加芡，而其子又两端尖锐，故能宣散四达，通行经络，此亦物理自然之性质，本不系乎温而能升也。《别录》称其明目，则风热散而目自明。补中者，亦邪热去而正自安。除风伤者，以风热言之也。其根茎则濒湖《纲目》谓之苦寒，《别录》主治皆除热通利之意，盖其功力本与子相近，而寒凉疏通之性过之，固皆以清热宣导为治，凡非实火未可轻投。藏器谓，子主风毒肿诸瘘；根浸酒服，去风及恶疮；和叶捣敷杖疮金疮，永不畏风。甄权谓，子研末，浸酒服，除诸风，去丹石毒，利腰膝，又散诸结，去筋骨间烦热毒；根茎主面目烦闷，四肢不健，通十二经脉。孟诜谓，子炒研煎饮，通利小便；根消肿胀；叶作浴汤，去皮间风热，习习如虫行；入盐花捣敷一切毒肿。洁古谓，子润肺散气，利咽膈，去皮肤风，通十二经。濒湖谓，子消斑疹毒。景岳谓，散疮疡肿毒喉痹。凡此功用，无一非清热泄降消导之力。然凡肺邪之宜于透达而不宜于抑降者，如麻疹初起犹未发透，早投清降则恒有遏抑气机，反致内陷之虞，惟牛蒡则清泄之中，自能透发，且温热之病，大便自通，亦可少杀其势，故牛蒡最为麻疹之专药。余如血热发斑，湿热发疮，皆以此物外透其毒，内泄其热，表里兼顾，亦无疑忌，非其他之寒凉清降者可比，慎不可谓牛蒡清降宜于斑疹，而与芩、地、知、膏、玄参等物一例视之。若此外痈肿、水肿等证，则苟非热结，慎勿轻用，《局方》已有大便利者弗服之禁；石顽亦谓气虚色白、大便利者，不宜用此；缪仲淳亦谓惟宜于血热便闭之证。俗医止以为时病发散之通用，则此中之疑似辨别，皆未之知矣。

《中国药物学大纲》

牛蒡子（《别录》中品）

【释名】牛好食其根，因名。蒡字书草名。"恶实"，其实状恶而多刺钩，故名。"大力子"，称实。"彭翁菜"，称根。"便牵牛"，俚人呼之。"蝙蝠刺"，有刺，故名。"鼠黏"，实壳多刺，鼠过之则缀惹不可脱，故名。

【各方记述】三月生苗，茎高者三四尺，四月开花成丛，淡紫色。结实如枫梂而小，蕚上细刺百十攒簇之，一梂有子数十颗。其根大者如臂，长者近尺，其色灰黯。七月采子，十月采根。

【辨别道地】和产采子用之，根和邦为食品，而赏美之，本朝《食鉴》详载之，故今不赘。

【修治】子拣净，以酒拌蒸，待有白霜重出，以布拭去，焙干，捣粉用。

【气味】苦、辛、温，无毒。

【功用】阳中之阴，升也，或曰降也。入手太阴、足阳明经。为散风、除热、解毒之要药。痘疮家，惟宜于血热便闭之症。若气虚色白，大便自利，或泄泻者，勿用。痈疽已溃，非便闭勿服。

【主治】明目除风，伤风毒肿，诸瘘。祛丹石毒，利腰脚。食前熟挼三枚吞之。散诸结节筋骨烦热毒，吞一枚。出痈疽头，炒研煎饮。通利小便，润肺散气，利咽膈，祛皮肤风，通十二经，消斑疹毒。

附三：吴鞠通、叶天士关于薄荷、牛蒡子治疗外感温病的医案

《吴鞠通医案》
风温

1. 初六日，风温，脉浮数，邪在上焦。胸痞微痛，秽浊上干清阳。医者误认为痰饮阴邪之干清阳，而用薤白汤。又有误认伤寒少阳经之胁痛，而以小柴胡治之者。逆理已甚，无怪乎谵语烦躁，而胸痞仍不解也。议辛凉治温以退热，芳香逐秽独以止痛。

连翘三钱，知母一钱半，藿香梗二钱，金银花三钱，苦桔梗二钱，牛蒡子二钱，人中黄一钱，薄荷八分，石膏五钱，广郁金一钱半。

牛黄清心丸一丸，日三服。

2. 汤，甲子年四月十三日，风温自汗。

连翘三钱，金银花二钱，甘草一钱，苦桔梗二钱，杏仁二钱，牛蒡子三钱，薄荷八分，豆豉二钱，芦根三把。

今晚二帖，明早一帖，午前服完。

3. 王，十岁，风温发疹，初起肢厥，脉不甚数，势非浅鲜。

连翘五钱，薄荷三钱，甘草二钱，牛蒡子五钱，桑叶三钱，荆芥穗三钱，藿梗四钱，郁金三钱，桔梗五钱，玄参五钱。芦根汤煎。

共为细末，六钱一包，一时许服一包，明日再服。

4. 赵，二十六岁，乙酉年四月初四日，六脉浮弦而数，弦则为风，浮为在表，数则为热，证现喉痛。卯酉终气，本有温病之明文。虽头痛身痛恶寒甚，不得误用辛温，宜辛凉芳香清上。盖上焦主表，表即上焦也。

桔梗五钱，豆豉三钱，金银花三钱，人中黄二钱，牛蒡子四钱，连翘三钱，荆芥穗五钱，郁金二钱，芦根五钱，薄荷五钱。

煮三饭碗，先服一碗，即饮百沸汤一碗，覆被令微汗佳。得汗后，第二、三碗不必饮汤。服一帖而表解，又服一帖而身热尽退。

5. 赵，四十二岁，丙戌年正月初九日，脉浮，风温，咽痛，项强，颈微肿，舌伸不长，宜开提肺气为主。

桔梗三钱，连翘三钱，僵蚕三钱，人中黄二钱，金银花三钱，牛蒡子二钱，荆芥三钱，薄荷二钱。

6. 张，六十七岁，甲申年正月十六日，本有肝郁，又受不正之时令浊气，故舌黑苔，口苦，胸痛，头痛，脉不甚数，不渴者年老体虚，不能及时传化邪气也。法宜辛凉芳香。

连翘三钱，桔梗三钱，豆豉三钱，荆芥二钱，薄荷一钱半，生甘草一钱，郁金二钱，玄参三钱，金银花三钱，藿香梗三钱。共为粗末，芦根汤煎。

瘟疫

7. 温斑三日，犹然骨痛，胸痛，咽痛，肢厥，未张之秽热尚多，清窍皆见火疮，目不欲开，脉弦数而不洪，口干燥而不渴。邪毒深居血分，虽有药可治，恐高年有限之阴精，不足当此燎原之势，又恐不能担延十数日之久，刻下趁其尚在上焦，频频进药，速速清阳。再以芳香透络逐秽，俾邪不入中下焦，可以望愈。

约二时间服紫雪丹二分，宣泄血络之秽毒。

连翘一钱，金银花一钱，犀角五分，薄荷三分，牛蒡子一钱（炒研），丹皮五分，人中黄三分，桔梗一钱，白茅根五分，玄参一钱，郁金四分，藿香梗五分，炒黄芩三分，荆芥穗三分，马勃三分，苇根五分，射干五分。

周十二时八帖。

8.王，三十八岁，五月初十日，温热系手太阴病，何得妄用足六经表药九帖之多。即以《伤寒论》自开辟以来，亦未有如是之发表者。且柴胡为少阳提线，经谓少阳为枢，最能开转三阳者。今数数用之，升提太过，不至于上厥下竭不止。汗为心液，屡发不已，既伤心用之阳，又伤心体之阴，其势必神明内乱，不至于谵语癫狂不止也。今且救药逆，治病亦在其中。温病大例，四损重逆难治。何谓四损？一曰老年真阳已衰，下虚阴竭；一曰婴儿稚阴稚阳未充；一曰产妇大行血后，血舍空虚，邪易乘虚而入；一曰病久阴阳两伤。何谓重逆？《玉函经》谓：一逆尚引日，再逆促命期。今犯逆药至九帖之多，岂止重逆哉！

连翘三钱，金银花三钱，薄荷八分，麦冬八钱，丹皮五钱，桑叶三钱，玄参五钱，细生地五钱，羚羊角三钱。

辛凉芳香甘寒法，辛凉解肌分发越太过之阳，甘寒定骚扰复丧失之阴，芳香护膻中，定神明之内乱。

十六日，诸症悉减，但舌起新苔，当防其复。

连翘二钱，玄参三钱，丹皮二钱，金银花二钱，麦冬三钱，犀角五分，黄芩二钱，郁金二钱，牛蒡子二钱，柿蒂二钱，细生地三钱。

今晚一帖，明早一帖。

9.谢，五月初三日，酒客脉象模糊，苔如积粉，胸中郁闷，病势十分深重，再舌苔刮白，大便昼夜十数下，不惟温热，且兼浊湿，岂伤寒六经药可治。

连翘一钱半，滑石三钱，郁金二钱，金银花二钱，藿香二钱，生薏苡仁三钱，杏仁三钱，黄连一钱半，豆豉二钱，薄荷一钱。

今晚一帖，明早一帖。

初四日，温病始终以护津液为主，不比伤寒以通阳气为主。

连翘三钱，黄芩二钱，桑叶三钱，甘草八分，麦冬五钱，金银花三钱，薄荷一钱，豆豉二钱，黄连二钱，滑石三钱。

今晚一帖，明早一帖。

初五日，旧苔已退，新苔又出，邪之所藏者尚多。脉象之模糊者，较前稍觉光明。

连翘三钱，麦冬四钱，通草八分，金银花三钱，薄荷八分，天花粉三钱，桑叶二钱，滑石三钱，黄芩二钱，杏仁三钱，藿香叶八分，黄连二钱，鲜芦根三钱。

初六日，脉洪，舌滑而中心灰黑，余皆刮白，湿中秽浊，须重用芳香。

连翘三钱，荷叶边二钱，豆豉三钱，金银花二钱，通草一钱半，郁金三钱，薄荷一钱，滑石五钱，藿香三钱，黄芩二钱，芦根五钱，黄连三钱。

今晚一帖，明早一帖。

10. 长氏，二十二岁，初四月，温热发疹，系木火有余之证，焉有可用足三阳经之羌防柴葛，诛伐无过之理，举世不知，其如人命何？议辛凉达表，非直攻表也；芳香透络，非香燥也。

连翘六钱，金银花八钱，薄荷三钱，桔梗五钱，玄参六钱，生甘草二钱，牛蒡子五钱，黄芩三钱，桑叶三钱。

为粗末，分六包，一时许服一包，芦根汤煎。

初五日，温毒脉象模糊，舌黄喉痹，胸闷渴甚。议时时轻扬，勿令邪聚方妙。

连翘八钱，金银花一两，薄荷三钱，玄参一两，射干三钱，人中黄三钱，黄连三钱，牛蒡子一两，黄芩三钱，桔梗一两，生石膏一两，郁金三钱，杏仁五钱，马勃三钱。

共为粗末，分十二包，约一时服一包，芦根汤煎。

11. 赵，七十岁，五月十二日，温病之例，四损重逆为难治。今年老久病之后，已居四损之二。况初起见厥，病入已深。再温病不畏其大渴，引饮思凉，最畏其不渴。盖渴乃气分之病，不渴则归血分。此皆年老藩篱已撤，邪气直入下焦之故。勉议清血分之热，加以领邪外出法。

丹皮二钱，细生地二钱，连翘二钱，郁金二钱，桔梗一钱，羚羊角一钱半，甘草五分，桑叶一钱，金银花一钱，麦冬一钱，茶菊花一钱，薄荷八分。

日三帖，渣不再煎。

十三日，今日厥轻，但老年下虚，邪居血分，不肯外出，可畏，用辛凉合芳香法。

连翘三钱，牛蒡子三钱，藿香一钱半，玄参三钱，豆豉三钱，薄荷八分，金银花三钱，郁金一钱半，桑叶二钱，细生地三钱，丹皮三钱，麦冬三钱，芦根五寸。

十四日，六脉沉数而实，四日不大便，汗不得除，舌苔微黄，老年下虚，不可轻下。然热病之热退，每在里气既通以后。议增液汤，作增水行舟之计。

玄参二两，细生地一两，栀子炭六钱，丹皮六钱，麦冬一两，牛蒡子八钱。

水八碗，煮三碗，三次服，均于今晚服尽，明早再将渣煮一碗服。

12.梁，六十二岁，丙辰年六月二十三日，脉数急，身热头痛，思凉饮，暑伤手太阴，切忌误认伤寒而用羌防柴葛。

连翘三钱，桑叶一钱半，甘草一钱，金银花三钱，石膏四钱，苦桔梗二钱，薄荷八分，豆豉一钱半，知母二钱。

13.梁，二十二岁，壬申年六月初四日，温热自汗，脉浮，舌满白，最忌足三阳表药发汗。用辛凉法。

苦桔梗五钱，杏仁三钱，甘草三钱，薄荷二钱，金银花六钱，藿香二钱，连翘六钱，郁金二钱，牛蒡子五钱。

初六日，温病脉浮自汗，喘喝，舌苔白厚，思凉饮，用辛凉重剂。

生石膏一两，桑叶五钱，知母五钱，牛蒡子五钱，连翘六钱，玄参一两，金银花六钱，人中黄三钱。

共为粗末，分八包，一时许服一包。

温热复作，身热身痛，舌苔重浊，忌羌防柴葛，议辛凉合芳香法。

荆芥穗五钱，玄参三钱，藿香叶二钱，薄荷三钱，豆豉三钱，连翘六钱，苦桔梗六钱，金银花八钱，甘草三钱，牛蒡子三钱，郁金三钱。

共为粗末，分八包，一时许服一包，芦根汤煎。

14.岳，七十八岁，二月十八日，右脉大于左，滑而且数，舌苔老黄，渴欲凉饮。《诊尺篇》所谓尺肤热为温病者是也。法宜辛凉解肌，合芳香化浊。切忌辛温发表，甘热温里。

连翘二钱，金银花二钱，藿香叶一钱半，薄荷一钱，玄参一钱半，牛蒡子二钱，郁金二钱，杏仁泥二钱，豆豉二钱，芦根三把。

水三杯，煮一杯，日三服。

十九日，其人素有痰饮，又以客气加临，身热，苔黄，脉数，思凉，为温病。昨用辛凉芳香，今日大便后，病势仍未除。仍须辛凉解散。《金匮》所谓先治新病，旧病当后治也，但当回护痰饮耳！

生石膏四钱，杏仁粉三钱，连翘三钱，芦根二钱，郁金一钱，牛蒡子二钱，薄荷八分，藿香梗一钱半，生甘草一钱。

今晚、明早共三帖。

15. 章，丙寅年二月十一日，头痛身热，脉芤数，口渴，自汗，喉痛，舌苔重浊而尖赤甚，温病也。势甚重，法宜辛凉，最忌发汗。

连翘三钱，金银花三钱，麦冬三钱，桔梗三钱，桑叶一钱半，细生地三钱，甘草一钱，薄荷八分，射干二钱，玄参三钱，牛蒡子三钱。

今晚一帖，明早一帖。

十二日，温热咽痛之极，阴本亏也。

桔梗八钱，人中黄三钱，马勃三钱，牛蒡子八钱，玄参八钱，连翘六钱，射干四钱，黄连三钱，黄芩三钱，金银花三钱，薄荷二钱，荆芥穗二钱，细生地四钱。

共为粗末，分八包，一时服一包。芦根汤煎，去渣服。

十三日，大便通，咽痛减，脉渐静，不可躁。

桔梗三钱，麦冬五钱，黄芩一钱，金银花三钱，玄参五钱，连翘二钱，射干二钱，人中黄一钱，丹皮二钱，芦根二钱，黄连一钱，细生地五钱，白茅根三钱，牛蒡子三钱。

16. 章，七十岁，温热发斑，咽痛。

生石膏一两，人中黄二钱，苦桔梗六钱，知母四钱，射干三钱，荆芥穗二钱，玄参五钱，金银花六钱，牛蒡子五钱，黄芩二钱，连翘六钱，马勃二钱，犀角三钱。

17. 甘，五岁，壬申年六月十八日，温热七日不退，渴思凉饮，脉仍洪浮而长，急宜辛凉退热，加入芳香化浊，最忌羌防柴葛发表。腹痛者，秽浊也。勿认作寒，用温药。

连翘六钱，牛蒡子三钱，金银花六钱，石膏六钱，广郁金三钱，藿香叶三钱，苦桔梗六钱，豆豉三钱，知母二钱，人中黄二钱，黄芩二钱，丹皮二钱。

共为粗末，分六包，约一时许服一包。芦根汤煎，去渣服。

暑温

18.王，三十八岁，癸亥六月初三日，暑温舌苔满布，色微黄，脉洪弦而刚甚，左反大于右，不渴，初起即现此等脉症，恐下焦精血之热，远甚于上焦气分之热也。且旧有血溢，故手心之热又甚于手背。究竟初起，且清上焦，然不可不先知其所以然。

连翘二钱，豆豉一钱半，细生地一钱半，丹皮二钱，金银花二钱，生甘草一钱，藿香梗一钱，玄参一钱半，薄荷三分，牛蒡子一钱半，白茅根二钱，麦冬二钱，苦桔梗一钱。

19.荣，十五岁，乙丑六月十一日，暑温夹痰饮怒郁，故脉芤身热而胁痛，误用足六经表药，烦躁不宁，六日不解，至危之证。

生香附三钱，旋覆花三钱，连翘二钱，藿香梗三钱，生石膏四钱，杏仁三钱，薄荷一钱，郁金二钱。

每帖煮两杯，分二次服。三时一帖，服二日大见效再商。

20.孙，四十五岁，乙丑六月初六日，头痛，左关独高，责之少阳内风掀动，最有损一目之弊。若以为外感风寒，则远甚矣。议清少阳胆络法。再此症除左关独高，余脉皆缓，所谓通体皆寒，一隅偏热，故先清一隅之热。《金匮》谓先治新病，旧病当后治也。

羚羊角二钱，苦桔梗二钱，生甘草一钱，薄荷六分，丹皮一钱半，桑叶一钱半，菊花一钱半，刺蒺藜一钱，钩藤钩一钱，鲜荷叶半张。

今日一帖，明日一帖。

伏暑

21.周，十四岁，壬戌八月十六日，伏暑内发，新凉外加。脉右大左弦，身热如烙，无汗，胶痰，舌苔满黄，不宜再见泄泻。不渴，腹胀，少腹痛，是谓阴阳并病，两太阳互争，难治之症。拟先清上焦湿热，盖气化湿亦化也。

杏仁泥三钱，金银花二钱，白通草一钱，滑石三钱，芦根二钱，淡竹叶一钱，生薏苡仁一钱半，厚朴二钱，大贝母一钱，连翘二钱，梨皮二钱。

今晚一帖，明早一帖。

十七日，案仍前。

连翘二钱，芦根二钱，杏仁泥一钱半，金银花二钱，薄荷八分，厚朴一钱半，梨皮一钱半，桑叶一钱，苦桔梗一钱半，知母三钱（炒），鲜荷叶边一张，滑石三钱，白扁豆皮二钱。

午一帖，晚一帖，明早一帖。

22. 二十八日，伏邪内溃，续出白㾦如许，脉较前却稍和，第二次舌苔未化，不大便。

连翘二钱（连心），麻仁三钱，牛蒡子三钱（炒研），炒金银花二钱，阿胶一钱半，沙参三钱，玄参三钱，生甘草一钱，大生地五钱，麦冬六钱。

湿温

23. 王，三十三岁，壬戌四月二十二日，证似温热，但心下两胁俱胀，舌白，渴不多饮，呕恶嗳气，则非温热而从湿温例矣。用生姜泻心汤之苦辛通降法。

生姜一两，干姜五钱，茯苓六钱，生薏苡仁五钱，半夏八钱，黄芩三钱（炒），黄连三钱，生香附五钱水八碗，煮三茶杯，分三次服。约二时服一次。二煎用水三杯，煎一茶杯，明早服。

二十四日，斑疹已现，气血两燔，用玉女煎合犀角地黄汤法。

生石膏一两半，牛蒡子六钱，知母四钱，玄参八钱，金银花一两，薄荷三钱，连翘一两，细生地六钱，犀角三钱，桔梗四钱，黄芩四钱（炒），人中黄一钱。

二十九日，大用辛凉，微合苦寒，斑疹续出如许，身热退其大半，不得再用辛凉重剂，议甘寒合化阴气加辛凉，以清斑疹。

连翘三钱，玄参四钱，细生地五钱，金银花三钱，黄芩三钱，花粉三钱，黄连二钱，薄荷一钱，麦冬五钱，犀角三钱。

24. 陈，二十二岁，乙丑四月十七日，面赤目赤，舌苔满布如积粉，至重之温病也。最忌发表，且用辛凉。

荆芥穗五钱，薄荷四钱，生甘草三钱，桔梗六钱，连翘八钱，金银花八钱，藿香叶五钱，牛蒡子五钱，杏仁五钱。

共为粗末，分八包，一时许服一包，芦根汤煎，去渣服。

初九日，面赤目赤，舌苔满布，至重之温热病，脉反缓而弦，外热反不盛，口反不渴，肢微厥，所谓阳证阴脉，乃本身阳气，不能十分充满，不肯化解耳。兹与化邪法。

荆芥穗二钱，郁金二钱，藿香梗二钱，豆豉一钱半，金银花二钱，连翘心一钱半，青蒿一钱，桔梗一钱半，薄荷八分，杏仁泥二钱。

今晚一帖，明早一帖。

冬温

25. 张，六十八岁，甲子十一月二十五日，舌黄，口渴，头不痛而恶寒，面赤，目赤，脉洪热甚，形似伤寒，实乃冬温夹痰饮，与伏暑一类。

连翘六钱，桔梗八钱，杏仁六钱，荆芥穗五钱，金银花六钱，甘草三钱，半夏八钱，广陈皮三钱，郁金三钱，通草三钱，藿香梗七钱。

共为粗末，分七包，一时许服一包，芦根汤煎。

二十七日，余热未清。

连翘三钱，杏仁三钱，知母二钱（炒），桔梗三钱，薄荷一钱，小生地三钱，黄芩一钱半，甘草一钱，金银花二钱。

水五杯，煮两杯，二次服。二帖。

二十九日，温病渴甚，热甚，面赤甚，脉洪甚。

杏仁五钱，生甘草三钱，半夏四钱，金银花五钱，石膏八钱，连翘六钱，郁金二钱，荆芥穗三钱，薄荷三钱，桔梗五钱。

《临证指南医案》

1. 项（二一），风温，脉虚，嗽。（风温）

桑叶、薄荷、杏仁、象贝、大沙参、连翘。

2. 某（女），风温发热，咳。

薄荷、连翘、杏仁、桑皮、地骨皮、木通、黄芩、炒山楂。

3. 某（十岁），头胀，咳嗽，此风温上侵所致。

连翘（一钱半），薄荷（七分），杏仁（一钱半），桔梗（一钱），生甘草（三分），象贝（一钱）。

4. 某（十二），风温上受，咳嗽，失音咽痛。

杏仁、薄荷、连翘、桔梗、生甘草、射干。

5. 某，风温上受，吐血。（风温）

桑叶、薄荷、杏仁、连翘、石膏、生甘草。

6.高，温邪上郁清空，目赤头胀，咳呛见血，此属客病，不必为内损法。

连翘、黑山栀、草决明、桑叶、薄荷梗、荷叶边、苦丁茶、花粉。药用急火煎。

7.僧（五二），近日风温上受，寸口脉独大，肺受热灼，声出不扬。先予辛凉清上，当薄味调养旬日。（风温伤肺）

牛蒡子、薄荷、象贝、杏仁、冬桑叶、大沙参、南花粉、黑山栀皮。

8.杨，脉左实大，头目如蒙，清窍不爽。此风温仍在上焦，拟升降法。

干荷叶、薄荷、象贝、连翘、钩藤、生石膏末。

9.秦（六三），体质血虚，风温上受，滋清不应，气分燥也。议清其上。（风温化燥热）

石膏、生甘草、薄荷、桑叶、杏仁、连翘。

10.谢，积劳伤阳，卫疏，温邪上受，内入乎肺。肺主周身之气，气窒不化，外寒似战栗。其温邪内郁，必从热化。今气短胸满，病邪在上。大便泻出稀水，肺与大肠表里相应，亦由热迫下泄耳。用辛凉轻剂为稳。

杏仁、桔梗、香豉、橘红、枳壳、薄荷、连翘、茯苓。

11.吴（十五），近日天未寒冷，病虚气不收藏，所感之邪谓冬温。参、苓益气，薄荷、桔梗、杏仁泄气，已属悖谬。加补骨脂温涩肾脏，尤不通之极。自述夜寐深更，漐漐有汗，稚年阴不充，阳易泄。论体质可却病。（冬温伤液）

桑叶、大沙参、玉竹、薏苡仁、生甘草。糯米汤煎药。

12.王，身热自汗，腹痛，大小便不利，脉虚，右大左小，暑热内闭。拟和表里法。

薄荷、枳实、黄芩、生白芍、竹叶心、黑山栀、通草、甘草。

13.池，伏暑至深秋而发，头痛烦渴少寐。

薄荷、淡竹叶、杏仁、连翘、黄芩、石膏、赤芍、木通。

14.某，燥火上郁，龈胀咽痛。当辛凉清上。（火郁上焦）

薄荷梗、连翘壳、生甘草、黑栀皮、桔梗、绿豆皮。

15.严，湿温杂受，身发斑疹，饮水渴不解，夜烦不成寐，病中强食，反助邪威。议用凉膈疏斑法。（湿温）

连翘、薄荷、杏仁、郁金、枳实汁、炒牛蒡、山栀、石膏。

16. 某，风温发痧。（风温）

薄荷、连翘、杏仁、牛蒡子、桔梗、桑皮、甘草、山栀。

17. 江，温邪自利，瘾疹。（温邪内陷）

黄芩、连翘、牛蒡子、桔梗、香豉、薄荷、杏仁、橘红、通草。

18. 某，温邪上郁，耳聤右胀。（风温上郁）

薄荷、马勃、桔梗、连翘、杏仁、通草。

19. 鲍（氏），秋风化燥，上焦受邪，目赤珠痛。

连翘、薄荷、黄芩、山栀、夏枯草、青菊叶、苦丁茶、桑皮。

20. 某，风热毒闭，项后肿。（风热项肿）

竹叶、滑石、芦根、牛蒡子、马勃、薄荷叶、黑山栀、连翘、川贝、生甘草。

21. 方，烦劳卫疏，风邪上受，痰气交阻，清窍失和，鼻塞音低，咳嗽甚，皆是肺病。辛以散邪，佐微苦以降气为治。（风邪阻窍）

杏仁、苏梗、辛夷、牛蒡子、薏苡仁、橘红、桔梗、枳壳。

22. 汪，右脉大，咽喉痒呛，头中微胀。此冬温内侵，阳气不伏，络热血得外溢。当调其复邪。（冬温）

桑叶、山栀皮、连翘、白沙参、象贝、牛蒡子。

23. 江，积瘀在络，动络血逆。今年六月初，时令暴热，热气吸入，首先犯肺，气热血涌，强降其血。血药皆属呆滞，而清空热气，仍蒙闭于头髓空灵之所，诸窍痹塞，鼻窒息肉，出纳之气，都从口出。显然肺气郁蒸，致脑髓热蒸，脂液自下。古称烁物消物莫如火，但清寒直泄中下，清空之病仍然。议以气分轻扬，无取外散，专事内通。医工遇此法则，每每忽而失察。（暑热郁肺阻窍）

连翘、牛蒡子、通草、桑叶、鲜荷叶汁、青菊花叶。

24. 张，温邪自里而发，喉肿口渴，舌心灰滞，上焦热蒙。最怕窍闭昏痉，苦寒直降，攻其肠胃。与温邪上郁无涉。

连翘、黑栀皮、牛蒡子、杏仁、花粉、马勃、瓜蒌皮、夏枯草、金汁、银花露。

25. 周，病起旬日，犹然头胀，渐至耳聋。正如《素问·病能论》所云：

因于湿，首如裹。此呃忒鼻衄，皆邪混气之象。况舌色带白，咽喉欲闭，邪阻上窍空虚之所。谅非苦寒直入胃中可以治病，病名湿温，不能自解，即有昏痓之变，医莫泛称时气而已。

连翘、牛蒡子、金银花、马勃、射干、金汁。

26.吴，病在暴冷而发，肌表头面不透，是外蕴为寒，内伏为热。肺病主卫，卫气分两解为是。

麻黄、石膏、牛蒡子、枳壳汁、杏仁、射干、桔梗、生甘草。

27.某（十九），风块瘙痒，咳嗽腹痛，邪着表里，当用双和。

牛蒡子、杏仁、连翘、桔梗、桑枝、象贝。煎药送通圣丸。

28.毕（三三），壮年脉来小促数，自春月风温咳嗽，继以两耳失聪，据述苦降滋阴不效，是不明虚实经络矣。《内经》以春病在头，膏粱之质，厚味酒醴助上痰火，固非治肾治肝可效。每晚卧时，服茶调散一钱。

又（方）：鲜荷叶汁、羚羊角、石膏末、连翘、玄参、鲜菊叶、牛蒡子。午服。

29.杨，未病阴气走泄为虚，秽浊上受则实，咽喉肿痹，上窍邪蒙，日暮昏烦，阴伤日炽，肌肤柔白，气分不足。此医药虽宜凉解清上，但不可犯及中下。（秽浊上受喉肿痹）

连翘、郁金、马勃、牛蒡子、竹叶心、黑山栀、杏仁、橘红。

30.汪（氏），风热既久未解，化成疮痍，当以和血祛风。

当归、赤芍、川芎、夏枯草花、牛蒡子、制僵蚕。

第三节　其他"辛凉解表药"

一、桑叶

桑叶，《本经》将其附于"桑根白皮"之后："主除寒热，出汗。"

关于《本经》所谓"出汗",后世有两种说法：

发汗，如《本草经解》："汗者，心之液，得膀胱气化而出者也，桑叶入膀胱而有燥湿之性，所以出汗也。"

止汗，如《本草崇原》："桑叶是止盗汗之药，非发汗药。《本经》盖谓桑叶主治能除寒热，并除出汗也。恐人误读作发汗解，故表而明之。"并引用《夷坚志》所载一则用桑叶治愈长年盗汗的实例加以证明。其他本草类似的记载还有：《本草经疏》"能主……及因内热出汗"，《本草备要》"末服止盗汗"，《得配本草》"止汗"，《本草新编》"止身中之汗"。

目前，桑叶止汗的功效已经引起不少学者的关注，相关的理论阐释和临床报道近年来屡见不鲜，笔者认为其"止汗"的机理关键在于清除内热，内热除则无法迫津外泄，因此能够止汗。

综观历代本草，可将桑叶的性味及功效归纳如下：桑叶味甘苦，性寒，治"因内热出汗"、劳热咳嗽、霍乱腹痛等，还有明目止渴、凉血止血等功效。

《中药学》教材中桑叶的主要内容如下：

药性：甘、苦，寒。归肺、肝经。

功效：疏散风热，清肺润燥，平抑肝阳，清肝明目。

应用：

1.风热感冒，温病初起。常与菊花相须为用，并配伍连翘、桔梗、薄荷等，如桑菊饮。

2.肺热咳嗽，燥热咳嗽。

3.肝阳上亢，头晕头痛。

4.目赤昏花。

以上《中药学》教材中的内容，功效中的"疏散风热"，应用中的"风热感冒，温病初起"，和薄荷是相同的，可参看薄荷。其余的内容是清热解毒。

桑叶的功效主要是清肝、肺热，应该归入"清热药"。

附：文献摘录

《神农本草经》

气味苦、甘，寒，有小毒，主寒热出汗。

《本草拾遗》

桑叶汁，主霍乱腹痛，吐下，研取白汁，合金疮。又主小儿吻疮，细锉大釜中，煎取如赤糖，祛老风及宿血。椹，利五脏关节，通血气。

《日华子本草》

暖，无毒。利五脏，通关节，下气，煎服。除风痛出汗，并仆损瘀血。春叶未天，枝可作煎酒服，治一切风。

《开宝本草》

霜后叶煮汤，淋渫手足，去风痹殊胜。

《本草经疏》

《本经》无气味。详其主治，应是味甘气寒，性无毒。甘所以益血，寒所以凉血，甘寒相合，故下气而益阴。是以能主阴虚寒热，及因内热出汗。其性兼燥，故又能除脚气水肿，利大小肠。原禀金气，故又能除风。经霜则兼得天地之清肃，故又能明目而止渴。发者，血之余地，益血故又能长发，凉血故又止吐血。合痈口，罨穿掌，疗汤火，皆清凉补血之功也。

《本草纲目》

桑叶乃手足阳明之药，治劳热咳嗽，明目长发，止消渴。

《本草蒙筌》

采经霜者煮汤，洗眼祛风泪殊胜；盐捣敷蛇虫蜈蚣咬毒，蒸捣罨仆损瘀血带凝；煎代茶，消水肿脚浮，下气令关节利；研作散，汤调，止霍乱吐泻，出汗除风痹疼；炙和桑衣煎浓，治痢诸伤止血。

《本草备要》

甘寒，手足阳明之药。（归）大肠、胃经。凉血刀斧伤者，为末，干贴之妙。燥湿，祛风明目。采经霜者煎汤洗眼，祛风泪；洗手足，去风痹。桑叶、黑芝麻等分，蜜丸，名扶桑丸，除湿祛风，乌须明目。末服止盗汗。严州有僧，每就枕，汗出遍身，比旦，衣被皆透，二十年不能疗。监寺教采带露桑叶,焙干为末,空心米饮下二钱,数日而愈。代茶止消渴。

《本经逢原》

桑叶清肺胃,祛风明目。取经霜者煎汤,洗风眼下泪。同黑芝麻蜜丸久服,须发不白,不老延年。《本经》言除寒热出汗,即《大明》蒸熟捣盦风痛出汗之谓。煎饮利五脏,通关节下气。煎酒服,治一切风。桑根烧灰淋汁,与石灰点面上风,灭痣,祛恶肉。

《本草崇原》

《夷坚志》云:严州山寺有一游僧,形体羸瘦,饮食甚少,每夜就枕,遍身汗出,迫旦衣皆湿透,如此二十年无药能疗,期待尽耳。监寺僧曰:吾有药绝验,为汝治之,三日宿疾顿愈。其方单用桑叶一味,乘露采摘,焙干碾末,每用二钱,空腹温米饮调服。或值桑落时,干者亦堪用,但力不如新采者,桑叶是止盗汗之药,非发汗药。《本经》盖谓桑叶主治能除寒热,并除出汗也。恐人误读作发汗解,故表而明之。

《本草求真》

清肺泻胃,凉血燥湿,祛风明目。《圣济录》治吐血不止,晚桑叶焙研,凉茶服三钱,只一服止,后用补肝肺药。《千金方》治头发不长,用桑叶、麻叶煮泔水沐之,七次可长数尺。《集简》治风眼下泪,用腊月不落桑叶煎汤,日日温洗,或入芒硝。扶桑丸除风湿,乌须明目,用黑芝麻同桑叶等分为丸。震亨曰:经霜桑叶研末,米饮服,止盗汗。

《得配本草》

甘,寒。入手足阳明经。清西方之燥,泻东方之实。祛风热,利关节,疏肝,止汗。得生地、麦冬,治劳热。配生地、阿胶,治嗽血。肝燥者禁用。

《本草经解》

桑叶气寒,秉天冬寒之水气,入足太阳寒水膀胱经;味苦甘,有小毒,得地中南火土之味,而有燥湿之性,入手少阴心经、足太阴脾经。气味降多于升,阴也。太阳者,行身之表,而为一身之藩者也。太阳本寒标热,所以太阳病,则发寒热。桑叶入太阳,苦能清,甘能和,故降寒热。汁者,心之液,得膀胱气化而出者也。桑叶入膀胱而有燥湿之性,所以出汗也。

《本草新编》

桑叶之功，更佳于桑皮，最善补骨中之髓，填肾中之精，止身中之汗，填脑明目，活血生津，种子安胎，调和血脉，通利关节，止霍乱吐泻，除风湿寒痹，消水肿脚浮，老男人可以扶衰却老，老妇人可以还少生儿……桑叶采叶如茶，种大者第一，再大者次之，再小者又次之。与其小，无宁大也。过大，则只可煎汤以入药，有堪为丸散矣。洗目，宜取老桑叶，自落者无用矣。

《本草分经》

苦甘而凉，滋燥凉血，止血祛风，清泄少阳之气热。

二、菊花

菊花，首载于《神农本草经》："味苦，平。主治风头眩，肿痛，目欲脱，泪出，皮肤死肌，恶风湿痹。久服利血气，轻身，耐老延年。"

历代本草都没有明确指出它有解表的作用，不知为何《中药学》教材将它归入解表药之列。《神农本草经百种录》认为它"能治头目肤表之疾"，显然，能"治肌表之疾"并不能就此认为它能解表。

综观历代本草，菊花主治头、目、四肢乃至全身之风热，是其专长，并疗疔肿。《本草纲目》称其有"补水""益金"之功（"补水所以制火，益金所以平木"）。《神农本草经》载菊花能治"皮肤死肌，恶风湿痹"。《名医别录》称其"主治腰痛去来陶陶"。可见，菊花之主治，除"疏风清热，平肝明目，解毒消肿"之外，尚须留意其补肾益肺，"利血脉"，治疗皮肤病、风湿痹证的功效！

《中药学》教材中菊花的主要内容如下：

药性：甘、苦，微寒。归肺、肝经。

功效：疏散风热，平抑肝阳，清肝明目，清热解毒。

应用：

1. 风热感冒，温病初起。本品味辛疏散，体轻达表，气清上浮，微寒清热，功能疏散肺经风热，但发散表邪之力不强。常用治风热感冒，或温病初起，温邪犯肺，发热、头痛、咳嗽等症，每与性能功效相似的桑叶相须为用，并常配伍连翘、薄荷、桔梗等，如桑菊饮（《温病条辨》）。

2.肝阳上亢，头痛眩晕。

3.目赤肿痛，眼目昏花。

4.疮痈肿毒。

以上《中药学》教材中的内容，功效中的"疏散风热"，应用中的"风热感冒，温病初起"，和桑叶完全相同，可参看桑叶。其余的内容是清热解毒。

在上述内容中，还有自相矛盾之处，如"药性：甘，苦，微寒"，但在应用中却说"本品味辛疏散"。因为编者的心目中菊花是辛凉解表药，但菊花并没有辛味，当然就不能叫"辛凉解表"了，所以在潜意识中加上了"辛"味。

菊花的功效主要是清肝肺热，清热解毒，应该归入"清热药"。

附：文献摘录

《神农本草经》

味苦，平。主诸风头眩，肿痛，目欲脱，泪出，皮肤死肌，恶风湿痹。

《名医别录》

味甘，无毒。主治腰痛去来陶陶，除胸中烦热，安肠胃，利五脉，调四肢。

《本草拾遗》

味苦。染髭发令黑，和巨胜、茯苓蜜丸，主风眩变白，不老，益颜色。又灵宝方茯苓合为丸以成，炼松脂和，每服如鸡子一丸，令人好颜色不老，主头眩。生平泽，花紫白，五月花。抱朴子刘生丹法，用白菊花汁和之。

《药性论》

使。能治热头风旋倒地，脑骨疼痛，身上诸风令消散。

《日华子本草》

治四肢游风，利血脉，心烦，胃膈壅闷，并痫毒、头痛，作枕明目。

《开宝本草》

疗腰痛去来陶陶，除胸中烦热，安肠胃，利五脉，调四肢。

《本草衍义》

专治头目风热，今多收之作枕。

《药性赋》

可升可降，阴中阳也。其用有二：散八风上注之头眩，止两目欲脱之泪出。

《汤液本草》

《心》云：祛翳膜，明目。《珍》云：养目血。《药性论》云：使。治身上诸风。《日华子》云：治四肢游风，利血脉，心烦，胸膈壅闷。

《本草衍义补遗》

属金而有土与水火。能补阴，须味甘者。若山野苦者，勿用，大伤胃气。

《本草发挥》

洁古云：甘菊花，味甘、苦，养目血。

《本草纲目》

菊，春生、夏茂、秋花、冬实，备受四气，饱经霜露，叶枯不落，花槁不零，味兼甘苦，性禀平和。昔人谓其能除风热，益肝补阴，盖不知其得金水之精英，尤多能益金、水二脏也。补水所以制火，益金所以平木，木平则风息，火降则热除。用治诸风头目，其旨深微。黄者，入金水阴分；白者，入金水阳分；红者，行妇人血分。皆可入药，神而明之，存乎其人。野菊，治痈肿疔毒，瘰疬眼息。

《本草经疏》

菊花生发于春，长养于夏，秀英于秋，而资味乎土，历三时之气，得天地之精，独禀金精，专制风木，故为祛风之要药。苦可泄热，甘能益血，甘可解毒，平则兼辛，故亦散结。苦入心、小肠，甘入脾胃，平辛走肝胆，兼入肺与大肠。其主风头眩，肿痛，目欲脱，泪出，皮肤死肌，恶风湿痹者，诸风掉眩皆属肝木，风药先入肝，肝开窍于目，风为阳邪，势必走上，血虚则热，热则生风，风火相搏故也。腰痛去来陶陶者，乃血虚气滞之候，苦以泄滞结，甘以益血脉，辛平以散虚热也。其除胸中烦热者，心主血，虚则病烦，阴虚则热收于内，故热在胸中，血益则阴生，阴生则烦止。苦辛能泄热，故烦热并解。安肠胃，利五脉，调四肢，利血气者，即除热祛风益血，入心、入脾、入肝之验也。生捣最治疔疮，血浅疔尤为要药。疔者，风火之毒也，三六九十二月，采叶、茎、花、根四物，并阴干百日，等分捣末，酒调下钱许。

《本草蒙筌》

味甘、微苦，气平、寒。属土与金，有水火，可升可降，阴中阳也。无毒。种类颜色多品，应候黄小为良。苦者胃气反伤，甘者阴血兼补。为使一味，宜桑白皮。祛头风止头痛晕眩，清头脑第一；养眼血收眼泪翳膜，明眼目无双。变老人皓白成乌，同地黄酿酒；解醉汉昏迷易醒，共葛花煎汤。散湿痹去皮肤死肌，安肠胃除胸膈烦热。利一身血气，逐四肢游风。腰痛陶陶，亦堪主治。

《本草乘雅》

饱霜不陨，草中松柏也。苗春花秋，色黄气烈，秉秋金之制，以制为用，故字从菊，言在掌握间也。风头头眩、目欲脱、泪出，此肝木变眚，摧拉陨坠，能节制之，则无三者之病矣。皮肤死肌、恶风湿痹，二者风木失制，亢害所胜，菊得木体之柔，顺受金制，自然木平风息也。芳香疏畅，故利气；柔润阴成，故利血。凡力之能持者则物轻，性之不媚者则耐久。

《药性解》

甘菊，味甘、微苦，性平。无毒。入肺、脾、肝、肾四经。能补阴气，明目聪耳，清头风及胸中烦热、肌肤湿痹。枸杞根、桑白皮、苍白术为使。按：丹溪曰菊花属金，而有土与水，大能补阴，宜入肺、肝等经。盖烦热诸症，皆由水不足而火炎，得此补阴，则水盛而火息息矣。须用味甘者佳，若苦者为苦薏，大伤胃气，慎之。

《药鉴》

气寒，味甘，无毒。补阴气之要药也。主明目聪耳，除胸中烦热，又治头眩头痛。此数症者，皆由水不足，而风火上盛，得补阴之剂，则水盛而火自息矣。抑且肾窍通耳目，肾气胜则窍通精明，清气升则头目爽快，此烦热除而眩痛止也。又变老人皓首成黑，同地黄酿酒。解醉汉昏迷易醒，共干葛煎汤。利一身气血，逐四肢游风。然春取叶，夏取枝，秋取花，冬取根，四时频服，大有奇功。但黄菊不如白菊佳，白属水，黄属土也。野菊不可入药，用之令人目昏。

《景岳全书》

白菊花根善利水，捣汁和酒服之，大治癃闭，味甘色黄者，能养血散风，祛头目风热、眩晕疼痛、目中翳膜及遍身游风风疹。作枕明目，叶亦可用。味苦者性凉，能解血中郁热，清头目，祛风热眼目肿痛流泪。根叶辛香，能消痈毒，止疼痛……野菊花，根叶茎花皆可同用。味苦辛，大能散火散气，消痈毒疔肿瘰疬，眼目热痛，亦破妇人瘀血。孙氏治痈毒方，用野菊连根叶捣烂酒煎，热服取汗，以渣敷之；或同苍耳捣汁，以热酒冲服。冬月用干者煎服，或为末酒服亦可。

《本草备要》

祛风温，补肺肾，明目。味兼甘苦，性禀平和，备受四气。冬苗，春叶，夏蕊，秋花。饱经霜露，得金水之精居多，能益金水二脏（肺、肾），以制火而平木（心、肝）。木平则风息，火降则热除。故能养目血，祛翳膜，与枸杞相对，蜜丸久服，永无目疾。治头目眩晕、风热，散湿痹、游风。术、枸杞、地骨皮为使。黄者入阴分，白者入阳分，紫者入血分。

《本经逢原》

菊得金水之精英，补水以制火，益金以平木，为祛风热之要药。故《本经》专主头目风热诸病，取其味甘气清，有补阴养目之功。盖益金则肝木平而风自息，补水则心火制而热自除矣。其治恶风湿痹者，以其能清利血脉之邪，而痹湿得以开泄也。又黄者入金水阴分，白者入金水阳分，紫者入妇人血分。观《金匮》侯氏黑散、《千金》秦艽散，俱用菊花为君，时珍所谓治诸头目，其旨深矣。近有一种从番舶来，六月开花，但有正黄而无间色，岂特黄州脱瓣为异哉？

《本草崇原》

菊花《本经》名节华，以其应重阳节候而华也。《月令》云：九月菊花有黄，茎叶味苦，花味兼甘，色有黄白，禀阳明秋金之气化。主治诸风头眩肿痛，禀金气而制风也。目欲脱泪出，言风火上淫于目，痛极欲脱而泪出。菊禀秋金清肃之气，能治风木之火热也。皮肤死肌，恶风湿痹，言感恶风湿邪而成湿之痹证，则为皮肤死肌。菊禀金气，而治皮肤之风，兼得阳明土气，而治肌肉之湿也。

《本草求真》

野菊花：［批］散火气，消痈毒。野菊花专入肺、肝，为外科痈肿药也。其味辛而且苦，大能散火散气。故凡痈毒疔肿、瘰疬、眼目热痛、妇人瘀血等症，无不得此则治，以辛能散气，苦能散火者是也。是以经验方治瘰疬未破，用根煎酒热服，渣敷自消。孙氏治毒方用此，连根叶捣烂，煎酒热服取汁，以渣敷贴，或用苍耳同入，或作汤服，或为末酒调，自无不可。《卫生简易方》：但胃气虚弱，切勿妄投。震亨曰：野菊花服之大伤胃气。

甘菊：［批］祛风养肺，滋肾明目。甘菊专入肝、肺、肾。生于春，长于夏，秀于秋，得天地之清芳。时珍曰：菊春生、夏茂、秋花、冬实。禀金精之正气，其味辛，故能祛风而明目；其味甘，故能保肺以滋水；其味苦，故能解热以除燥。凡风热内炽而致眼目失养，翳膜遮睛，头痛眩晕，风浮湿痹等症，服此甘和轻剂，平木补金平木。制火，补水制火。养肺，肺养则木平。滋肾，肾滋则火制。俾木平则风息，火降则热除，而病无不愈矣。金水二脏药，是以除目翳膜，有同枸杞相对蜜丸，久服永无目疾。

《得配本草》

术、枸杞根、桑根白皮、青葙叶为之使。甘，平。入手太阴，兼足少阳经血分。清金气，平木火。一切胸中烦热，血中郁热，四肢游风，肌肤湿痹，头目眩晕者，俱无不治。配石膏、川芎，治风热头疼；配杞子，蜜丸，治阴虚目疾。白花，肺虚者宜之；黄花，肺热者宜之。去心蒂，地骨皮煎汁拌蒸，日干用。祛风热，生用。入补药，酒拌蒸，日干用。味苦者伤胃气，勿用。

《本草经解》

菊花气平，秉天秋平之金气，入手太阴肺经；味苦无毒，得南方之火味，入手少阴心经。气味俱降，阴也。味苦清火，火抑金胜，发花于秋，其秉秋金之气独全，故为制风木之上药也。诸风皆属于肝，肝脉连目系上出额，与督脉会于巅，肝气炽，则火炎上攻头脑而眩，火盛则肿而痛。其主之者，味苦可以清火，气平可以制木也。肝开窍于目，风炽火炎，则目张欲脱，其主之者，制肝清火也。手少阴之正脉，上走喉咙，出于面，合目内眦，心为火，火盛则心系急而泪出，其主之者，苦平可以降火也。皮肤乃肺之合，肌肉乃脾之合，木火炎则刑肺金脾土，而皮肤肌肉皆死，菊花秉金气，具火味，故平木清火而主皮肤死肌也。其主恶风湿痹者，风湿成痹，风统于肝，菊花气平，有平肝之功，味苦有燥湿之力也。久服利血气者，肺主气，气平益肺，所以有利于气；心主血，以苦清心，所以有利于血。

《神农本草经读》

凡芳香之物，皆能治头目肤表之疾，但芳香则无不辛燥香，惟菊花得天地秋金清肃之气，而不甚燥烈，故于头目风火之疾尤宜焉。

《神农本草经百种录》

味苦，平。主风头眩，肿痛，目欲脱，泪出，芳香上达，又得秋金之气，故能平肝风而益金水。皮肤死肌，清肺疏风。恶风湿痹，祛风散湿。久服利血气，轻身，耐老延年。菊花晚开晚落，花中之最寿者也，故其益人如此。凡芳香之物，皆能治头目肌表之疾。但香则无不辛燥者，惟菊得天地秋金清肃之气，而不甚燥烈，故于头目风火之疾，尤宜焉。

《本经疏证》

菊古作鞠。鞠，穷也。菊曷为其义为穷，将无以花事之尽耶，则不可为木芙蓉款冬等花言矣，得无以其不结实耶，则不可为宿根繁生言矣。然则穷果安在？盖穷于上者必反下，剥固九月之卦，菊正以九月花，过是即为复矣，而婆娑剥尽之在上者，纵枯且萎，仍无所谓零与落焉，则谓能使穷于上之风，若火自熄，而反其胁从之津液于根柢，讵不可钦，此本经主风头眩、肿痛、目欲脱、泪出之义也。菊虽宿根重生，然至三月以后，新根既成，旧根遂烂，则谓其因新根坚固枯萎自脱不可钦，此本经主皮肤死肌之义也。菊之苗，烈日暴之则萎，潦水渍之则萎，最喜风为之疏荡，湿为之滋养，则谓能使风与湿之相侵者反成相养不可钦，此本经主恶风湿痹之义也。菊之气无间茎叶根花，菊之津尤能上通下达，此久服之所以能利血气，而仲景于侯氏黑散以之为君，治大风四肢烦重心中恶寒不足，则风之穷于外而不归，与穷于上而不归者，其旨固不殊也，即一端而扩充之，其用不可量矣。

《本草新编》

甘菊花，味甘、微苦，性微寒。可升可降，阴中阳也。无毒。入胃、肝二经。能除大热，止头痛晕眩，收眼泪翳膜，明目有神，黑须鬓颇验，亦散湿去痹，除烦解燥。但气味轻清，功亦甚缓，必宜久服始效，不可责以近功。惟目痛骤用之，成功甚速，余则俱迁缓始能取效也。近人多种菊而不知滋补方，间有用之者，又止取作茶茗之需以为明目也。然而，甘菊花不但明目，可以大用之者，全在退阳明之胃火。盖阳明内热，必宜阴寒之药以泻之，如石膏、知母之类。然石膏过于太峻，未免太寒，以损胃气。不若用甘菊花至一二两，同玄参、麦冬共济之，既能平胃中之火，而不伤胃中之气也。

或问甘菊花治目最效，似乎肝经之专药，而吾子独云可退阳明之胃火，不识退阳明何等之火病耶？夫甘菊花，凡有胃火，俱可清之，而尤相宜者，痿病也。痿病，责在阳明，然而治阳明者，多用白虎汤，而石膏过于寒凉，恐伤胃气。而痿病又多是阳明之虚热，白虎汤又泻实火之汤也，万为不宜。不若用甘菊花一二两，煎汤以代茶饮，既退阳明之火，而又补阳明之气，久服而痿病自痊。甘菊花退阳明之火病，其在斯乎。

或问甘菊花，人服之延龄益寿，至百岁外仙去者，有之乎？抑好事者之言也？吾子既遇异人传异术，必有所闻，幸勿自秘。曰：予实未闻也。或人固请，乃喟然叹曰：吾今而后，不敢以异术为一人延龄益算之资也，敢不罄传，与天下共之乎。夫菊得天地至清之气，又后群卉而自芳，傲霜而香，挹露而葩，而花又最耐久，是草木之种，而欲与松柏同为后凋也，岂非长生之物乎。但世人不知服食之法，徒作茶饮之需，又不识何以修合，是弃神丹于草莽，可惜也。我今将异人所传，备书于后，原人依方服食，入仙不难。岂独延龄益寿已哉。方名菊英仙丹。采家园黄菊花三斤，晒干，入人参三两，白术六两，黄芪十两，干桑椹十两，熟地一斤，生地三两，茯苓六两，当归一斤，远志四两，巴戟天一斤，枸杞子一斤，花椒三两，山药四两，茯神四两，菟丝子八两，杜仲八两，各为细末，蜜为丸，白滚水每日服五钱。三月之后，自然颜色光润，精神健强，返老还童。可以久服，既无火盛之虞，又有填精之益，实可为娱老之方地，勿以铎之轻传，而易视之为无能。盖菊英为仙人所采，实有服之而仙去者，非好事者之谈，乃成仙之实录也。

或疑甘菊花治目，杭人多半作茶饮，而目疾未见少者，是菊花非明目之药，而菊英仙丹亦不可信之方矣。嗟乎！菊花明目，明虚人之目，而非明有病人之目也。有病之目，即可用菊花治，亦必与发散之药同治，而不可单恃之以祛风祛火也。夫人之疾病不常，而人之慎疾各异。菊花之有益于人目者甚多，岂可因一二病目成于外感，而即疑菊花之非明目也，亦太拘矣。若菊英仙丹，纯是生气生精之神药，非止明目已也。又乌可因杭城之病目，疑菊而并疑仙丹哉。

或疑真菊益龄，野菊泄人，有之乎？曰：有之。或曰有之，而子何以不载也？夫菊有野种、家种之分，其实皆感金水之精英而生者也。但家种味甘，补多于泻；野菊味苦，泻多于补。欲益精以平肝，可用家菊。欲息风以制水，当用野菊。人因《本草》之书有泄人之语，竟弃野菊不用，亦未知野菊之妙。除阳明之焰，正不可用家菊也。

《本草分经》

甘、苦，微寒。能益肺肾，以制心火而平肝木，祛风除热，明目散湿痹。

三、葛根

葛根，首载于《神农本草经》："葛根，味甘，平。主治消渴，身大热，呕吐，诸痹。起阴气，解诸毒。"

《本草经集注》认为葛根有发汗的作用："治伤寒中风头痛，解肌发表出汗，开腠理。"《本草蒙筌》《本草易读》《本草新编》《本草备要》等认为其有发表解肌退热的功效。

此外，不少医家认为葛根是阳明经药，如《汤液本草》引用张元素的话进一步阐释："用此（葛根）以断太阳入阳明之路，非即太阳药也。""是知葛根非太阳药，即阳明药。""太阳初病未入阳明，头痛者，不可便服葛根发之。若服之，是引贼破家也。"

关于葛根治疗风温热病，《本草便读》载："能解散阳明肌表之邪，凡一切风温热病，邪郁于表，热势内蒸，以致无汗口渴者，最为相宜。"

《中药学》教材中葛根的主要内容如下：

药性：甘，辛，凉。归脾、胃、肺经。

功效：解肌退热，生津止渴，透疹，升阳止泻，通经活络，解酒毒。

应用：

1.外感发热头痛，项背强痛。本品甘辛性凉，轻扬升散，具有发汗解表、解肌退热之功。外感表证发热，无论风寒与风热，均可选用本品。治疗风热感冒、发热、头痛等症，可与薄荷、菊花、蔓荆子等辛凉解表药同用。若遇风寒感冒、邪郁化热、发热重、恶寒轻、头痛无汗、目疼鼻干、口微渴、苔薄黄等症，常配伍柴胡、黄芩、羌活等药，如柴葛解肌汤（《伤寒六书》）。本品既能辛散发表以退热，又长于缓解外邪郁阻、经气不利、筋脉失养所致的颈背强痛，故风寒感冒、表实无汗、恶寒、项背强痛者，常与麻黄、桂枝等同用，如葛根汤（《伤寒论》）。若表虚汗出、恶风、项背强痛者，常与桂枝、白芍等配伍，如桂枝加葛根汤（《伤寒论》）。

2. 热病口渴，消渴。

3. 麻疹不透。

4. 热泻热痢，脾虚泄泻。

5. 中风偏瘫，胸痹心痛，眩晕头痛。

以上《中药学》教材中的内容，除功效中的"解肌退热"和"透疹"，应用中的"外感发热头痛，项背强痛"和"麻疹不透"与解表有关外，其他内容都和解表无关。

所列举的治疗风热感冒，配伍的是薄荷、菊花、蔓荆子等，其实是清肺热的药，前面已经讨论过，不再详论。治疗风寒感冒，列举的方是《伤寒六书》中的柴葛解肌汤，药物有柴胡、葛根、羌活、白芷、黄芩、白芍、桔梗、甘草、生姜、大枣、石膏，治疗的是表寒化热入里的表里同病，真正具有解表作用的是羌活、白芷、生姜，并不是葛根。同时，这也不是一个配伍合理的方，所以也不是常用的方。后面所列举的葛根汤和桂枝加葛根汤，解表的是桂枝汤和桂枝汤加麻黄，加葛根的目的只是升津舒筋，并不是解表。

功效中的"透疹"其实是清肺热，前面已经讨论过，不再详论，可参考前面的药物。

事实上，临床上用得最多的是葛根的升提功能。所谓的辛凉解表功能其实是清热功效，应将其归入"清热药"。

附：文献摘录

《神农本草经》

葛根，味甘，平。主消渴，身大热，呕吐，诸痹。起阴气，解诸毒。葛谷，主下利十岁以上。

《本草经集注》

葛根，味甘，平，无毒。主治消渴，身大热，呕吐，诸痹。起阴气，解诸毒。治伤寒中风头痛，解肌发表出汗，开腠理，治金疮，止痛，胁风痛。生根汁：大寒，治消渴，伤寒壮热。葛谷：主治下痢十岁以上。白葛：烧以粉疮，止痛断血。叶：主金疮，止血。花：主消酒。

《本草衍义》

葛根，澧、鼎之间，冬月取生葛，以水中揉出粉，澄成垛，先煎汤使沸，后擘成块下汤中，良久，色如胶，其体甚韧，以蜜汤中拌食之。擦少生姜尤佳。大治中热、酒、渴病，多食行小便，亦能使人利。病酒及渴者，得之甚良。彼之人，又切入煮茶中以待宾，但甘而无益。

《汤液本草》

葛根，气平，味甘。无毒。阳明经引经药，足阳明经行经的药。《象》云：治脾虚而渴，除胃热，解酒毒，通行足阳明经之药，去皮用。《心》云：止渴升阳。《珍》云：益阳生津，勿多用，恐伤胃气。虚渴者，非此不能除。东垣云：葛根甘平，温，世人初病太阳证，便服葛根升麻汤，非也。朱奉议云：头痛如欲破者，连须葱白汤饮之，又不已者，葛根葱白汤。易老云：用此以断太阳入阳明之路，非即太阳药也。故仲景治太阳、阳明合病，桂枝汤内加麻黄、葛根也。又有葛根、黄芩、黄连解肌汤，是知葛根非太阳药，即阳明药。易老又云：太阳初病未入阳明，头痛者，不可便服葛根发之。若服之，是引贼破家也。若头颅痛者，可服之。葛根汤，阳明自中风之仙药也。

《滇南本草》

葛根（味甜者甘葛，味苦者苦葛），味甘，性微寒。入阳明经。治胃虚消渴，伤风、伤暑、伤寒，解表邪，发寒热往来，湿疟，解中酒热毒。小儿痘疹初出要药。

《本草蒙筌》

葛根，味甘，气平、寒。气味俱薄，体轻上行，浮而微降，阳中阴也。无毒。各山谷俱生，成藤蔓旋长。春初发叶，秋后采根。入土深者力宏，去皮用之效速。杀野葛巴豆百毒，入胃足阳明行经。疗伤寒发表解肌，治肺燥生津止渴。解酒毒卒中，却温疟往来。散外疮疹止疼，提中胃气除热。花：消酒不醉。壳：治痢实肠。生根汁：乃大寒，专理天行时病。止热毒吐衄，去热燥消渴。妇人热闷能苏，小儿热痞堪却。葛粉甘冷，醉后宜食。除烦热利大便，压丹石解鸩鸟毒。叶敷金疮捣烂，蔓去喉痹烧灰。

《本草征要》

葛根，味甘、性平，无毒。入肝经。散郁火，解肌热，生津液，止消渴。头痛干呕，泄泻下痢。生用能堕胎，蒸熟化酒毒。迹其治验，皆在阳明一经。止痢者，升举之功；散郁者，火郁则发之义也。东垣曰：葛根鼓舞胃气上行，治虚泻之圣药。风药多燥，葛根独止渴者，以其升胃家下陷。上输肺金以生水耳。《圣惠方》治小儿热渴久不止，用葛根煎服。此法尤适用于夏季。

附：葛蔓，治喉痹，消痈肿。

《本草易读》

葛根，辛，甘，无毒。入足阳明经。解肌退热，升阳散火，止呕除泻，生津解渴。降冲逆而定喘，解酒毒而散郁。除眼眶项背之强痛，退胸膈心下之邪热。血痢温疟之疾，肠风疹痘之病。

《本草新编》

葛根，味甘，气平。体轻上行，浮而微降，阳中阴也。无毒。入胃足阳明。疗伤寒，发表肌热。又入脾，解燥，生津止渴。解酒毒卒中，却温疟往来寒热，散疮疹止疼，提气，除热蒸。虽君药而切戒过用，恐耗散人真气也。

《本草备要》

葛根，轻宣，解肌，升阳，散火。辛甘性平，轻扬升发。入阳明经，能鼓胃气上行，生津止渴（风药多燥，葛根独能止渴者，以能升胃气、入肺而生津耳）。兼入脾经，开腠发汗，解肌退热（脾主肌肉）。为治脾胃虚弱泄泻之圣药（经曰：清气在下，则生飧泄。葛根能升阳明清气）。疗伤寒中风，阳明头痛，血痢温疟（丹溪曰：治疟无汗要有汗，散邪为主，带补；有汗要无汗，扶正为主，带散。若阳疟有汗，加参、芪、白术以敛之，无汗加芩、葛、苍术以发之），肠风痘疹（能发痘疹。丹溪曰：凡斑疹已见红点，不可更服升葛汤，恐表虚反增斑烂也）。又能起阴气，散郁火，解酒毒（葛花尤良），利二便，杀百药毒。多用反伤胃气（升散太过）。生葛汁大寒，解温病大热，吐衄诸血。

《本草经解》

葛根气平，禀天秋平之金气，入手太阴肺经。味甘辛无毒，得地金土之味，入足阳明经燥金胃。气味轻清，阳也。其主消渴者，葛根辛甘，升腾胃气，气上则津液生也。其主身大热者，葛根气平，平为秋气，秋气能解大热也。脾有湿热，则壅而呕吐，葛根辛甘，升发胃阳，胃阳鼓动，则湿热下行而呕吐止矣。诸痹皆起于气血不流通，葛根辛甘和散，气血活，诸痹自愈也。阴者从阳者也，人生阴气，脾为之原，脾与胃合，辛甘入胃，鼓动胃阳，阳健则脾阴亦起也。甘者土之冲味，平者金之和气，所以解诸毒也。

《本草思辨录》

葛根，味甘平，为阳明之正药。内色洁白，则能由胃入肺。外色紫黑，则又由肺达太阳。味甘兼辛，则擅发散之长，层递而升，复横溢而散。升则升胃津以滋肺，散则散表邪以解肌。故瓜蒌根治身热，是以寒胜热；葛根治身热，是以辛散热。瓜蒌根止渴，是增益其所无；葛根止渴，是挹彼以注兹。用葛根而过，有竭胃汁之虞，胃阴下溜，亦能起阴气以止利也。葛根汤以桂枝汤加麻黄，讵不足发太阳之邪，而犹必重用葛根者，盖麻桂二方之证，均无项背强，太阳病而至项背不柔，则风寒已化热烁液，将入阳明，麻桂皆燥药，未足专任，能入阳明起阴气，滑泽其骨节，而又能化肌表之热者，舍葛根奚属。此葛根所以为一方之冠也。凡寒阻于经，欲化未化而有表热之证，葛根能外达而解之。若已化热入里，或其热不应外解，则葛根无能为役。奔豚汤竹叶汤之用葛根，不得谓无表热应外解也。

《本草便读》

葛根，解阳明肌表之邪。甘凉无毒，鼓胃气升腾而上，津液资生，若云火郁发之，用其升散。或治痘疹不起，赖以宣疏。治泻则煨熟用之，又主两阳合邪之下利，解酒则葛花为最。因有解表利便之功能，孕妇固当忌投，有故亦能无殒。（葛根甘凉入胃，其根寓升发之意，故能解散阳明肌表之邪。凡一切风温热病，邪郁于表，热势内蒸，以致无汗口渴者，最为相宜。然毕竟气凉之品，如风寒在表，以及内不热而恶寒者，似又不宜也。煨熟则散性全无，即由胃入肠，不行阳明之表，但入阳明之里，升清为用。亦如升麻之煨熟即升而不散，可以厚肠止泻耳。）

《得配本草》

葛根，甘、辛，凉。入阳明，兼入足太阴经气分。少用，鼓胃生津止渴。多用，解肌发表退热。治阳明头痛，烦热呕逆，解酒毒，治温疟。得葱白，治阳明头痛。佐健脾药，有醒脾之功。佐粟米，治热渴虚烦。同升、柴，有散火之力（阳气郁于脾胃者，状如表证，而饮食如常）。生葛汁解温病，并治大热吐衄（如无鲜者，滚水泡绞汁冲服）。多用伤胃气（升散太过）。太阳病初起勿用（误用引贼破家）。表虚多汗，痘疹见点后，俱不宜用。花辛、甘，入足阳明经。消酒积，祛肠风。因酒已成弱者禁用。

《本草分经》

葛根，辛、甘，平。入胃兼入脾，能升胃气上行入肺而生津止渴，发汗解肌，散火郁，解酒毒药毒，治清气下陷泄泻、伤寒疟痢。太阳初病勿用，恐引邪入阳明也。升散太过上盛下虚者慎之。葛花解酒毒尤良。生葛汁大寒，解温病大热，治吐衄。

《增广和剂局方药性总论》

葛根，味甘，平，无毒。主消渴，身大热，呕吐，诸痹。起阴气，解诸毒。疗伤寒中风头痛，解肌，发表，出汗，开腠理，疗金疮，止痛，胁风痛。生根汁：大寒，疗消渴，伤寒壮热。葛谷：主下痢十岁以上。叶：主金疮止血。花：主消酒。《药性论》云：臣。治天行上气呕逆，开胃下食，主解酒毒，止烦渴，治金疮，治时疾，解热。日华子云：冷。治胸膈热，心烦闷，热狂，止血痢，通小肠，排脓破血，敷蛇虫啮，解箭毒。陈藏器云：生，破血，合疮，堕胎，解酒毒。杀，野葛、巴豆、百药毒。

四、柴胡

柴胡，首载于《神农本草经》："味苦，平。主心腹，去肠胃中结气，饮食积聚，寒热邪气，推陈致新。久服，轻身、明目、益精。"

徐灵胎分析《本经》原文后认为柴胡是"胃肠之药"。汪昂则强调："人第知柴胡能发表，而不知柴胡最能和里。故劳药、血药，往往用之。补中益气汤、逍遥散，皆用柴胡，取其和中，皆非解表。"

《滇南本草》称柴胡是"伤寒发汗解表要药"，其后"补注"又言"伤寒证发汗用柴胡，至四日后方可用，若用在先，阳证引入阴经，当忌用"。

《中药学》教材中柴胡的主要内容如下：

药性：辛，苦，微寒。归肝、胆、肺经。

功效：疏散退热，疏肝解郁，升举阳气。

应用：

1. 感冒发热，往来寒热。本品辛散苦泄，微寒退热，善于祛邪解表退热和疏散少阳半表半里之邪。对于感冒发热，无论风寒、风热表证，皆可使用。治疗风寒感冒、恶寒发热、头身疼痛等，常与防风、生姜等药配伍，如正柴胡饮（《景岳全书》）。若外感风寒，寒邪入里化热，恶寒渐轻，身热增盛者，柴胡多与葛根、黄芩、石膏等药同用，以解表清里，如柴葛解肌汤（《伤寒六书》）。治疗风热感冒、发热、头痛等症，可与菊花、薄荷、升麻等辛凉解表药同用。现代用柴胡制成的单味或复方注射液，对于外感发热有较好的解表退热作用。若伤寒邪在少阳，寒热往来、胸胁苦满、口苦咽干、目眩，本品用之最宜，为治少阳证之要药，常与黄芩同用，清半表半里之热，共收和解少阳之功，如小柴胡汤（《伤寒论》）。

2. 肝郁气滞，胸胁胀痛，月经不调。

3. 气虚下陷，子宫脱垂，脱肛。

以上《中药学》教材中的内容，除功效中的"疏散退热"和应用中的"感冒发热，往来寒热"与解表有关外，其他内容都和解表无关。

在解释退热的机理时，既说"微寒退热"，又说"善于祛邪解表退热"。"微寒退热"不就是"清热"吗？"祛邪解表退热"是什么机理？退的是什么热？这是不能混淆的概念，如果是感受了热邪，或者是里热，就需要清热，需要用寒药；如果感受的是寒邪，是因为寒邪束缚了卫气，卫气抗邪，正邪斗争，所以发热，这时的热需要解表散寒退热，要用辛温的药。这么重要的概念怎么能混淆？

所列举的治疗风寒感冒，恶寒发热，头身疼痛，常与防风、生姜等药配伍，方是张景岳的正柴胡饮，药物有柴胡、防风、生姜、陈皮、白芍、甘草。如果是感受了寒邪出现恶寒发热，头身疼痛，不是用麻黄汤更合适吗？为什么要用正柴胡饮？正柴胡饮中解表的药是防风、生姜，而柴胡、白芍是清热的，显然不是典型的外感寒邪。

"若外感风寒，寒邪入里化热，恶寒渐轻，身热增盛者，柴胡多与葛根、黄芩、石膏等药同用，以解表清里，如柴葛解肌汤（《伤寒六书》）。"柴葛解肌汤的药物有：柴胡、葛根、羌活、白芷、黄芩、白芍、桔梗、甘草、生姜、大枣、石膏。真正具有解表作用的是羌活、白芷、生姜，而柴胡、葛根、黄芩、石膏显然是清热药。

所列举的治疗风热感冒，配伍的是薄荷、菊花、升麻等，其实是清肺热的药，前面已经讨论过，不再详论。柴胡注射液是退热药，但并不是解表退热药。

小柴胡汤是治少阳病的主方。少阳病的提纲是"少阳之为病，口苦，咽干，目眩也"（《伤寒论》第263条）。口苦、咽干、目眩是热证，不是表证，小柴胡汤不是解表的代表方。少阳病也不是所谓的"半表半里"，张仲景的《伤寒论》中没有这个概念，这是成无己在注解《伤寒论》的第148条时加进去的，我已经多次对此进行了论述，具体内容可参见我的《肖相如论伤寒》。

用柴胡的方，最著名的有小柴胡汤、四逆散、柴胡疏肝散、逍遥散、补中益气汤。小柴胡汤是和解少阳的主方，少阳是热证，柴胡配黄芩，是清少阳胆热的配伍方法，用柴胡是为了清热，不是解表；四逆散、柴胡疏肝散、逍遥散是三个疏肝解郁的名方，方中的柴胡是疏肝的，当然也不会是解表的；补中益气汤中的柴胡是升提的，也不是解表。现在所谓的"辛凉解表"功能，其实是清热功能。柴胡要归类也只能归入"清热药"和"理气药"。

附：文献摘录

《神农本草经》

柴胡，味苦，平。主心腹，去肠胃中结气，饮食积聚，寒热邪气，推陈致新。久服，轻身、明目、益精。

《新修本草》

柴胡，为君。味苦，平，微寒，无毒。主心腹，去肠胃中结气，饮食积聚，寒热邪气，推陈致新。除伤寒心下烦热，诸痰热结实，胸中邪逆，五脏间游气，大肠停积水胀，及湿痹拘挛，亦可作浴汤。久服，轻身、明目、益精。

《汤液本草》

柴胡，气平，味微苦，微寒。气味俱轻，阳也，升也，纯阳。无毒。少阳经、厥阴经行经之药。

《滇南本草》

柴胡，味苦，性微寒，阴中阳也。入肝、胆二经。伤寒发汗解表要药。退六经邪热往来，痹痿。除肝家邪热劳热，行肝经逆结之气，止左胁肝气疼痛。治妇人血热烧经，能调月经。（补注）伤寒证发汗用柴胡，至四日后方可用，若用在先，阳证引入阴经，当忌用。发汗用嫩蕊；治虚热调经用根。

《本草征要》

柴胡，味苦，性微寒，无毒。入肝、胆二经。恶皂荚，畏藜芦。忌见火。少阳经药，性主升腾。理肝胆，善和解。祛时疾内外热不解，治邪气半表复半里。寒热往来，伤寒疟疾。胸胁满痛，热入血室。柴胡，少阳经半表半里之药。病在太阳者，服之太早，则引贼入门。病在阴经者，复用柴胡，则重伤其表。世俗不知柴胡之用，每遇伤寒，传经未明，以柴胡为不汗、不吐、不下可以藏拙、辄混用之，致命不可胜数矣。劳证惟在肝经者，用之。若气虚者，不过些小助参芪，非用柴胡退热也。若遇劳证，便用柴胡，不死安待。惟此一味，贻祸极多，故特详言之。《幼科铁镜》卷一，首列九恨，其第八恨云：恨必用柴胡退烧……

《本草易读》

柴胡，苦，平，微寒，性升。入足少阳胆经。清胆经之火邪，退肝家之烦热，开胸胁之硬满，止头目眩昏。行经于表里阴阳之间，奏效于寒热往来之会。口苦咽干最灵，目赤耳聋良效。血室郁热，男妇皆验，心胃痞痛，左右莫违。驱逐诸疟之寒热，消散众邪之结聚。舌苔白者宜之，产后忌之。

《本草备要》

柴胡，发表和里，退热升阳。苦平微寒，味薄气升为阳。主阳气下陷，能引清气上行，而平少阳、厥阴之邪热（肝、胆、心包、三焦相火。时珍曰：行少阳，黄芩为佐；行厥阴，黄连为佐），宣畅气血，散结调经（昂按：人第知柴胡能发表，而不知柴胡最能和里。故劳药、血药，往往用之。补中益气汤、逍遥散，皆用柴胡，取其和中，皆非解表）。为足少阳（胆）经表药（胆为清净之府，无出无入，其经在半表半里，法当和解，小柴胡汤之属是也。若病在太阳，服之太早，则引贼入门；若病入阴经，复服柴胡，则重虚其表。最宜详慎）。

《本经逢原》

柴胡，即此胡，苦平，无毒。入解表药生用，清肝炒熟用。《本经》主心腹肠胃中结气，饮食积聚，寒热邪气，推陈致新，明目益精。（发明）柴胡能引清阳之气，从左上升，足少阳胆经之药。胆为清净之府，无出无入，禁汗吐下，惟宜和解，以其经居半表半里。

《神农本草百种录》

柴胡，味苦平。主心腹，去肠胃中结气，轻扬之体，能疏肠胃之滞气。饮气积聚，疏肠胃之滞物。寒热邪气，驱经络之外邪。推陈致新。总上三者言之，邪去则正复也。久服，轻身、明目、益精。诸邪不能容，则正气流通，故有此效。柴胡，肠胃之药也。观经中所言治效，皆主肠胃，以其气味轻清，能于顽土中疏理滞气，故其功如此。天下惟木能疏土，前人皆指为少阳之药，是知其末，而未知其本也。

《本草崇原》

柴胡，乃从太阴地土、阳明中土而外达于太阳之药也。故仲祖《卒病论》言：伤寒中风，不从表解，太阳之气逆于中土，不能枢转外出，则用小柴胡汤达太阳之气于肌表，是柴胡并非少阳主药。后人有病在太阳，而用柴胡，则引邪入于少阳之说，此庸愚无稽之言，后人宗之，鄙陋甚矣。

《神农本草经读》

柴胡，气味苦、平，无毒。主心腹肠胃中结气，饮食积聚，寒热邪气，推陈致新。久服，轻身、明目、益精。（按：经文不言发汗，仲圣用至八两之多，可知性纯，不妨多服，功缓必须重用也。）叶天士曰：柴胡气平，禀天中正之气。味苦无毒，得地炎上之火味。胆者，中正之官，相火之府，所以独入足少阳胆经，气味轻升，阴中之阳，乃少阳也。其主心腹肠胃中结气者，心腹肠胃，五脏六腑也。脏腑共十二经，凡十一脏，皆取决于胆。柴胡轻清，升达胆气，胆气条达，则十一脏从之宣化，故心腹肠胃中凡有结气皆能散之也。其主饮食积聚者，盖饮食入胃散精于肝，肝之疏散又借少阳胆为生发之主也。柴胡升达胆气，则肝能散精，而饮食积聚自下矣。少阳经行半表半里，少阳受邪，邪并于阴则寒，邪并于阳则热。柴胡和解少阳，故主寒热之邪气也。春气一至，万物俱新。柴胡得天地春升之性，入少阳以生气血，故主推陈致新也。久服清气上行，则阳气日强，所以轻身。五脏六腑之精华上奉，所以明目。清气上行，则阴气下降，所以益精。精者，阴气之英华也。

《本草思辨录》

柴胡，人身生发之气，全赖少阳，少阳属春，其时草木句萌以至邕茂，不少停驻。然当阴尽生阳之后，未离乎阴，易为寒气所郁，寒气郁，则阳不得伸而与阴争，寒热始作。柴胡乃从阴出阳之药，香气彻霄，轻清疏达，以治伤寒寒热往来，正为符合。邹氏所谓邕郁阳以化滞阴也。

《得配本草》

柴胡，苦、微辛，微寒。入足少阳、厥阴经。在经主气，在脏主血。宣畅气血，散郁调经，升阳气，平相火。治伤寒疟疾，寒热往来，头角疼痛，心下烦热，呕吐胁疼，口苦耳聋，妇人热入血室，小儿痘症疳热，散十二经疮疽热痛。

《本草分经》

柴胡，苦微寒，胆经表药，能升阳气下陷，引清气上行，而平少阳、厥阴之邪热，宣畅气血，解郁调经，能发表最能和里，亦治热入血室，散十二经疮疽。病在太阳者服之则引贼入门，病入阴经者服之则重虚其表，用宜详慎。

纵观《中药学》教材中的"辛凉解表药"一节所载药物（如上文所论述的薄荷、牛蒡子、桑叶、菊花、葛根、柴胡等），可以发现如下规律：这些药物的所谓"辛凉解表"功效，其实是清热的功效；所列举的方，都是这些清热药和解表药的合用，从而将这些具有解表作用的方的功能附加在这些清热药上，形成了所谓的"辛凉解表药"；与解表这一概念有瓜葛的"透疹"，其实质是清肺热和凉血药并用，因为疹的形成机理是肺热波及血分，即所谓的"斑属阳明，疹属太阴"。所以，《中药学》教材应取消"辛凉解表药"，将这些药物归入"清热药"中。

参考文献

［1］尚志钧. 神农本草经校注［M］. 北京：学苑出版社，2008.

［2］叶天士. 本草经解［M］. 上海：上海科学技术出版社，1959.

［3］张志聪. 本草崇原［M］. 刘小平，点校. 北京：中国中医药出版社，1992.

［4］缪希雍. 神农本草经疏［M］. 郑金生，校注. 北京：中医古籍出版社，2002.

［5］汪昂. 本草备要［M］. 北京：中国中医药出版社，1998.

［6］严洁. 得配本草［M］. 姜典华，校注. 北京：中国中医药出版社，1997.

［7］陈士铎. 本草新编［M］. 柳长华，校注. 北京：中国中医药出版社，1996.

［8］徐大椿. 神农本草经百种录［M］. 北京：人民卫生出版社，1956.

［9］陈贵廷. 本草纲目通释：上［M］. 北京：学苑出版社，1992.

［10］陶弘景. 名医别录［M］. 尚志钧，辑校. 北京：人民卫生出版社，1986.

［11］陶弘景. 本草经集注［M］. 尚志钧，辑校. 北京：人民卫生出版社，1994.

［12］王好古. 汤液本草［M］. 崔扫尘，点校. 北京：人民卫生出版社，1987.

［13］张秉成. 本草便读［M］. 上海：上海科学技术出版社，1959.

［14］徐大椿. 神农本草经百种录［M］. 北京：人民卫生出版社，1956.

［15］兰茂. 滇南本草：第一卷［M］. 昆明：云南人民出版社，1975.

第六章

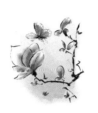

对『辛凉解表剂』的重新归类研究

第一节　银翘散方证辨析

一、《温病条辨》中的银翘散

《温病条辨·上焦篇》

第二条："凡病温者，始于上焦，在手太阴。"

第三条："太阴之为病，脉不缓不紧而动数，或两寸独大，尺肤热，头痛，微恶风寒，身热自汗，口渴，或不渴而咳，午后热甚者，名曰温病。"

第四条："太阴风温、温热、温疫、冬温，初起恶风寒者，桂枝汤主之；但热不恶寒而渴者，辛凉平剂银翘散主之。"

吴鞠通在自注中是这样解释前半条的："虽曰温病，既恶风寒，明是温自内发，风寒从外搏，成内热外寒之证。"故用桂枝汤（桂枝用量是芍药的两倍）以先解在表之风寒。

第五条："太阴温病，恶风寒，服桂枝汤已，恶寒解，余病不解者，银翘散主之。"

此条自注说："恶寒已解，是全无风寒，止余温病。"

辛凉平剂银翘散方：连翘一两，金银花一两，苦桔梗六钱，薄荷六钱，竹叶四钱，生甘草五钱，荆芥穗四钱，淡豆豉五钱，牛蒡子六钱。

上杵为散，每服六钱，鲜苇根汤煎，香气大出，即取服，勿过煎，肺药取轻清，过煮则味厚而入中焦矣。

以上是吴鞠通在《温病条辨》中与银翘散相关的论述。有如下问题需要质疑：

第一，温病初期的病位在肺，这和叶天士的"温邪上受，首先犯肺"是一致的。

第二，温病初期的临床表现有：脉不缓不紧而动数，或两寸独大，尺肤热，头痛，恶风寒，身热自汗，口渴，或不渴，而咳，午后热甚。其中值得关注的是"恶风寒"。在这里，吴鞠通认为"恶风寒"是温病的固有表现，其自注云："温病之恶寒，肺合皮毛而亦主表，故亦恶风寒也。"

第三，温病初期的治疗，有恶风寒的用桂枝汤；没有恶风寒的用银翘散。根据吴鞠通的自注："虽曰温病，既恶风寒，明是温自内发，风寒从外搏，成内热外寒之证。"故仍旧用桂枝（桂枝用量是芍药的两倍）辛温解肌法，俾得微汗，而寒热之邪皆解矣。温热之邪，春夏之气也，不恶风寒，则不兼寒风可知，此非辛凉秋金之气，不足以解之。桂枝辛温，以之治温，是以火济火也，故改从《黄帝内经》"风淫于内，治以辛凉，佐以苦甘"法。在这里，吴鞠通认为，恶风寒是兼有外寒，也就是兼有表证，所以要先解表，用桂枝汤；不恶风寒的，是不兼外寒，所以不能用桂枝汤解表，要用辛凉平剂银翘散。用银翘散的目的是什么呢？他在银翘散的自注中认为是"纯然清肃上焦"，显然不是解表，而是清肺热。因为"温邪上受，首先犯肺"，"凡病温者，始于上焦，在手太阴"。

第四，通过以上分析可以看出，吴鞠通对温病初期出现的"恶寒"的理解是前后矛盾的，对第三条的自注认为，温病本身也会出现"恶寒"，而对第四条的自注则认为，"恶寒"兼有外寒。但是，在他的潜意识里最终还是将"恶寒"作为温病初期的固有表现，所以自己一边说银翘散的主症是"但热，不恶寒而渴"，一边在方中加上了明显是辛温解表的药物荆芥穗、淡豆豉。正是他的这种自相矛盾，才导致了将温病初期作为表证，将银翘散作为辛凉解表剂的奇谈怪论。

第五，从吴鞠通的本意来说，用银翘散的目的是为了清肺热，这是肯定的。他用金银花、连翘作为方名，作为主药，在方中的用量最大，这都强调了银翘散的清热作用，因为金银花、连翘是清热解毒的名药。方中的其他药物，除了荆芥穗、淡豆豉以外，也都是清热药。也正因为如此，所以我认为，银翘散用于温病初期不恶寒时，要去掉方中的荆芥穗、淡豆豉。

二、方剂学中的银翘散

在高等中医药院校的《方剂学》教材中，银翘散是"辛凉解表剂"中的第一个方。下面是《方剂学》教材中有关银翘散的内容：

功用：辛凉透表，清热解毒。

主治：温病初起。发热，微恶风寒，无汗或有汗不畅，头痛口渴，咳嗽咽痛，舌尖红，苔薄白或薄黄，脉浮数。

证治机理：温病初起，邪在卫分，卫气被郁，开合失司，则发热、微恶风寒、无汗或有汗不畅；肺位最高而开窍于鼻，邪自口鼻而入，上犯于肺，肺气失宣，则咳嗽；风热蕴结成毒，侵袭肺系门户，则咽喉红肿疼痛；温邪伤津，则口渴；舌尖红，苔薄白或微黄，脉浮数，均为温病初起之象。法当辛凉透表，清热解毒。

方解：方中重用金银花、连翘为君，二药气味芳香，既能疏散风热、清热解毒，又可辟秽化浊，在透散卫分表邪的同时，兼顾温热病邪易蕴而成毒及多夹秽浊之气的特点。薄荷、牛蒡子味辛而性凉，功善散上焦风热，兼可清利头目，解毒利咽；荆芥穗、淡豆豉辛而微温，解表散邪，协君药开皮毛以助祛邪，俱为臣药。芦根、竹叶清热生津；桔梗合牛蒡子宣肃肺气而止咳利咽，同为佐药。生甘草合桔梗利咽止痛，兼可调和药性，是为佐使。是方所用药物均系轻清之品，加之用法强调"香气大出，即取服，勿过煮"，体现了吴氏"治上焦如羽，非轻莫举"（《温病条辨》）的用药原则。

配伍特点：本方于辛凉之中少佐辛温之品，既利透邪，又不悖辛凉之旨；且疏散风邪与清热解毒相配，构成疏清兼顾，以疏为主之剂。

辨证要点：《温病条辨》称本方为"辛凉平剂"，是治疗风温初起之常用方。以发热、微恶寒、咽痛、口渴、脉浮数为辨证要点。

对于以上《方剂学》教材中关于银翘散的内容，至少有以下质疑：

第一，既然将银翘散放在辛凉解表剂中，其功用为什么要叫"辛凉透表"而不叫"解表"？这反映出编教材的人潜意识里认为将银翘散叫"解表"不妥。

第二，吴鞠通的《温病条辨》中银翘散的主治证是"但热，不恶寒而渴"，为什么将其改为"微恶风寒"？

第三，其在证治机理中说"温病初起，邪在卫分，卫气被郁，开合失司，则发热、微恶风寒、无汗或有汗不畅"，温病的病因是热邪，热邪的性质是升散的，而且是从口鼻而入的，卫气怎么能"被郁"呢？

第四，其方解说："方中重用金银花、连翘为君，二药气味芳香，既能疏散风热、清热解毒，又可辟秽化浊，在透散卫分表邪的同时，兼顾温热病邪易蕴而成毒及多夹秽浊之气的特点。"说麻黄汤"辛温解表"是因为麻黄是"辛温"的，银翘散的君药金银花、连翘并不是"辛"的，怎么能叫"辛凉解表"呢？不是"辛"的，就说是"芳香"的，"芳香"的就能解表吗？因为要将其说成"解表"，就说其是"芳香"的，因为是"芳香"的，就可以"辟秽化浊"，问题是银翘散证有"秽浊之气"吗？

三、银翘散的实质是清肺热

在历版《方剂学》教材中，银翘散都被作为辛凉解表的代表方剂。只是这个所谓"解表剂"的代表方，君药却不是解表药，而是金银花、连翘。不管是从方名，还是从原方用药剂量上看，金银花、连翘在方中的君药地位都不可动摇。所以，很多学者对此提出质疑，如秦伯未认为该方应以"豆豉、荆芥、薄荷的疏风解表为君"。为了解决这一"名实不符"的矛盾，《方剂学》教材硬是将"清热解毒"的金银花、连翘，加上所谓"疏散风热"的功效。其实，这是一种自圆其说和自欺欺人，银翘散根本不是"解表剂"，银翘散的实质是清肺热。

现行《方剂学》教材是这样定义"解表剂"的："凡用解表药为主组成，具有发汗、解肌、透疹等作用，可以解除表证的方剂，统称解表剂。"本方主药（君药）是金银花、连翘，二药是"清热药"，而非"解表药"。因此，银翘散也并不符合现行《方剂学》教材中解表剂的定义。

中医讲究"辨证求因""审因论治"，而后者是确立治法的关键。对银翘散方证的"审因论治"，吴鞠通强调，本方谨遵《黄帝内经》"风淫于内，治以辛凉，佐以苦甘；热淫于内，治以咸寒，佐以甘苦"之训。可见，本方证的病机在于风、热淫于"内"，而非淫于"外"。风热在"内"，即当清里，而非解表。由此可知，银翘散实为"清里方"。

《温病条辨·上焦篇》第四条："太阴风温、温热、温疫、冬温，初起恶风寒者，桂枝汤主之；但热，不恶寒而渴者，辛凉平剂银翘散主之。"

银翘散的主症是"但热，不恶寒而渴"，是温病初期的肺热证，治疗应该清肺热,不应该用解表药荆芥穗、淡豆豉,这是吴鞠通的错误;加上荆芥穗、淡豆豉以后,功效变成清肺热为主,兼以解表,这时的主症中才应该有"微恶寒"。因此,我认为银翘散证应为表寒里热证(肺热为主兼有轻微的表寒)。银翘散所治主症中,"发热、口渴、咽痛、咳嗽"应为肺热证;而"微恶风寒"当属表寒证。因此,将银翘散主症表述为肺热为主兼有轻微的表寒证,银翘散的功效在于重用金银花、连翘、芦根等清热药以清解肺热,稍加荆芥穗、豆豉等辛温解表药以发散在表之寒邪。这一观点不管是从对银翘散的主症分析,还是从"以药测证"的角度来看,都是可以得到印证的。

近年来,我曾多次发表论文对这一观点进行深入阐释,这将使外感病初期的辨治思路明确而易于操作。通过研究可以发现,在临床运用银翘散时,不少医家也遵循这种思路谴方用药,这在下面的医案研究中能够得到证明,只是没有人能够从理论上进行清楚的阐述。

四、银翘散临床运用研究

(一)吴鞠通用银翘散的医案

案1:汤,甲子年四月十三日,风温自汗。连翘三钱,金银花二钱,甘草一钱,苦桔梗二钱,杏仁二钱,牛蒡子三钱,薄荷八分,豆豉二钱,芦根三把。今晚二帖,明早一帖,午前服完。十四日,即于前方内加连心麦冬三钱,细生地三钱。

案2:赵,二十六岁,乙酉年四月初四日,六脉浮弦而数,弦则为风,浮为在表,数则为热,证现喉痛。卯酉终气,本有温病之明文。虽头痛身痛恶寒甚,不得误用辛温,宜辛凉芳香清上。盖上焦主表,表即上焦也。桔梗五钱,豆豉三钱,金银花三钱,人中黄二钱,牛蒡子四钱,连翘三钱,荆芥穗五钱,郁金二钱,芦根五钱,薄荷五钱。煮三饭碗,先服一碗,即饮百沸汤一碗,覆被令微汗佳。得汗后,第二、三碗不必饮汤。服一帖而表解,又服一帖而身热尽退。初六日,身热虽退,喉痛未止,予代赈普济散。日三四服,三日后痊愈。

分析:上两案是吴鞠通自己的医案。汤某"风温自汗",就是以肺热为主，不兼表寒，应以清解肺热为主要治法，所以吴鞠通用银翘散减去荆芥穗来治疗；赵某"喉痛"，兼见"头痛身痛恶寒甚"，此例病人表寒较重而肺热较轻，吴鞠通以银翘散化裁，加重解表散寒（荆芥穗五钱，豆豉三钱），而减轻清肺解毒（金银花、连翘各三钱）。

（二）张子培、何廉臣"银翘散加麻黄"

清道光、咸丰两朝的四川名医张子培在《春温三字诀》中写道："予每用银翘桑菊二方，皆加生麻黄绒七八分或一二钱，功效倍于本方百倍。"又进一步阐明说："或谓伤寒宜解表，温病忌发汗。夫伤寒解表，令出外也；然则，温病忌汗，令内入乎？不通之甚！"张氏之所以在银翘散中再加生麻黄绒，可能是嫌原方辛透之力不够，或是为了加强其辛温散寒解表的力量。

何廉臣在勘校《通俗伤寒论》"春温伤寒"时精辟地论述了自己论治此证的经验，如他说："春温兼寒，往往新感多，伏气少。每由春令天气过暖，吸收温邪，先伏于肺，猝感暴寒而发。初起时头痛，身热，微恶寒而无汗者，仿张子培法，银翘散略加麻黄。"由此可以清晰地看出，何氏之所以要在银翘散中加麻黄，其原因在于"春温兼寒"，亦即里热兼有外寒证。

（三）蒲辅周"银翘散加葱白"

现代名医蒲辅周先生在使用银翘散时，往往视病情而加入一味葱白，葱白与原方中的豆豉相配，即成辛温解表的名方"葱豉汤"，以此来加大银翘散辛散的作用。现对蒲氏一则相关医案作一简要分析：

霍某，男，8 个月，1964 年 1 月 30 日初诊。发烧 2 天，咽喉红，无汗，四肢时凉时热。今日体温 40.1℃，呛咳，口干欲饮，腹微满，大便二日未解，小便多。舌正红，苔薄白，脉浮数。诊为急性扁桃体炎。属上焦风热闭结，治宜清宣法。处方：僵蚕一钱半，升麻八分，荆芥八分，桔梗一钱，连翘一钱，香豆豉五钱，射干八分，薄荷（后下）七分，竹叶一钱，芦根四钱，甘草八分，葱白（后下）三寸。一剂。

该案的临床特点是：既有发热、口干欲饮、呛咳、咽喉红等肺热见症，又有无汗、四肢时凉时热等表气郁闭的见症。蒲氏认为是"上焦风热闭结，治宜清宣法"，以银翘散为主方加入葱白治疗，疗效显著。通过病例分析，我们也可以认为患者兼见无汗、四肢时凉时热等症，属于肺热兼有表寒郁闭证，而用银翘散加葱白是增强了原方解表散寒的功效。

附：银翘散医案

以下所附银翘散医案，供大家分析。

1. 风温伏邪

王幼，发热八日，汗泄不畅，咳嗽痰多，烦躁懊侬，泛泛呕恶，且抽搐有如惊风之状。腑行溏薄，四末微冷，舌苔薄腻而黄，脉滑数不扬，前医作慢惊治。用参、术、苓、半、贝、齿、竺黄、钩藤等。烦躁泛恶益甚，此乃风温伏邪，蕴袭肺胃，蓄于经络，不能泄越于外，势有内陷之象。肺邪不解，反移大肠则便溏；阳明之邪不达，阳不通行则肢冷，不得与慢惊同日而语也。况慢惊属虚，岂有烦躁懊侬之理？即曰有之，当见少阴之脉证。今种种病机恐有痧疹内忧也。亟拟疏透，以冀弋获。荆芥穗 4.5g，粉葛根 6g，蝉衣 2.4g，薄荷 2.4g，苦桔梗 2.4g，淡豆豉 9g，金银花 9g，连翘 4.5g，赤茯苓 9g，枳实炭 4.5g，炒竹茹 4.5g，藿香梗 4.5g。

二诊：服疏透之剂得汗甚多，烦躁泛恶悉减，面额项颈之间，有红点隐隐，即痧疹之象。咳嗽痰多，身热不退，舌质红，苔薄腻而黄，脉滑数。伏温之邪有外达之机，肺胃之气窒塞不宣。仍从辛凉清解，宣肺化痰，冀痧透热退则吉。原方去豆豉加紫背浮萍。丁甘仁. 丁甘仁医案［M］.上海：上海科学技术出版社，1960.

按：此案曾被误诊为慢惊，实为风温伏邪蕴袭肺胃，势有内陷之象。丁氏虑患儿有痧疹而不能透出，遂以疏透为大法。此案始终以辛凉清解、宣肺化痰为治则，方用银翘散加减，配伍精当，主治明确。

2. 风温

郭某，男，两岁 3 个月，1959 年 4 月 10 日住某医院。病程与治疗：发热已十三日之久，高热不退，浑身无汗，咳而微烦，舌质微红，舌苔黄腻，诊其脉数。此属表邪未解，肺卫不宣，热不得越。治宜清宣透表，邪热乃有外出之路。处方：苏叶一钱，僵蚕一钱五分，金银花二钱，连翘一钱五分，杏仁一钱，桔梗八分，牛蒡子一钱五分，薏苡仁二钱，淡豆豉四钱，黄芩一钱，竹叶二钱，苇根五钱。一剂。

二诊：服药后微汗而热减，但仍咳嗽，舌苔灰腻，脉沉数。原方去金银花、豆豉，加枳壳一钱再服。

三诊：热全退，咳嗽息，肺水泡音减少，舌苔减为灰薄，脉缓。此风热虽解，肺胃未和，湿热未净，以调和肺胃并通阳利湿为治。处方：连皮茯苓二钱，法半夏一钱五分，陈皮一钱，薏苡仁四钱，桑皮二钱，冬瓜仁三钱，通草一钱，谷麦芽各二钱。服二剂而愈。高辉远.蒲辅周医案［M］.北京：人民卫生出版社，1972.

按：风热久羁，表气郁闭，故法取清宣透表，用苏叶、僵蚕、牛蒡子辛以散风，金银花、连翘、黄芩苦以清热，竹叶、苇根凉而能透，杏仁、薏苡仁理肺祛湿，桔梗为肺经引药，豆豉发散郁热，所以得药即汗而热减。

3. 风温发疹

王某，男，3岁。初诊：1960年3月3日。主诉：患儿昨晚起发热，体温38.6℃，伴咳嗽，喷嚏，流涕，大便干，小便黄。诊查：全身皮肤遍起红疹，舌边尖红，苔薄白而干，脉象浮数。辨证：温邪犯肺，肺气不宣，郁热波及营血，外发成疹。治法：辛凉解表，宣肺透疹。以银翘散加减。处方：金银花10g，连翘10g，薄荷5g，豆豉6g，牛蒡子10g，桔梗5g，竹叶6g，芦根15g，浮萍6g。随访：服上药两剂后，热退疹消而愈。董建华.董建华医案［M］.北京：北京出版社，1990.

按：风温发疹，多因热邪内郁，侵入营血所致。疹小色红高出皮肤，与斑鲜红成片隐于肌内有所不同。本例系风温之邪侵袭肺卫，热蕴肌肤，肺卫失宣，故发热咳嗽喷嚏；表邪不解，热入血络，外发皮肤而见遍体红疹。根据《黄帝内经》"风淫于内，治以辛凉"及疹当清透的治疗原则，治以辛凉解表，宣肺透疹。方用牛蒡子、薄荷、浮萍、桔梗辛凉宣肺透疹，金银花、连翘清热解毒，豆豉、竹叶以除胸中烦热，配芦根以清热生津，从而使温邪得清，肺气得平，波及营分之热亦除而病告痊愈。

4. 热毒疮疡

昊某，男，11岁。初诊：1962年6月10日。主诉：患者于3天前突然恶寒发热，两天后右上臂阵发性针刺样疼痛。西医诊断为右上臂脓肿、败血症。予抗感染治疗，并将右上臂脓肿切开引流。但患者仍高热，应邀会诊。

诊查：体温 39℃，形寒发热，口略渴，汗出。舌质红润，微有黄苔，脉滑数。辨证与治法：邪热在卫气之间，当以辛凉透解、清热解毒为治。处方：淡豆豉 10g，焦栀子 10g，荆芥 10g，紫地丁 15g，金银花 30g，连翘 15g，芦根 30g，枯黄芩 10g，竹叶 10g，蒲公英 30g，乳香、没药各 6g，薏苡仁 15g，赤芍药 10g。服上药后体温降至正常，伤口愈合。后去栀、豉、荆芥、乳没之属，加生地、丹皮、知母等续服，半个月后病愈出院。董建华.王文雄医案［M］.北京：北京出版社，1990.

按：本案西医诊断虽为右上臂脓肿、败血症，但中医辨证仍为邪在上焦卫气之间，故当辛凉透解、清热解毒。方用银翘散合栀子豉汤加芦根、竹叶等。因有疮疡肿毒，故在重用金银花、连翘的基础上，再加蒲公英、紫花地丁以清热解毒疗疮。药证相合，病必痊愈。

5. 面神经麻痹

李某，女，39 岁，公务员。1 周前患感冒，头痛，微恶寒，咽喉肿痛，鼻塞流涕，色黄质稠，咳嗽咯痰，痰黄黏稠。于感冒第 6 日，吃饭时突感左半边颜面失去知觉，咀嚼无力，口角下垂，㖞向右侧，左眼裂开大，左眼闭合不全，右鼻唇沟变浅，鼓颊不能，吹气不能。今各感冒症状消失，舌质红，苔黄，脉浮数。西医诊断为面神经麻痹，中医诊断为面瘫。辨证为风热入中，气血闭阻。治以疏风通络。方用银翘散加减，配合针灸疗法。金银花 12g，连翘 12g，荆芥穗 6g，防风 9g，淡豆豉 9g，薄荷 10g，生甘草 5g，白芍 9g，桂枝 9g，蜈蚣 2 条，全蝎 9g。9 剂而愈。刘紫凝.银翘散加减临床应用举隅［J］.中国医药指南，2008，6（24）：290.

6. 痤疮

徐某，男，17 岁。学生言其近来准备会考，压力较大，作息不定，加之过食煎炸肥腻，1 周内面颊、额部痤疮遍起。自述口气较重，咽喉疼痛，消谷善饥，眠可，小便调，大便干。见其舌质红，苔薄黄，脉滑数。中医诊断为痤疮。辨证为外感风邪，肺胃蕴热，寻经上蒸于面。治以疏风解表，清泻肺胃。方用银翘散加减：金银花 15g，连翘 12g，薄荷 9g，生甘草 4g，荆芥穗 6g，竹叶 6g，枇杷叶 10g，栀子 10g，黄芩 10g，泽泻 10g，丹参 12g，丹皮 10g。服 3 剂后，痤疮未见新发，再入 7 剂，面部痤疮尽退。刘紫凝.银翘散加减临床应用举隅［J］.中国医药指南，2008，6（24）：290.

7. 银屑病

患者，男，12岁，周身泛发红色点状皮疹1周，于2000年11月11日初诊。半个月前曾患感冒，咽痛，体温38℃。予服西药抗生素、退烧药物（不详）后，体温降至正常。1周后，于躯干部开始起红色丘疹，大小不等，渐泛发全身，伴瘙痒，平素扁桃体易肿大。就诊时见面部、躯干、四肢泛发红色点状皮疹，上覆初薄鳞屑，刮除鳞屑有筛状出血，疹间偶见同形反应，咽部红肿，颌下可扪及蚕豆大小的淋巴结，伴有口渴，咽干，咽痛，舌尖红，苔薄黄，脉浮数。证属风热邪毒，蕴阻肌肤。治以疏风清热凉血。方用：金银花30g，连翘10g，桑叶10g，牛蒡子10g，薄荷6g，板蓝根20g，北豆根6g，黄芩10g，生槐花10g，草河车10g，麦冬10g，芦根10g，白茅根10g。水煎服。14剂后复诊，无新出皮疹，原有皮疹从中央消退，出现白色晕圈，瘙痒、咽红肿减轻，淋巴结缩小如黄豆大，舌尖红，仍口渴。证属热邪郁久伤阴，上方去黄芩、桑叶，加北沙参10g，石斛10g。再予服14剂后复诊，皮损基本消退，临床治愈。1个月后行扁桃体切除术。随访2年，未见复发。蓝海冰.银翘散加减治疗皮肤病验案举隅[J].北京中医，2005，24（4）：230.

8. 急性肾炎

魏某，男，1997年10月12日初诊。患者于半个月前受风后出现发热、恶风、咽痛等症，口服感冒通后，诸症消失。昨日晨起后，眼睑及颜面部浮肿，小便不畅，舌质红，苔白，脉浮滑。在省某医院查尿常规：蛋白（+++），红细胞3～5个每高倍视野，白细胞7～8个每高倍视野，诊为急性肾炎。证属风热袭肺，肺失宣降，风水相搏。治宜疏散风热，宣肺利水。方用：金银花15g，连翘9g，桔梗9g，淡竹叶8g，牛蒡子8g，白茅根20g，蝉衣6g，滑石12g，蒲公英12g，甘草6g。3剂，每日1剂，水煎分两次温服。12月6日二诊：服药后浮肿明显减轻，小便通利如常。尿常规：蛋白（++），红细胞1～2个每高倍视野，白细胞3～5个每高倍视野。效不更方，原方续服。共服15剂后，查尿常规（－），随访两年未复发。张建新，常庚.银翘散新用[J].光明中医，2003，18（2）：58.

参考文献

［1］庞安时.伤寒总病论；伤寒微旨论；伤寒明理续论［M］.太原：山西科学技术出版社，2010.

［2］叶天士.临证指南医案［M］.上海：上海科学技术出版社，2000.

［3］秦伯未.谦斋医学讲稿［M］.上海：上海科学技术出版社，2009.

［4］吴瑭.温病条辨［M］.北京：人民卫生出版社，1956.

［5］肖相如.温病初期不是表证［N］.中国中医药报，2003-08-04.

［6］肖相如.表证辨析［J］.中国医药学报，2004，19（增刊）：187.

［7］肖相如.太阳温病提纲"不恶寒"的意义——温病初期不是表证［J］.辽宁中医杂志，2004，31（8）：644.

［8］肖相如.《伤寒论》表证相关理论及其临床意义［J］.河南中医，2007,27（6）:1-3.

［9］肖相如.区别太阳阳明与正阳阳明的临床意义［J］.中华中医药学刊，2008，26（1）：21.

［10］肖相如.表证并非六淫都有［J］.河南中医，2009，29（8）：729.

［11］董正平，肖相如.银翘散本义［J］.中国误诊学杂志，2011，11（30）：7437-7438.

［12］董正平，肖相如.《伤寒论》《金匮要略》里热并见恶寒的辨治规律研究［J］.中国中医急症，2011，20（10）：1632-1633.

［13］董正平，肖相如.外感病滥用寒凉的原因分析［J］.中华中医药杂志，2012，27（5）：1238-1240.

［14］董正平，严哲琳，肖相如.肖氏"中医表证辨治思路"及其临床价值［J］.中国中医基础医学杂志，2012，18（4）：394-395.

［15］吴瑭.吴鞠通医案［M］.北京：人民卫生出版社，1985.

［16］陈修园.陈修园医书七十二种：一［M］.上海：上海书店，1988.

［17］徐荣斋.重订通俗伤寒论［M］.杭州：新医书局，1956.

［18］中医研究院.蒲辅周医疗经验［M］.北京：人民卫生出版社，1976.

第二节　桑菊饮方证辨析

一、《温病条辨》中的桑菊饮

《温病条辨·上焦篇》第六条："太阴风温，但咳，身不甚热，微渴者，辛凉轻剂桑菊饮主之。"

咳，热伤肺络也。身不甚热，病不重也。渴而微，热不甚也。恐病轻药重，故另立轻剂方。

辛凉轻剂桑菊饮方：杏仁二钱，连翘一钱五分，薄荷八分，桑叶二钱五分，菊花一钱，苦桔梗二钱，甘草八分，苇根二钱。

水二杯，煮取一杯，日二服。二三日不解，气粗似喘，燥在气分者，加石膏、知母；舌绛，暮热甚燥，邪初入营，加玄参二钱，犀角一钱；在血分者，去薄荷、苇根，加麦冬、细生地、玉竹、丹皮各二钱；肺热甚加黄芩；渴者加花粉。

此辛甘化风，辛凉微苦之方也。盖肺为清虚之脏，微苦则降，辛凉则平，立此方所以避辛温也。今世佥用杏苏散通治四时咳嗽，不知杏苏散辛温，只宜风寒，不宜风温，且有不分表里之弊。此方独取桑叶、菊花者，桑得箕星之精，箕好风，风气通于肝，故桑叶善平肝风；春乃肝令而主风，木旺金衰之候，故抑其有余，桑叶芳香有细毛，横纹最多，故亦走肺络而宣肺气。菊花晚成，芳香味甘，能补金水二脏，故用之以补其不足。风温咳嗽，虽系小疾，常见误用辛温重剂而销铄肺液，致久嗽成劳者不一而足。圣人不忽于细，必谨于微，医者于此等处，尤当加意也（吃紧语——眉批）。

《温病条辨·上焦篇》第五十五条：感燥而咳者，桑菊饮主之。亦救肺卫之轻剂也。

以上是《温病条辨》中桑菊饮的内容。从以上内容可知：

第一，《温病条辨》中的桑菊饮叫"辛凉轻剂"，不叫"辛凉解表"。

第二，桑菊饮的主治证是"咳"，不是表证。

第三，桑菊饮证的病机是"热伤肺络"，不是风热表证。

二、《方剂学》教材中的桑菊饮

在高等中医药院校的《方剂学》教材中，桑菊饮是"辛凉解表剂"中的第二个方。下面是《方剂学》教材中有关桑菊饮的内容：

功用：疏风清热，宣肺止咳。

主治：风温初起，邪客肺络证。但咳，身热不甚，口微渴，脉浮数。

证治机理：本证系风温初起之轻症。温热病邪从口鼻而入，邪犯肺络，肺失清肃，故以咳嗽为主症；因邪浅病轻，则身不甚热，口渴亦微。正如吴氏所言："咳，热伤肺络也。身不甚热，病不重也。渴而微，热不甚也。"治当从"辛凉微苦"立法，即疏风清热，宣肺止咳。

方解：方中桑叶甘苦性凉，善走肺络，疏散风热，又清宣肺热而止咳嗽；菊花辛甘性寒，疏散风热，又清利头目而肃肺。二药相须，直走上焦，协同为用，以疏散肺中风热见长，共为君药。薄荷辛凉解表，助君药疏散风热之力；杏仁苦降，肃降肺气；桔梗辛散，开宣肺气，相须为用，一宣一降，以复肺之宣降功能而止咳，共为臣药。连翘透邪解毒，芦根清热生津，为佐药。甘草调和诸药为使。诸药相伍，使上焦风热得以疏散，肺气得以宣降，则表证解，咳嗽止。

配伍特点：本方一以轻清之品，疏散风热以除表证；一以辛苦之品，宣肃肺气以止咳嗽。

辨证要点：本方为治疗风热犯肺咳嗽之常用方。以咳嗽，发热不甚，微渴，脉浮数为辨证要点。

使用注意：因本方为"辛凉轻剂"，故肺热著者，当适当加味，以免病重药轻，难以胜病。

临证加减：若见气粗似喘，是气分热势渐盛，加石膏、知母以清解气分之热。

从以上《方剂学》教材中关于银翘散的内容，至少有以下质疑：

第一，既然将桑菊饮放在辛凉解表剂中，其功用为什么要叫"疏风清热，宣肺止咳"而不叫"解表"？

第二，其主治证中的"但咳，身热不甚，口微渴，脉浮数"，哪一个是表证？

第三，证治机理中引吴鞠通语："咳，热伤肺络也。""热伤肺络"是表证吗？

第四，治当从"辛凉微苦"立法，即疏风清热，宣肺止咳。那"辛凉微苦"等于"疏风清热，宣肺止咳"，等于"辛凉解表"吗？

第五，方解说："方中桑叶甘苦性凉，善走肺络，疏散风热，又清宣肺热而止咳嗽。菊花辛甘性寒，疏散风热，又清利头目而肃肺。二药相须，直走上焦，协同为用，以疏散肺中风热见长，共为君药。"其中的"风热"是什么热？"肺热"又是什么热？"肺中的风热"又是什么热？而且《中药学》教材中菊花的药性为"甘、苦，微寒"，《方剂学》教材怎么变成"辛甘性寒"了呢？

第六，"诸药相伍，使上焦风热得以疏散，肺气得以宣降，则表证解，咳嗽止"。"上焦的风热"是什么？就是"表证"吗？其临床表现是什么？是表证吗？

第七，配伍特点："本方一以轻清之品，疏散风热以除表证；一以辛苦之品，宣肃肺气以止咳嗽。""轻清之品"是什么？"轻清之品"就可以"除表证"吗？

第三节 银翘散、桑菊饮现代文献研究

一、银翘散

（一）银翘散的临床应用

关于银翘散的研究内容丰富，涉及临床各科各类疾病 52 类 163 种，其中在感染性疾病初期及小儿传染性疾病的应用最为广泛，在耳鼻喉科、皮肤科疾病及肾病中运用较多，所治病证热证居多。现查阅 1959 年 3 月至 2014 年 3 月关于银翘散研究的 548 篇文章中，除去实验研究、实验观察、无病例及重复的文献 411 篇，共统计 137 篇文献（257 例病案报道），综述如下：

1. 感染性疾病

（1）呼吸道感染

银翘散在呼吸道感染中运用最为常见。邓元龙将 106 例确诊为急性上呼吸道感染患者随机分为治疗组（60 例）和对照组（46 例），治疗组采用银翘散加减治疗，对照组采用维 C 银翘片口服。银翘散加减治疗有效率为 90.0%，对照组有效率为 69.6%，两组经统计学处理，疗效有显著差异（$P < 0.01$）。管益民对用银翘散加减治疗急性上呼吸道感染的 33 例患者进行疗效分析，发现临床治疗效果明显，可有效减轻患者疼痛等症。王辛坤收治 76 例急性上呼吸道感染患者，随机分为两组，各 38 人。对照组予利巴韦林注射液、氯芬黄敏片治疗，治疗组服用银翘散加味及清开灵注射液雾化吸入治疗。治疗组总有效率 97.3%，对照组 81.6%，治疗组疗效优于对照组，两组比较差异有统计学意义（$P < 0.05$）。焦志玲将 192 例急性上呼吸道感染患者分成两组，治疗组（银翘散加减）96 例，对照组 96 例，前者临床治愈率达 97.9%，后者为 76%。武忠秀以银翘散合玉屏风散治疗数十例小儿上呼吸

道反复感染者，治愈率高，不再复发，疗效显著。赵新芳等将 65 例小儿急性支气管炎患者随机分为治疗组（银翘散合升降散加减口服治疗）和对照组（头孢唑啉钠和鱼腥草注射液治疗），5 天后观察效果，治疗组疗效明显优于对照组（$P < 0.05$）。

贾长文将 120 例风热型感冒患者随机分为两组，各 60 例，治疗组给予银翘散治疗，对照组给予四季抗病毒合剂治疗，两组比较差异无统计学意义（$P > 0.05$），银翘散退热及改善症状的效果较好，缓解症状迅速，使疗程缩短，且安全性好。陈虹林等提示在用银翘散治疗风热犯表感冒时，金银花作为主药，可以用银花藤替代。改用银花藤的银翘散与原方对风热犯表感冒均有治疗作用，而银翘散减去金银花又不加入银花藤，则对治疗风热犯表感冒疗效明显降低。高静报道运用银翘散治疗小儿外感的验案两则。黄满平将小儿风热感冒患者 120 例随机分两组，各 60 例。对照组给予口服利巴韦林颗粒、罗红霉素分散片，观察组给予口服加味银翘散。两组患儿总有效率比较，差异无统计学意义（$P > 0.05$）。观察组患儿不良反应的发生率明显较低，差异有统计学意义（$P < 0.05$）。陈炎泉报道以自拟"银翘散加黄芪汤"治疗虚人外感验案二则。盛京论述常子维老中医活用银翘散加麻黄治疗感冒的思想和典型病例。张秋池报道临床应用柴胡银翘散治疗外感疾病的验案一则。

（2）肺炎

彭红星等观察用银翘散与盐酸左氧氟沙星联合应用治疗肺炎的疗效较单独使用盐酸左氧氟沙星好。胡居息运用银翘散加减治疗小儿肺炎 25 例，效果较好。叶如美等报道 3 例用银翘散加减治疗大叶性肺炎的验案。梁卫等报道银翘散加减治疗左下肺炎急症一则。

（3）感染性发热

朱其皆以退热银翘散治疗急性高热 22 例中，痊愈 20 例，有效 1 例，无效 1 例。石良根临床观察用银翘散加减治疗急性发热 45 例中，痊愈 41 例，好转 3 例，无效 1 例，总有效率 97.8%。理萍对于因大剂量应用抗生素和激素后由高热转为持续不退的低热的患者，应用柴葛解肌汤合银翘散加减治疗，获得奇效。李铮阐述宋乃光教授用银翘散治疗外感风温高热的经验。

黄舒等观察用银翘散加减治疗 30 例小儿急性上呼吸道感染所致的高热，

临床上取得满意疗效。汪秀梅运用柴葛银翘散治疗小儿外感发热初期疗效显著。夏睿明阐述运用银翘散化裁治疗小儿"外感发热"的理论及体会。黄慕姬采用四逆散合银翘散治疗小儿流感发热，临床取得较好疗效。任霞等用葛根银翘散治疗手足口病高热36例中，显效30例，有效6例，总有效率100%。

陈兴才等报道运用银翘散治疗热性病疗效颇佳，表明该方对多种病毒性、细菌性的感染性疾病均有较好的疗效。

（4）病毒性心肌炎

刘芳运用银翘散治疗病毒性心肌炎52例中，临床治愈38例，好转10例，无效4例，总有效率为92.2%。孙德欣对37例病毒性心肌炎患者用牛脉散合银翘散治疗，痊愈32例，好转4例，无效1例，总有效率97.3%。

（5）亚急性甲状腺炎

亚急性甲状腺炎在临床上简称"亚甲炎"。本病近年来逐渐增多，临床变化复杂，可有误诊及漏诊，且易复发，导致健康水平下降。亚急性甲状腺炎虽属瘿病，但其临床表现属于温病范畴，早期起病多急骤，呈发热，伴以怕冷、寒战、疲乏无力和食欲不振。潘研等介绍冯志海教授治疗该病的经验，其在辨证之时，考虑甲亢期、过渡期、加减期、恢复期病机之不同，结合临床表现、舌脉证象，综合分析，可以达到良好的临床效果。吕秀群等将63例亚急性甲状腺炎患者随机分为两组，观察组用放血疗法联合银翘散治疗，对照组用消炎痛、强的松等治疗，观察组总有效率90.6%，对照组总有效率67.7%。

2. 传染性疾病

（1）流感

邹旭等观察31例甲型H1N1流感患者，采用银翘散加减为主的纯中医治疗方案，全部治愈，临床疗效确切。王勇等所在感染科两周内共收治29例甲型H1N1流感患者，入院24小时内即用银翘散加减治疗，临床疗效显著。刘芳用银翘散加减治疗甲型H1N1流感180例，痊愈138例，显效35例，无效7例，总有效率为96.1%。金晓仙等临床观察用银翘散合麻杏石甘汤治疗30例流行性感冒患者，总有效率为97.7%。陈玉霞报道用银翘散加减治疗流行性感冒临证验案一则。

（2）儿科传染病

①水痘：梁吉春等对 42 例水痘患儿以银翘散加减治疗进行观察，经过 1 个疗程的治疗，治愈 27 例；经过两个疗程的治疗，治愈 13 例；仅 2 例因合并皮肤感染改用其他疗法治疗，治愈率为 95.23%。龙贤林临床观察银翘散合三仁汤治疗水痘 78 例，均在 3～6 天治愈，无 1 例有并发症。杨龙生临床观察以银翘散加减治疗水痘 120 例，以清热解毒、透表消疹立法，临床疗效可靠。

②风疹：李七一临床运用银翘散治疗小儿风疹 532 例中，服 3 剂药后，治愈 488 例，有效 44 例，无效 0 例。陈玉芬等以银翘散加减治疗小儿风疹 56 例，治愈 34 例，有效 19 例，无效 3 例，总治愈率 60.7%，总有效率 94.6%。

③痄腮：李程之临床运用银翘散及其他中药加减治疗流行性腮腺炎 130 例，总结出中药治疗流行性腮腺炎确实可以缩短疗程，提高疗效，减少并发症。贾美华运用加味银翘散内外并用治疗流行性腮腺炎 50 例，临床效果颇佳。宫爱玲报道银翘散加味仙人掌外敷治疗流行性腮腺炎验案一则。王明碧等用六合丹银翘散治疗 117 例急性腮腺炎患者，收到良好的效果。齐晓霞等用银翘散合普济消毒饮加减加外贴治疗急性腮腺炎 156 例，总有效率 100%。

④手足口病：手足口病为病毒感染所致，中药在防治手足口病方面具有明显的优势。姜攀等采用银翘散合五味消毒饮内服配合外洗治疗手足口病患者 226 例，临床疗效显著。高军临床观察银翘散合碧玉散加减治疗手足口病 45 例，取得显著疗效。李艳平等将小儿手足口病患者 139 例，分为治疗组（银翘散加减治疗）69 例，对照组（西医疗法治疗）70 例，治疗组总有效率 97.1%，对照组 77.1%。李颖光临床观察用竹叶石膏汤合银翘散加减治疗小儿手足口病 30 例，效果明显。王长娟等用银翘散加减治疗小儿手足口病 50 例中，治愈 40 例，有效 10 例，总有效率 100%。周辉等将手足口病患儿随机分为研究组和对照组，其中对照组采用利巴韦林治疗，而研究组则在对照组治疗的基础上给予银翘散加藿朴夏苓汤治疗小儿手足口病，研究组较对照组治疗效果显著提高，病人的痛苦明显减轻。

⑤幼儿急疹：李志强临床观察银翘散治疗幼儿急疹 108 例，全部治愈，且无 1 例有并发症。

⑥疱疹性咽峡炎：邓玲华等将 60 例疱疹性咽峡炎患儿随机分为两组，各 30 例。治疗组给予银翘散加减治疗，对照组给予口服利巴韦林治疗。总有效率：治疗组为 96.7%，对照组为 90.0%。银翘散加减治疗疱疹性咽峡炎疗效显著，无明显毒副反应，值得临床推广。

⑦麻疹：郑益民临床选用银翘散以辛凉透表、清热解毒，治疗病毒性感染，收到满意效果，并报道治疗麻疹验案一则。曲忠山等用银翘散加减治疗感冒、麻疹、支气管肺炎、流行性腮腺炎、急性咽炎及扁桃体炎等疾病，并报道麻疹验案一则。

（3）病毒性肝炎

石坚报道用银翘散治疗病毒性肝炎的验案一则。刘渝生报道运用银翘散加减治疗多种小儿疾病的验案，其中有治疗乙肝验案一则。

3. 耳鼻喉科疾病

安改香等报道以通气银翘散治疗耳胀验案一则。戚莎莉报道用银翘散加减治疗外感耳鸣患者 54 例，治愈 39 例，好转 15 例，总有效率 100%。薛永红将 98 例急性分泌性中耳炎患儿随机分为两组，各 49 例。对照组采用西药常规治疗，治疗组在对照组治疗的基础上加用银翘散加减。对照组有效率为 81.6%，治疗组有效率为 95.9%。

沙剑轲等报道了银翘散在鼻科运用的三则验案，分别为鼻衄、鼻渊和鼻鼽。刘倩等将 58 例鼻咽癌患者随机分成两组，各 29 例。中药汤剂银翘散加减方联合地塞米松漱口液组较单纯地塞米松漱口液组疗效更佳，患者使用方便，可操作性强，口腔黏膜损害反应小且缓解疼痛的效果明显。刘红杯等运用银翘散防治鼻咽癌放疗致口咽部毒性反应 29 例，总有效率为 82.9%。另外，还有报道表明本方可用于治疗鼻窦炎、鼻唇部疖疮等。

王瑛观察 97 例急性咽炎患者，随机分组，治疗组以银翘散合增液汤治疗，对照组采用头孢氨苄胶囊治疗，两组比较有显著差异，治疗组疗效（总有效率为 98%）优于对照组（总有效率为 82%）（$P < 0.05$），表明银翘散合增液汤对急性咽炎有较好的治疗效果。李仅波观察以银翘散加减代茶饮用，治疗急性咽炎 86 例，收效甚好。段胜红临床观察运用银翘散合半夏厚朴汤治疗慢性咽炎 33 例中，痊愈 23 例，显效 6 例，好转 4 例。温利辉等报道加味银翘散治疗急慢性咽喉炎 136 例，治疗 5 ～ 15 天后，治愈 120 例，好转

16 例。

王海霞等对 51 例急性扁桃体炎患者运用银翘散加减治疗，治愈 37 例，显效 10 例，有效 4 例，无效 0 例，总有效率为 100%。尤丽娟临床观察银翘散加减治疗急性咽炎和扁桃腺炎共 52 例，治愈 41 例，有效 11 例，总有效率 100%。莫少琪观察以银翘散加味治疗急性扁桃体炎及咽炎 176 例，治愈 135 例，有效 40 例，无效 1 例。黄桂英观察银翘散加减治疗急性化脓性扁桃体炎 38 例，全部患者于服药 1 剂后感到咽喉疼痛有不同程度的缓解，体温下降，扁桃体脓性分泌物减少，其中 30 例服 2～3 剂药后痊愈，8 例服药 4 剂后亦获效。李春红临床观察应用加味银翘散治疗 40 例急性扁桃体炎患者，均获痊愈，其中 2 天治愈 8 例，5～7 天治愈 30 例，10 天治愈 2 例，未发现无效病例。林红应用银翘散加减治疗扁桃腺炎 36 例，治愈 24 例，有效 12 例。赵丽将 60 例急乳蛾患者随机分为治疗组和对照组各 30 例，对照组给予青霉素静脉点滴和对症支持治疗，观察组在对照组治疗的基础上加用银翘散水煎口服。治疗组总有效率为 100%，明显高于对照组（73.33%）。组间比较有显著差异（$P < 0.05$），两组治疗期间均未见与药物相关的不良反应。卢玉等临床观察 24 例急乳蛾患者用银翘散加减治疗，疗效好，无明显的毒副作用。

蒋庆科观察银翘散加减合甘露清咽合剂治疗咽源性咳嗽 210 例，痊愈 168 例，显效 35 例，无效 7 例，总有效率 96.7%。杨春报道了银翘散治疗温热病初期的验案四则，其中热邪伤肺之急性喉头炎一则。刘绍武等应用银翘散加减治疗风热为患、邪在表浅的耳鼻咽喉疾病，疗效满意，报道了耳疮、鼻疖、乳蛾的治疗验案各一则。

4. 皮肤科疾病

冷雪琴等将过敏性紫癜的 66 例患者随机分为两组，治疗组（银翘散加减莪术油治疗）46 例，对照组（强的松治疗）20 例，经统计学处理，治疗组疗效明显优于对照组（$P < 0.01$）。尚莉丽报道用银翘散治疗过敏性紫癜验案一则。刘永信等观察 63 例用银翘散加减治疗小儿过敏性紫癜患者，疗效确切，安全有效。

杨海栋等用银翘散加减治疗玫瑰糠疹 45 例，均获痊愈。王素梅等临床观察 40 例玫瑰糠疹患者用银翘散合化斑汤治疗，疗效显著。

卢彦顺将 120 例符合纳入标准的肺胃热盛型单纯疱疹患者，随机分为对照组和治疗组各 60 例。对照组采用阿昔洛韦片治疗，治疗组在对照组的基础上加用银翘散治疗。治疗组有效率为 100.00%，对照组有效率为 92.86%，银翘散联合阿昔洛韦片治疗肺胃热盛型单纯疱疹有较好的临床疗效，且毒副作用少，依从性好。

张玲报道用银翘散类方治疗中毒性红斑验案两则。胡澍群等运用银翘散加减治疗药物（合霉素）皮疹的病人，疗效满意，列出了 6 个病例以详细说明。李翠珍报道用银翘散加减治疗过敏性皮肤病验案三则。陈兆漳用银翘散治疗 18 例温病红疹患者，取得满意的疗效。张凌宇临床观察用银翘散加味治疗面部激素依赖性皮炎，疗效确定，作用持久，无明显的不良反应。卢业轩运用银翘散加减治疗 38 例发病于胸廓以上或病位以上部为主的疮疡、皮肤病患者，效果满意。

银翘散在皮肤科应用广泛，多疾病案例报道较多。蒋蔚报道用银翘散治疗皮肤验案三则，分别为玫瑰糠疹、药物性皮炎和单纯疱疹。汪黔蜀等观察用加减银翘散治疗风热血燥型皮肤病（银屑病、玫瑰糠疹、过敏性紫癜）共30 例，痊愈 23 例，显效 4 例，有效 3 例，疗效显著。王思勤报道运用银翘散治疗皮肤病的相关验案，涉及单纯疱疹、急性荨麻疹、虫咬皮炎、玫瑰糠疹、药物性皮炎等疾病。刘淑英报道应用银翘散加减治疗玫瑰糠疹、急性荨麻疹、药物性皮炎、单纯性疱疹等皮肤病验案四则。蓝海冰报道用银翘散加减治疗急性荨麻疹、痤疮和银屑病各一例。杨维平报道应用银翘散加减治疗小儿手足口病皮损、痤疮、带状疱疹和多形性红斑各一例。鲁晓彦报道银翘散治疗痤疮、带状疱疹的验案两则，以银翘散加减利咽清热，宣肺解毒。

5. 肾病

李传平临床应用银翘散加减治疗肾炎每获良效，并报道急性肾炎、紫癜性肾炎及 IgA 肾病的验案各一则。刘志平报道张汉启运用银翘散加减治疗慢性肾炎验案两则。

蒲香蓉等总结黄文政用银翘散治疗血尿的经验。程纯科报道应用银翘散加减治疗肾炎的验案两则及其临床体会。

胡居息报道了一则银翘散加减治疗肾病综合征的验案。谢兴桥观察 86 例以银翘散合五苓散加减治疗小儿肾病综合征患者，疗效较好，且不良反应少。

殷二航报道用银翘散治疗儿科肾病的四则验案，即急性肾小球肾炎、肾病综合征、过敏性紫癜性肾炎和 IgA 肾病。

6. 儿科其他报道及妇科疾病

曹晶明运用银翘散化裁治疗小儿口疮 48 例，服药 2 剂痊愈者 18 例，服药 3 剂痊愈者 15 例，服药 5 剂痊愈者 14 例。徐建名等观察用银翘散加减或氨苄西林治疗小儿化脓性脑膜炎患者，前者的疗效比后者更好。

在多病例报道中，银翘散用于治疗儿科诸多疾患。黄卫华报道以银翘散为主方治疗儿科外感、痄腮、风疹、丹痧验案各一则。刘渝生报道运用银翘散加减治疗多种小儿疾病，除治疗乙肝外，还报道治疗肺炎喘嗽、厌食、泄泻等。杨季国报道运用银翘散加减治疗儿科疾病四则，分别为暑热、麻疹、痄腮、猩红热并发肾炎，疗效均佳。于利群用银翘散加减治疗儿科多种疾病，报道了急性扁桃体炎、手足口病、水痘和幼儿急疹各一则。李廷保等报道运用银翘散加减治疗儿童皮炎类皮肤病四则验案，分别为脂溢性皮炎、脓疱疮、水痘和丹毒。徐娜报道运用银翘散治疗儿科疾病验案，分别为淋巴结炎、咳嗽、发热、过敏性紫癜、痄腮和水痘。谭斌杰等认为，银翘散抗病毒退热的功效确切，以发热、咽部红肿疼痛为辨证要点，报道运用银翘散加减治疗儿科疾病的验案四则。刘媛等报道运用银翘散治疗儿科诸疾的经验，如咳嗽、急性扁桃体炎、支气管炎、发热、小儿湿疹等。刘志强临床观察以银翘散加减治疗 260 例小儿病毒性皮肤病（小儿水痘、风疹和手足口病），疗效较好。陈蓉蓉报道临床运用银翘散治疗儿科验案三则，外感发热、风热咳嗽、烂喉痧各一则。

吴连福报道 2 例产褥感染者均为使用抗生素无效患者，以银翘散治疗效佳。朱月等阐述朱颖教授运用银翘散合生化汤加减治疗外感夹瘀型产后发热经验及验案一则。李丽娟等观察用银翘散加减治疗妊娠期感冒 20 例患者，治愈 17 例，好转 2 例，有效率 95.0%。祝玉慧等运用银翘散加减治疗妊娠甲型 H1N1 流感 12 例，全部治愈。

7. 眼科疾病

王淑梅等运用银翘散治疗眼科多种疾病，报道了麦粒肿、眼睑丹毒、眼睑炎性水肿、眼部带状疱疹、急性结膜炎、春季卡他性结膜炎、疱疹性角膜结膜炎、巩膜炎等的加减用药及合方治疗，临床取得较好的疗效。李林军等用银翘散加减治疗单纯疱疹病毒性角膜炎，效果较好，治愈率达80.5%，总有效率95.1%。罗海兰抽取94例患有流行性出血性结膜炎的患者，随机分为对照组（西医临床常规滴眼液治疗）和治疗组（在常规滴眼液的基础上加用银翘散随证加减治疗），治疗组的临床效果较对照组更显著。

8. 面部神经病变

唐瑞平以银翘散治疗证属风热型的面神经炎，疗效迅速。蔡英姿运用银翘散加味治疗面神经麻痹，疗效良好，并报道了一则验案。林素财等和张建新等均报道用银翘散加减治疗三叉神经痛的验案一则。

9. 其他

《温病条辨》上焦篇第11条说："太阴温病，血从上溢者，犀角地黄汤合银翘散主之。"并释之曰："以银翘散败温毒，以犀角地黄清血分之伏热。""已用过表药者，去豆豉、芥穗、薄荷。"李荣辉运用二者合方治疗小儿血证，小儿血证主要包括以吐、衄、便、尿血及皮肤紫癜等出血症状为主的疾病（紫癜在皮肤病中已有介绍），李氏报道三则验案，分别为再生障碍性贫血、继发性血小板减少性紫癜、过敏性紫癜合并紫癜性肾炎。

刘辉等观察用银翘散治疗老年人眩晕58例，基本治愈35例，好转15例，有效3例，无变化5例。

曾四来等应用小柴胡汤合银翘散治疗因治感冒用药不当引发的96例白细胞下降者，获得意想不到的佳效。

王晶将40例急性重症胰腺炎患者随机分为两组，各20例，治疗组在对照组的基础上给予银翘散腹腔灌洗治疗。治疗组在降低患者血淀粉酶、白细胞及维持患者血钙水平方面具有明显的疗效。

另外，还有报道表明，本方可用于治疗泌尿系感染、头风、下肢不用、心悸、肺源性心脏病发作、手臂抬举困难、小儿流行性乙型脑炎、乳腺炎等。

参考文献

［1］邓元龙.银翘散加减治疗急性上呼吸道感染60例［J］.河南中医，2011，11：1313-1314.

［2］管益民.银翘散加减治疗急性上呼吸道感染的疗效分析［J］.现代诊断与治疗，2013，13：2921-2922.

［3］王辛坤.银翘散联合清开灵注射液雾化吸入治疗急性上呼吸道感染疗效观察［J］.中国社区医师，2014，3：67-69.

［4］焦志玲.银翘散加减治疗急性上呼吸道感染疗效观察［J］.中外医疗，2013，3：115-116.

［5］武忠秀.银翘散合玉屏风散治疗小儿上呼吸道感染［J］.新疆中医药，2002，1：62.

［6］赵新芳，陈阳.银翘散合升降散加减治疗小儿急性支气管炎25例分析［J］.四川中医，2004，9：67-68.

［7］贾长文.银翘散治疗急性上呼吸道感染临床观察［J］.临床合理用药杂志，2011，29：63.

［8］陈虹林，刘真.银翘散中银花藤易银花治疗风热犯表感冒30例临床观察［J］.江苏中医药，2011，11：33.

［9］高静.银翘散儿科临床应用解析［J］.大家健康（学术版），2013，1：171-172.

［10］黄满平.加味银翘散治疗小儿风热感冒的应用研究［J］.中外医学研究，2013，8：44-45.

［11］陈炎泉.自拟"银翘散加黄芪汤"治验［J］.新中医，1990，1：17.

［12］盛京.银翘散加麻黄治疗感冒［J］.四川中医，1994，8：29-30.

［13］张秋池.柴胡银翘散治疗外感疾病的临床随诊体会［J］.天津中医药大学学报，2010，3：122.

［14］叶如美，吴自运.中药银翘散加减治疗大叶性肺炎3例报告［J］.江西医药，1961，Z1：32-33.

［15］彭红星，李颖.银翘散与盐酸左氧氟沙星联合应用治疗肺炎疗效分析［J］.重庆医学，2013，35：4328-4330.

［16］胡居息.银翘散加减治疗小儿肺炎25例［J］.湖北中医杂志，1982，1：55.

［17］梁卫，龚林，张丽玲，等.银翘散加减治疗急症两则［J］.中国中医急症，2009，12：2071-2072.

［18］朱其皆.退热银翘散治疗急性高热22例体会［J］.广西中医药，1984，4：30.

［19］石良根.银翘散加减治疗急性发热45例［J］.实用中医药杂志，2002，9：14-15.

［20］理萍.柴葛解肌汤合银翘散加减治疗低热66例［J］.中医药临床杂志，2010，6：524.

［21］李铮.宋乃光教授银翘散治疗外感风温高热经验［J］.中国中医药现代远程教育，2013，18：117.

［22］黄舒，吴小玫.银翘散加减治疗小儿发热30例［J］.中国中医急症，2000，3：102.

［23］汪秀梅.柴葛银翘散治疗小儿外感发热初期的体会［J］.中医儿科杂志，2012，3：27-28.

［24］夏睿明.对小儿"外感发热"与银翘散化裁运用的体验［J］.重庆医药，1979，3：19-23.

［25］黄慕姬.四逆散合银翘散治疗小儿流感发热86例［J］.江西中医药，2007，3：47-48.

［26］任霞，苏富军.葛根银翘散治疗手足口病高热36例体会［J］.中国社区医师（医学专业），2012，4：230.

［27］陈兴才，张桂芝.银翘散在热性病中的应用［J］.四川中医，1988，7：14.

［28］刘芳.银翘散治疗病毒性心肌炎52例［J］.湖南中医杂志，1997，4：29-30.

［29］孙德欣.生脉散合银翘散治疗病毒性心肌炎37例［J］.国医论坛，1998，2：26.

［30］潘研，张志伟.冯志海教授应用银翘散加减治疗亚甲炎举隅［J］.中医临床研究，2011，13：92.

［31］吕秀群，刘得华.放血疗法联合银翘散治疗亚急性甲状腺炎疗效观察［J］.新中医，2013，2：42-44.

［32］邹旭，张鹏，张忠德，等.银翘散加减治疗甲型H1N1流感31例体会［J］.中国中药杂志，2009，22：2953-2954.

［33］王勇，左华，李发荣，等.银翘散加减治疗甲型H1N1流感的临床疗效观察［J］.四川中医，2010，4：73-74.

［34］刘芳.银翘散加减治疗甲型H1N1流感180例疗效观察［J］.中医药导报，2011，4：91.

［35］金晓仙，张淑英.银翘散合麻杏石甘汤治疗流行性感冒临床观察［J］.黑龙江中医药，2013，4：22.

［36］陈玉霞.银翘散临证验案三则［J］.山西中医，2013，7：62.

［37］梁吉春，梁晓秋．银翘散加减治疗水痘42例疗效观察［J］．北京中医药大学学报，1998，6：65．

［38］龙贤林．银翘散合三仁汤治疗水痘78例［J］．四川中医，2007，10：90．

［39］杨龙生．银翘散加减治疗水痘120例临床观察［J］．江西中医药，2004，6：35．

［40］李七一．银翘散治疗小儿风疹532例［J］．吉林中医药，1999，6：20．

［41］陈玉芬，曹丽．关于中药银翘散加减治疗小儿风疹的几点浅论［J］．科技信息，2009，35：817．

［42］李程之．"银翘散"治疗流行性腮腺炎130例临床总结［J］．山东医刊，1959，9：34-35．

［43］贾美华．加味银翘散内外并用治疗流行性腮腺炎50例［J］．新疆中医药，1988，2：34．

［44］宫爱玲．银翘散加味仙人掌外敷治疗流行性腮腺炎［J］．青岛医药卫生，1998，10：25．

［45］王明碧，邬凤麟．六合丹银翘散治疗急性腮腺炎117例［J］．华西医讯，1989，1：123-124．

［46］齐晓霞，齐国有．银翘散合普济消毒饮加减加外贴治疗急性腮腺炎156例［J］．陕西中医，2007，1：64-65．

［47］姜攀，刘相朝，刘琨．银翘散联合五味消毒饮治疗手足口病疗效观察［J］．吉林中医药，2013，1：51-52．

［48］高军．银翘散合碧玉散加减治疗手足口病45例［J］．中医儿科杂志，2008，5：36-37．

［49］李艳平，张红艳，马小丽，等．银翘散加减治疗小儿手足口病69例［J］．陕西中医，2010，3：305．

［50］李颖光．竹叶石膏汤合银翘散加减治疗小儿手足口病30例临床观察［J］．中外医疗，2012，17：99．

［51］王长娟，杨士珍．银翘散加味治疗小儿手足口病50例［J］．河北中医，2013，9：1328．

［52］周辉，吴厚琼，黄敏．银翘散加藿朴夏苓汤治疗小儿手足口病［J］．中国实验方剂学杂志，2013，21：310-312．

［53］李志强．银翘散治疗小儿幼儿急疹108例［J］．中医临床研究，2011，1：75．

［54］邓玲华，舒兰．银翘散加减治疗小儿疱疹性咽峡炎30例临床观察［J］．湖南中医杂志，2014，1：61-62．

［55］郑益民．银翘散治病毒性感染验案举隅［J］．中成药，1994，5：43-44．

［56］曲忠山，李凤波，李俊彪．银翘散新解［J］．新医学，1976，8：398-400.

［57］石坚．银翘散治疗病毒性肝炎［J］．实用中医内科杂志，1990，1：9.

［58］刘渝生．银翘散加减运用举隅［J］．重庆中医药杂志，1990，4：20.

［59］安改香，邢守平．通气银翘散治疗耳胀一得［J］．山西中医，1995，3：26-27.

［60］戚莎莉．银翘散加减治疗外感耳鸣54例［J］．赣南医学院学报，2007，3：436.

［61］薛永红．银翘散加减辅助治疗儿童急性分泌性中耳炎49例［J］．河南中医，2010，3：294-295.

［62］沙剑轲，孔凡芬．银翘散在鼻科的临床运用［J］．中国中医药现代远程教育，2009，4：44.

［63］刘倩，罗秀丽．银翘散加减方防治鼻咽癌放疗后口腔黏膜损伤29例［J］．陕西中医学院学报，2012，2：43-44.

［64］刘红杯，罗美华．银翘散防治鼻咽癌放疗致口咽部毒性反应29例［J］．辽宁中医杂志，1997，9：28.

［65］朱秀梅．银翘散临床新用［J］．中国民族民间医药，2009，6：93.

［66］王俊国．银翘散在外科病中的应用［J］．陕西中医，1985，6：268-269.

［67］王瑛．银翘散合增液汤治疗急性咽炎52例［J］．山东中医杂志，2003，3：151-152.

［68］李仅波．银翘散加减治疗急性咽炎86例观察［J］．社区医学杂志，2007，18：29.

［69］段胜红．银翘散合半夏厚朴汤治疗慢性咽炎33例［J］．湖北民族学院学报（医学版），2002，1：32.

［70］温利辉，黄清苑．加味银翘散治疗慢性咽喉炎136例［J］．新中医，2002，1：40.

［71］王海霞，王幼，李文芳．银翘散加味治疗急性扁桃体炎51例疗效观察［J］．现代中西医结合杂志，2001，15：1445.

［72］尤丽娟．银翘散加减治疗急性咽炎、扁桃腺炎52例［J］．陕西中医，2000，6：269.

［73］莫少琪．银翘散加味治疗急性扁桃体炎、咽炎176例［J］．新中医，1995，7：50.

［74］黄桂英．银翘散加减治疗急性化脓性扁桃体炎38例［J］．广东医学，1995，10：691-692.

［75］李春红．加味银翘散治疗急性扁桃体炎40例［J］．现代中西医结合杂志，2007，33：4985.

［76］林红.银翘散加减治疗扁桃腺炎［J］.湖北中医杂志，1998，2：41.

［77］赵丽.辨证使用银翘散治疗急乳蛾临床体会［J］.中医临床研究，2011，22：55-57.

［78］卢玉，舒兰.加减银翘散治疗急乳蛾24例临床观察［J］.中医药导报，2013，3：59-60.

［79］蒋庆科.银翘散加减合甘露清咽合剂治疗咽源性咳嗽210例［J］.实用中医药杂志，2010，1：15.

［80］杨春.银翘散对温热病初期效验介绍［J］.福建中医药，1964，5：16-17.

［81］刘绍武，李振芝.银翘散加减对耳鼻咽喉疾病的应用［J］.天津中医，1989，4：39-41.

［82］冷雪琴，刘素平.银翘散加减莪术油治疗过敏性紫癜46例［J］.中国现代药物应用，2009，11：150-151.

［83］尚莉丽.银翘散治疗过敏性紫癜［N］.中国中医药报，2012-11-12.

［84］刘永信，杨春梅，龚勇，等.银翘散加减治疗小儿过敏性紫癜63例［J］.陕西中医学院学报，2013，5：55-56.

［85］杨海栋，史华明，鲁贵青.银翘散加减治疗玫瑰糠疹45例［J］.中国民间疗法，2013，12：49.

［86］王素梅，吴玉敏，赵浩.银翘散合化斑汤治疗玫瑰糠疹疗效观察［J］.北京中医药，2012，8：601-603.

［87］卢彦顺.银翘散联合阿昔洛韦片治疗单纯疱疹60例［J］.河南中医，2011，9：1037-1038.

［88］张玲.银翘散类方治疗中毒性红斑举隅［J］.中国中医药现代远程教育，2012，16：123-124.

［89］胡澍群，李奇成，杨蓉珍.银翘散加减治疗药物（合霉素）皮疹的临床观察［J］.江西中医药，1960，12：32-33.

［90］李翠珍.银翘散加减治疗过敏性皮肤病验案三则［J］.河北中医，2013，8：1160-1161.

［91］陈兆漳.银翘散治疗温病红疹有效［J］.中医杂志，1984，6：39.

［92］张凌宇.银翘散加味治疗面部激素依赖性皮炎疗效观察［J］.内蒙古中医药，2013，29：16.

［93］卢业轩.银翘散加减治疗上部疮疡和皮肤病38例小结［J］.广西中医药，1989，1：14-15.

［94］蒋蔚.银翘散在皮肤科临床应用举隅［J］.安徽中医临床杂志，2001，5：395.

［95］汪黔蜀，李雁，王军，等.加减银翘散治疗风热血燥型皮肤病30例疗效观察

［J］.云南中医中药杂志，2004，3：15.

［96］王思勤.银翘散治疗皮肤病的经验［J］.陕西中医，1988，12：557.

［97］刘淑英.皮肤科应用银翘散四则［J］.黑龙江中医药，1990，3：28-29.

［98］蓝海冰.银翘散加减治疗皮肤病验案举隅［J］.北京中医，2005，4：230.

［99］杨维平.银翘散临证新用［J］.中医研究，2012，11：64-65.

［100］鲁晓彦.临床中银翘散在现代中的新应用［J］.中国现代药物应用，2013，18：126.

［101］李传平.银翘散加减治疗肾炎的体会［J］.中国中医药信息杂志，2000，11：70.

［102］刘志平.张汉启运用银翘散加减治疗慢性肾炎验案两则［J］.中医药信息，2013，3：115-116.

［103］蒲香蓉，武士锋，杨洪涛.黄文政用银翘散治疗血尿经验［J］.实用中医药杂志，2013，10：862-863.

［104］程纯科.银翘散煎服治疗肾炎的应用体会［J］.中国乡村医药，2012，9：36.

［105］胡居息.银翘散加减治疗肾病综合征［J］.四川中医，1987，2：40-41.

［106］谢兴桥.银翘散合五苓散加减治疗小儿肾病综合征86例的疗效观察［J］.贵阳中医学院学报，2013，3：154-155.

［107］殷二航.银翘散儿科肾病临床应用举隅［J］.吉林中医药，2009，12：1066-1067.

［108］曹晶明.银翘散化裁治疗小儿口疮48例［J］.广西中医药，1988，5：14.

［109］徐建名，陈素芬.银翘散加减与氨苄西林治疗小儿化脓性脑膜炎的疗效观察［J］.现代中西医结合杂志，2013，14：1566-1567.

［110］黄卫华.银翘散在儿科中的运用［J］.江西中医药，1990，4：33.

［111］杨季国.银翘散在儿科临床中的运用体会［J］.中国中医药信息杂志，1999，7：66-67.

［112］于利群.银翘散加减在儿科的临床运用举隅［J］.云南中医中药杂志，2008，11：32-33.

［113］李廷保，窦志强，何炳元.银翘散加减治疗儿童皮炎类皮肤病［J］.中医儿科杂志，2007，1：29-30.

［114］徐娜.银翘散儿科临床应用举隅［J］.吉林中医药，2007，11：48，66.

［115］谭斌杰，罗学斌.银翘散治隅四则［J］.内蒙古中医药，2011，7：6.

［116］刘媛，王明月.王明月教授运用银翘散治疗儿科诸疾经验［J］.广西中医药大学学报，2012，3：33-34.

［117］刘志强.银翘散加减治疗3种小儿病毒性皮肤病260例［J］.中国社区医师

（医学专业），2013，1：213.

[118] 陈蓉蓉.儿科临床运用银翘散治案举例［J］.浙江中医药大学学报，1983，2：28.

[119] 吴连福.应用银翘散治疗产褥感染的观察［J］.黑龙江中医药，1965，2：10-11.

[120] 朱月，朱颖.朱颖教授运用银翘散合生化汤加减治疗外感夹瘀型产后发热经验［J］.现代中医药，2014，1：9-10.

[121] 李丽娟，叶青.银翘散化裁治疗妊娠期感冒20例［J］.陕西中医学院学报，2013，6：66-67.

[122] 祝玉慧，田磊，徐宁.银翘散加减治疗妊娠甲型H1N1流感12例［J］.中国中医药信息杂志，2010，7：74-75.

[123] 王淑梅，杨光.银翘散在眼科临床的运用［J］.辽宁中医杂志，1987，11：28-29.

[124] 李林军，原儒建.银翘散加减治疗单纯疱疹病毒性角膜炎临床分析［J］.河北北方学院学报（自然科学版），2012，3：83-85.

[125] 罗海兰.银翘散加减治疗流行性出血性结膜炎的临床疗效探究［J］.中国医药指南，2013，10：291-292.

[126] 唐瑞平.银翘散治疗面神经炎的体会［J］.川北医学院学报，2003，4：80-81.

[127] 蔡英姿.银翘散加味治疗面神经麻痹［J］.中国社区医师（综合版），2006，17：61.

[128] 林素财，刘紫凝.银翘散加减临床应用举隅［J］.世界中医药，2009，5：267-268.

[129] 张建新，常庚.银翘散新用［J］.光明中医，2003，2：58-59.

[130] 李荣辉.犀角地黄汤合银翘散治疗小儿血证一得［J］.中国民间疗法，2000，12：37-38.

[131] 刘辉，王正寿.银翘散治疗老年人眩晕58例报告［J］.中国社区医师，1987，10：44.

[132] 曾四来，曾宪慧.小柴胡汤合银翘散临床运用体会［J］.新疆中医药，2002，6：84.

[133] 王晶.银翘散治疗急性重症胰腺炎临床观察［J］.吉林中医药，2013，2：157-158.

[134] 张瑞士，简书芬.银翘散变通运用一得［J］.河北中医，1988，3：29-30.

[135] 严婉英，何建平.巧用银翘散［J］.贵阳中医学院学报，1991，3：30-31.

［136］安峰.银翘散应用举隅［J］.实用中医内科杂志，2000，1：40.

［137］周明礼.银翘散加减可治多种疾病及疑难杂症［J］.亚太传统医药，2006，6：69-70.

（二）银翘散的药理学研究

近代不少学者对银翘散的药效及毒理进行了大量研究，取得了不少结果。

何建萍通过对银翘散组方中各成分的药理研究，以探讨银翘散具有的功效。金银花具有解热抗炎、抗病毒、抑制多种致病菌、消除内毒素的作用，其解热机制为直接作用于下丘脑的热神经元，同时又能抑制冷敏神经元发放冲动，降低产热水平。连翘有显著的解热作用，能拮抗内毒素所致的家兔发热；其具有的抗炎作用能抑制炎症早期毛细血管通透性亢进所致的渗出和水肿；其所含连翘酚、连翘脂苷 A 和挥发油有显著的广谱抑菌作用，连翘脂苷 B 有抗真菌作用，挥发油有显著抑制流感病毒作用。薄荷小量能兴奋中枢神经，使周围毛细血管扩张而散热，并促进汗腺分泌以降低体温；其所含 8 种儿茶萘酚酸是有效的抗炎剂，能抑制 3α – 羟基类固醇脱氢酶而起到抗炎作用；薄荷能增加呼吸道黏液的分泌，去除黏膜上的黏液，减少泡沫痰，使呼吸道的有效通气量增大。牛蒡全株均含抗菌成分，尤其对金黄色葡萄球菌有明显的抑制作用。淡豆豉所含大豆总苷有明显的抗病毒作用。淡竹叶中含有淡竹叶多糖，具有增强免疫的作用。桔梗和荆芥具有解热、抗炎、镇痛作用。甘草的部分成分能增强细胞免疫和体液免疫，部分成分又有抑制体液免疫和抗过敏、抗变态反应的作用；其具有氢化可的松样的抗炎作用，其抗炎效价为氢化可的松的 1/10；甘草多糖具有抗 DNA 和 RNA 病毒效应，能够降低多种常见病毒的毒力；其含有甘草次酸胆碱，有明显的中枢止咳作用，对 5– 羟色胺引起的支气管痉挛有保护作用，强度与可待因相似且甘草口服后能覆盖和保护发炎的咽喉及气管黏膜，减轻刺激，有助止咳，促进咽喉及支气管的分泌，使稠痰稀释，易于咳出；甘草甜素具有解毒作用。因此，银翘散具有解热镇痛、抗炎、抗过敏、抗菌、抗病毒的作用。

王强等采用正常小鼠、环磷酰胺免疫抑制小鼠、流感病毒感染小鼠为观察对象，检测支气管肺泡灌洗液（BALF）中分泌性免疫球蛋白 A（sIgA）、白介素 -4（IL-4）、γ 干扰素（IFN-γ）水平及 IL-4/IFN-γ 的变化，以此研究银翘散对不同免疫状态小鼠呼吸道黏膜免疫功能的影响及防治表证相关疾病的机制。其实验结果显示，银翘散各剂量组连续给药 3 天对正常小鼠和环磷酰胺免疫抑制小鼠 BALF 中 IL-4、IFN-γ 的水平均无明显影响，但 20g/kg、40g/kg 剂量组既可增加流感病毒感染鼠 BALF 中 sIgA 的水平，也对增高的 IFN-γ 及 IFN-γ/IL-4 比值有降低作用（$P < 0.05$）。其研究结果表明，流感病毒感染鼠 IL-4 水平降低，IFN-γ 水平升高，IFN-γ/IL-4 比值升高，提示模型动物 BALF 中细胞因子分泌失衡，Th1 应答占优势，此与机体的免疫防御机制有关，有利于病原微生物的清除。但 IL-4 水平降低，失去对 IFN-γ 的拮抗作用，IFN-γ/IL-4 比值升高，导致机体的免疫炎症损伤；而银翘散能使模型鼠增高的 IFN-γ 水平及 IFN-γ/IL-4 比值降低，逆转 Th1/Th2 的失衡，减少机体的免疫炎症损伤，增加 sIgA 的分泌，从而减轻气道炎症，清除病原体。

陈俏妍等对银翘散水提取物进行研究，发现其具有抗流感病毒的作用。研究表明，银翘散水提物剂量为 300mg/（kg·d）可以一定程度减轻小鼠感染流感病毒引起的体重减轻等症状，降低因发生病毒性肺炎升高的肺指数，改善鼠肺间质性肺炎的病变。

石钺等通过色谱技术和波谱等方法对银翘散的水煎物进行结构鉴定，从其抗流感病毒有效部位群中分离得到了 6 种黄酮类成分，分别为醉鱼草苷、金合欢素、橙皮苷、异甘草素、异甘草苷和金丝桃苷，并认为黄酮类物质是银翘散抗流感病毒的主要物质基础之一，其可以抑制流感病毒唾液酸酶的活性和抑制膜融合作用。

谢斌等认为银翘散可能没有直接的抗病毒作用，而是通过诱生干扰素，增强细胞免疫等而发挥抗病毒感染效果。其研究结果显示，银翘散在体外细胞水平未见有直接的抑制呼吸道病毒的作用，但体内实验已证实了其确有抑制小鼠体内流感病毒增殖的作用，且具有抗菌、抗炎、抗过敏、镇痛、增强免疫等作用，较之单纯发挥抗病毒作用的合成药如病毒唑、金刚烷胺等，银翘散既可以消除流感引起的症状，又对病毒性感冒具有病因治疗作用，且无明显的毒副作用。

谢慧珺等在研究银翘散对甲1型流感病毒FM1株复制作用影响的时候，发现银翘散可以降低鼠肺病毒滴度及鼠肺流感病毒NP表达量，减轻全身症状、鼠肺病变范围及肺泡腔渗出物，降低肺指数。

潘曌曌等发现银翘散中金银花、连翘、牛蒡子等提取物具有改善流感病毒性肺炎小鼠临床症状和日常行为能力、减轻流感病毒引起的肺组织损伤和抑制流感病毒在肺部增殖等功效，说明中药对小鼠流感病毒性肺炎有较好的治疗作用。

李军用利巴韦林联合加味银翘散治疗病毒性感冒引起的发热、头痛、肌痛、乏力、鼻塞流涕、咽痛、咳嗽及胃肠不适等症状，取得较好的效果。他将300例患者随机分为治疗组与对照组各150例，对照组给予利巴韦林注射液静脉滴注，治疗组给予利巴韦林注射液滴注加服加味银翘散治疗，结果治疗组总有效率为98.7%，对照组为85.7%，组间存在极显著性差异（$P < 0.01$）。

王春花在整理银翘散的临床应用时，发现该方可用来治疗多种感染性疾病、过敏性疾病，尤其是以治疗感染性疾病为主。文中论述了采用不同剂量和剂型的银翘散制剂治疗病毒性角膜炎、面神经麻痹、中耳炎、荨麻疹、玫瑰糠疹、过敏性紫癜、肾炎、病毒性心肌炎、呼吸道感染、风疹、腮腺炎、水痘、手足口病及其他以发热为主的感染性疾病，均取得了一定的疗效。

何明等认为中药抑菌机制有三个方面：①干扰微生物酶系，破坏其正常的新陈代谢，抑制酶活性。②使微生物蛋白酶凝固和变性，干扰其生存和繁殖。③改变细胞膜通透性，使其酶类和代谢产物逸出而失活。据此，栾耀芳等通过研究发现复方银翘散的抑菌作用：金黄色葡萄球菌经复方银翘散作用后细胞壁缺损严重，但大多数细菌内含物无流失，说明细胞膜尚完整，因此造成细菌死亡的原因可能与破坏细胞壁合成有关；而作用后的大肠埃希菌胞体膨大，细胞质内包涵体和染色体结构破坏严重，胞膜与胞质分离，细胞内含物大量流失甚至成空泡，说明细菌的细胞壁不仅被破坏，细胞膜通透性亦发生改变，致使体内酶类和代谢产物逸出而致死亡。

肖棉仁通过选用金黄色葡萄球菌、流感病毒感染小鼠，观察银翘散对感染金黄色葡萄球菌、流感病毒小鼠的影响及对 HeLa 细胞生长抑制、抗 FM1、Adv7 增殖的影响，证实银翘散具有明显的抗菌、抗病毒作用。

卢芳国等发现银翘散对乙型溶血性链球菌的作用也较明显。其抑菌环为（21.33±0.57）mm，对金黄色葡萄球菌、大肠埃希菌、绿脓假单胞菌的 MIC 依次为 41.66mg/mL、62.5mg/mL、83.32mg/mL，对肺炎链球菌、乙型溶血性链球菌的 MIC 为 125mg/mL。

肖碧跃等对 18 只新西兰大耳大白兔进行随机分组：模型组及银翘组经耳静脉注射内毒素造模，0.5 小时后将银翘组用银翘散灌胃，模型组及空白组灌入等量蒸馏水，2 小时后心脏采血，检测白介素 -1β（IL-1β）、白介素 -10（IL-10）的表达及 WBC 计数。结果：与空白组比较，模型组 IL-1β 的表达、WBC 计数明显高于空白组（$P < 0.01$）；与模型组比较，银翘组 IL-1β 的表达、WBC 计数明显低于模型组（$P < 0.01$）；与空白组比较，银翘组 IL-1β、WBC 计数无明显差异（$P > 0.05$）；空白组、模型组、银翘组 IL-10 的表达无明显差异（$P > 0.05$）。提示银翘散在早期可能是通过抑制炎性因子来控制内毒素血症的炎症发展。

徐万忠等在总结前人对银翘散治疗肾小球肾炎的机理时，发现薄荷少量内服可通过兴奋中枢神经系统，扩张皮肤毛细血管，促进汗腺分泌，增加散热；金银花水提取物中的黄酮类成分易失去 H^+，生成相对稳定的自由基，延长了脂肪氧化诱导期，终止了油脂氧化链反应的传播，起到抗氧化作用，使血清中 GHS 增高，MDA 降低；桔梗具有镇咳祛痰、解热镇痛、抗炎及利尿作用；甘草所含的皂苷、甘草次酸具有肾上腺皮质激素样作用，对人体的免疫功能有双向性调节作用；同时，薄荷煎剂、金银花、连翘、荆芥的体外试验表明其均具有一定的抑菌作用。

胡敏用银翘散治疗急性上呼吸道感染，取得了良好的效果。她将 60 例患者随机分为两组各 30 例，试验组给予银翘散煎服，每天 1 剂；对照组给予病毒唑片剂口服，每次 150mg，每天 3 次。两组均治疗 3～5 天。结果：试验组咳嗽、发热、鼻塞、流涕消失时间与对照组比较明显缩短（$P < 0.05$）。总有效率：观察组 93.1%，对照组 66.7%，两组比较差异有显著性意义（$P < 0.05$）。病毒唑有明显的骨髓抑制及溶血的副作用，临床应用受到

限制，因此胡敏认为银翘散治疗老年人病毒性上呼吸道感染，能快速有效地降低患者体温，改善患者的临床症状，及早截断病情变化，防止疾病传变。

王晶将 40 例急性重症胰腺炎患者随机分为两组各 20 例，对照组采用禁食、抑制胰液分泌、保护黏膜、抗感染、维持水电解平衡等治疗，治疗组在对照组的基础上给予银翘散治疗（连翘、金银花、桔梗、薄荷等，1 日 1 剂，水冲胃管注入，1 日 2 次），比较两组治疗前后血淀粉酶、白细胞、血钙水平变化。结果：治疗组在降低患者血淀粉酶、白细胞及维持患者血钙水平方面具有明显的疗效。

徐建名治疗小儿化脓性脑膜炎患者 120 例，按照随机原则分为银翘散治疗组和氨苄西林治疗组，氨苄西林治疗组患者在常规治疗的基础上使用抗生素氨苄西林静滴治疗，银翘散治疗组患者在常规治疗的基础上以银翘散为主方辨证加减汤剂治疗，统计两组患者在治疗 7 天后退热、呕吐消失的情况，以及血常规检查和脑脊液检查中白细胞恢复到正常的情况，综合评定二者的治疗效果。结果：银翘散加减组患者退热、呕吐消失以及血常规、脑脊液中白细胞恢复正常的情况明显好于氨苄西林治疗组（$P < 0.05$）。

参考文献

［1］刘涛．银翘散的临床运用［C］．中华中医药学会．第九次全国中医药防治感染病学术交流大会论文集，2009.

［2］何建萍．银翘散的临床药理［J］．中国实用医药，2009，4（23）：149–150.

［3］王强，刘亚欧，李兴平．银翘散对呼吸道黏膜 Th1/Th2 细胞因子的影响［J］．中成药，2013，35（1）：165–167.

［4］陈俏妍，李润峰，杨春光，等．不同银翘散提取物体内抗甲型流感病毒作用的比较［J］．新中医，2013，45（10）：141–142.

［5］石钺，石任兵，刘斌，等．银翘散抗流感病毒有效部位群中黄酮类成分研究［J］．中国中药杂志，2001，26（5）：320–322.

［6］谢斌，杨子峰，陈俏妍，等．银翘散对多种呼吸道病毒作用体外实验研究［J］．中国热带医学，2006，6（1）：16–17.

［7］谢慧珺，王玉涛，招穗珊，等．银翘散体内抑制甲 1 型流感病毒 FM1 株复制作用的实验研究［J］．新中医，2011，43（12）：108–110.

［8］潘曌曌，王雪峰，岳志军，等.银翘散主要活性成分对流感病毒性肺炎小鼠治疗作用的研究［J］.中医儿科杂志，2011，7（4）：17-20.

［9］李军.加用加味银翘散治疗冬春季病毒性感冒150例［J］.广西中医药，2012，35（4）：30-31.

［10］王春花.银翘散的临床应用研究进展［J］.陕西中医，2011，32（12）：1687-1689.

［11］何明，张永跟.中药抑菌作用现状［J］.北京中医药大学学报（中医临床版），2007，14（6）：44-46.

［12］栾耀芳，孔祥山，吴斌，等.复方银翘散对五种常见耐药菌的体外敏感性研究［J］.山东医药，2011，5（43）：66-67.

［13］肖棉仁.不同剂型银翘散抗菌、抗病毒作用的研究［J］.湖南中医学院学报，2003，23（1）：15-18.

［14］卢芳国，朱应武，田道法，等.12个中药复方体外抗菌作用的研究［J］.湖南中医学院学报，2004，24（4）：9-11.

［15］肖碧跃，赵国荣，贺又舜，等.银翘散对内毒素血症兔早期IL-1β、IL-10含量及WBC计数的影响［J］.湖南中医药大学学报，2013，33（9）：33-35.

［16］徐万忠，朱传东.银翘散治疗肾小球肾炎的机理探讨［J］.中国中医药现代远程教育，2012，10（20）：96-97.

［17］胡敏.银翘散治疗老年人病毒性上呼吸道感染临床观察［J］.新中医，2012，44（5）：29-30.

［18］王晶.银翘散治疗急性重症胰腺炎临床观察［J］.吉林中医药，2013，33（2）：157-158.

［19］徐建名，陈素芬.银翘散加减与氨苄西林治疗小儿化脓性脑膜炎的疗效观察［J］.现代中西医结合杂志，2013，22（14）：1566-1567.

（三）银翘散现代文献病例要素提取

1. 研究对象

（1）资料来源

系统全面检索现代（1959年3月至2014年3月）对银翘散临床应用的文献。文献主要来源于中国期刊全文数据库（CNKI）、中国万方数据库、维普数据库检索，并由北京中医药大学图书馆馆藏图书进行补充检索。

（2）检索策略

以银翘散为检索词，进行 CNKI、万方数据库、维普数据库的文献检索，共检索出 548 篇文献。

（3）文献纳入标准

①文献内容主要是方剂使用的临床研究、个人经验的文献。

②文献中病案需要有明确的症状描述、诊断及处方组成，大样本研究文献（近 5 年）则以标准症状为资料录入。

③文献中使用处方组成为银翘散的原方或化裁方。

④对于综述文献，参照相关本研究的参考文献，人工检索原始文献，按照上述三条标准进行纳入统计。

（4）文献排除标准

①资料来源不清，与临床实际明显不符者。

②对银翘散的学术思想及方剂分析的理论研究文献。

③动物实验研究、现代药理实验研究观察等文献。

（5）文献筛选方法

①对文献编号后进行人工查重。

②对于内容雷同或一稿多投的文章，尽管文献名称不一致，仍按同一篇文献进行统计。

2. 研究方法

运用 ACCESS 2007 数据库进行分析。

3. 研究内容

经过筛选，共 137 篇文献（共 258 例医案）纳入研究。

（1）使用 ACCESS 2007 软件建立数据库，以纳入研究的 261 例医案为基础分别建立 "疾病及分科对应表" "病机对应表" "舌苔脉象表" "主次症状表" 4 个表。

（2）统计分析：分别建立 "病机频次查询" "症状频次查询" "脉象频次查询" "舌苔频次查询" "舌质频次查询" "疾病分类频次查询" 6 个查询。

4. 查询结果

（1）病机频次查询

病机	病机之计数
燥邪犯肺	1
营血失和，气血不畅，阻于肌表	1
血热妄行	1
血热内蕴，外感风邪	1
心脾积热，火热上炎，热移于大肠、膀胱	1
心脾积热，风热夹湿犯表	1
邪在少阳	1
邪在肺卫，滞留不去，发于肌肤腠理	1
邪在肺，留滞不去，发于肌腠	1
邪郁肌表，肺脾两伤	1
邪郁肺胃，卫气同病	1
邪伤肺卫	1
邪热伤肺，内热不宣	1
邪热入营	1
邪客喉核，血肉腐败	1
邪犯肺卫	1
邪毒闭肺	1
瘟毒外袭	1
温热之邪，循经上攻	1
温热外袭，肺气不宣，肃降失常	1
温毒伴气虚	1
卫营同病	1
卫气营同病	1

病机	病机之计数
温邪犯肺，肺气不宣	1
外感时邪疫毒与肺、心、脾经内蕴湿热相搏，外泄郁结肌表，邪毒上攻于口为口疮，流散于四肢为疱疹	1
外感时邪，热毒内蕴，迫血妄行	1
外感时邪，内蕴湿热	1
外感风邪，客于肺卫	1
外感风邪，肺胃蕴热，沿经上蒸于面	1
外感风温，卫气同病	1
外感风热邪毒浸淫腠理，燔灼营血	1
外感风热入血	1
外感风热兼心阴不足	1
外感风热夹湿	1
外感风热，郁而化热	1
外感风热，壅痹阳明经络	1
外感风热，心阴不足	1
外感风热，邪壅血分，热毒壅结，发于肌表	1
外感风热，痰热壅肺，肺失宣降	2
外感风热，热聚成毒	1
外感风热，清窍不通	2
外感风热，夹湿，郁于肌表	1
外感风热	5
外感风寒，内动心火，寒火相接，郁滞营卫肌肉	1
体虚卫弱，外感风热	1
痰热互结，耗伤肺肾之阴	1

病机	病机之计数
痰热互结，肺肾阴虚	1
素体亏虚，外感风热	1
暑湿交蒸	1
暑邪外袭，上焦郁闭	1
暑温夹湿	1
时邪病毒袭染肺卫肌表，湿热蕴积肺脾，发于肌表	1
湿热阻滞，毒邪不利	1
湿热郁肺	1
湿热壅盛，感受毒邪	1
湿热泄泻	1
湿热素盛，感受外邪	1
湿热内蕴，复感风热之邪	1
湿热内蕴，熏蒸肌肤	1
湿毒浸淫，内归肺肾	1
热邪伤肺	1
热邪炽盛，肺气闭塞	1
热为核心，热因毒起	1
热入营血证	1
热内蕴，感受毒邪，湿热毒邪互相搏结，壅滞肌肤	1
热毒蕴结少阳	1
热毒扰心	1
热毒内蕴，风热袭表	1
热毒犯肺证	1

病机	病机之计数
热毒搏结于咽	1
气营同病	1
气营两燔，湿毒蕴结	2
气阴两虚，热毒扰心	1
气血、痰热凝滞于肺胃之外系喉结部	1
气虚络空，风热壅痹，痰阻经络	1
脾虚湿蕴	1
脾胃素有湿热，兼外感风热，肺胃蕴热	1
脾失健运，食积化热	1
口鼻而入，发于手足，上熏口咽，外透肌肤，发为疱疹	1
火热毒邪，气血郁滞	1
后胞脉空虚，外邪乘虚而入，正邪交争，营卫失和，加之产后恶露未净，瘀滞胞中，故而发热	1
寒郁化热	1
感受外邪，湿热蕴结肌肤	1
感受暑热	1
感受时疫邪毒，经口鼻入里蕴郁肺胃，气血相搏，热毒蕴结于肌表，出现发热、皮疹	1
肝胆郁热，复有风热侵袭，邪结于耳	1
风邪郁于经络化热，经络阻闭	1
风邪壅于胆经，络脉不通	1
风邪外袭，内舍于肺，肺失宣降，通调失司，水道不通，发为水肿	1
风邪外袭，肺失通调，肾阳虚	1

病机	病机之计数
风温夹痰蕴结	1
风温邪毒，蕴于少阳，气血受阻	1
风温邪毒，郁结腮部	1
风温袭表，痰热内蕴	1
风温犯肺	3
风温犯表，热邪壅肺	1
风温初起，热毒内盛	1
风水浮肿	1
风水泛滥，偏于风热	1
风热之邪在肺卫，留滞不去，发于肌腠	1
风热之邪外袭，热入营血而出疹，热郁气机不畅，气滞湿阻，水道不利而致面肿少尿	1
风热之邪，动扰胃腑，浊气上逆	1
风热在表，正虚邪实证	1
风热蕴阻肌肤	1
风热壅结胆经	1
风热疫毒，邪犯肺卫，引睾窜腹	1
风热血燥	1
风热夹湿	1
风热邪郁于肺胃	1
风热邪毒郁于肺胃	1
风热邪毒所致耳疮	1
风热邪毒所致鼻疖	1
风热邪毒侵袭肺系，日久失治，热邪久稽，循经上聚鼻窦，气血搏结，灼伤鼻窍	1

续表

病机	病机之计数
风热邪毒内侵，影响肝胆疏泄，胆汁外溢所致	1
风热邪毒，蕴阻肌肤	1
风热邪毒，损伤脉络，迫血妄行	1
风热邪毒，结聚咽喉	1
风热邪毒，搏结于咽喉	1
风热袭肺，余热未清，外透肌肤	1
风热袭表证	1
风热袭表夹湿风热	1
风热袭表，痰热蕴肺，热迫气营而发疹	1
风热袭表	2
风热瘟毒交结，局部血瘀痰结	1
风热外袭，肺失宣降	2
风热外袭，肺卫被束，热灼咽喉	1
风热外侵，热毒壅盛	2
风热束肺，热灼咽喉	1
风热束肺，肺失清肃	1
风热束表，肺卫失宣	1
风热时邪，郁于肌表	1
风热湿邪郁于肺胃	1
风热上壅咽喉	1
风热上袭于肺	1
风热上袭肺，余热未清	1
风热上犯，伤阴传里，热毒炽盛	1
风热上犯，气血壅滞，经络不通	1

续表

病机	病机之计数
风热上乘肺卫	2
风热伤络兼血瘀型	1
风热入中，气血闭阻	1
风热侵袭咽喉	1
风热侵袭肌肤，郁久化热，伤及脉络	1
风热侵袭肌表	1
风热侵袭，郁于肺卫	1
风热喉蛾	1
风热感冒	1
风热犯卫，湿毒郁表	3
风热犯卫	1
风热犯肺阻于肌肤，过食肥甘、油腻、辛辣之物，脾胃蕴热，湿热内生，熏蒸于面	1
风热犯肺，肺气不利	1
风热犯肺，血热妄行	1
风热犯肺，卫表失和	1
风热犯肺，湿热蕴脾	1
风热犯肺，热邪入里，蕴结下焦，灼伤肾阴，血渗膀胱	1
风热犯肺，内灼真阴	1
风热犯肺，结于咽喉，邪热内盛	1
风热犯肺，肺失清肃	1
风热犯肺，肺气失宣，蕴而化热，灼伤血络	1
风热犯肺	8
风热犯表，热郁肌腠，卫表失和	1

续表

病机	病机之计数
风热犯表，热邪入里	1
风热犯表	3
风热毒邪袭肺卫	1
风热动血，血热妄行	1
风热乘脾	1
风热搏结于咽喉	1
风热	3
风火痰浊上犯清窍，损及瞳神	1
肺脾气虚兼风热	1
肺经血热，外受风邪	1
毒邪壅阻少阳经脉，经脉壅滞，气血郁结	1
毒热壅盛，气滞血郁	1
毒热内蕴，风火毒侵	1
毒虫咬伤，毒汁染肤	1
表虚不固，风寒、风热外袭，客于肌表，致使营卫失调	2
表寒外束，里热渐盛	1
辨证为妊娠期感冒风热证	1

（2）症状频次查询

症状	症状之计数
发热	81
咽痛	58
咳嗽	47
头痛	33

续表

症状	症状之计数
口渴	26
纳差	21
口干	21
发热恶寒	17
鼻塞	14
恶寒	13
高热	12
咽红	11
恶寒发热	10
大便干	10
无汗	10
流涕	9
咽干	9
乏力	8
咽喉肿痛	6
皮疹	6
咽部充血	6
尿黄	5
鼻塞流涕	5
全身不适	5
流黄涕	4
呕吐	4
寒战	4
恶风	4

续表

症状	症状之计数
小便黄	4
食欲减退	4
胸闷	4
便干	4
心悸	4
小便黄，大便干	4
便秘	4
心烦	4
全身皮疹伴瘙痒	3
腹痛	3
咽痒	3
喷嚏	3
烦躁	3
咽喉疼痛	3
头身疼痛	3
心慌	3
微咳	3
低热	3
口眼㖞斜	3
血尿	3
耳鸣	3
咽部红肿	3
流清涕	3
头晕	3

症状	症状之计数
恶心呕吐	3
大便干，小便黄	3
扁桃体Ⅱ度肿大	3
身疼	3
壮热	3
周身疼痛	3
神疲乏力	3
尿少	3
尿赤	3
寐差	3
颈前痛	2
瘙痒	2
心烦口渴	2
面部发热，轻度瘙痒	2
双下肢紫癜密布	2
口腔溃疡	2
口中味甜	2
目红流泪	2
咽肿	2
气短	2
口苦	2
头昏痛	2
下肢浮肿	2
咳嗽声嘶	2

续表

症状	症状之计数
口干喜饮水	2
倦怠	2
腹胀	2
口干口苦	2
面黄	2
口干，喜饮水	2
鼻塞流黄涕	2
吞咽困难	2
咳嗽无痰	2
咽疼	2
大便干结	2
便结	2
有汗	2
身痛	2
尿短赤	2
身冷	2
纳少	2
唇红	2
鼓腮漏风	2
鼻流黄涕	2
纳呆	2
恶寒发热	2
溲黄	2
大便秘结	2

症状	症状之计数
咽痒痛	2
咳嗽，有痰略黄	1
咳嗽喘息，咳绿色泡沫样痰，量多	1
口唇鲜红	1
口唇肿胀	1
咳嗽，痰多，偶咳黄白色黏痰	1
咳嗽，咳痰	1
咳嗽，痰白	1
咳嗽，有痰	1
口臭	1
口鼻干燥	1
咳嗽声粗	1
咳痰不畅	1
咳嗽痰黄	1
咳嗽，痰黄，不容易咳出	1
咳嗽流涕	1
咳嗽，痰黄难咳	1
咳嗽，痰少难咳	1
咳嗽，痰少，痰呈铁锈色	1
咳嗽频繁	1
咳嗽气促	1
咳嗽气促，痰黄而黏	1
渴饮	1
微高出皮肤	1

症状	症状之计数
两腮肿硬疼痛	1
流鼻血，量多色红	1
流浓涕	1
流涎	1
咯黄痰	1
咯痰不爽，质黏色黄	1
寐差	1
口腔黏膜充血、水肿、糜烂、疼痛	1
面部、鼻头密集分布粟米大小丘疹，有脓头	1
口微渴	1
面部、躯干、四肢泛发红色点状皮疹，上覆初薄鳞屑	1
面部浮肿	1
面部红斑	1
面部红色斑丘疹	1
面部黄痂	1
面部及眼睑浮肿	1
面部轻微水肿	1
面赤	1
眠差	1
口苦口干	1
小便黄，大便干	1
口干渴	1
口干口苦口黏	1

症状	症状之计数
口干喜冷饮	1
口干咽燥	1
口角㖞斜流涎	1
咳喘	1
口渴，口唇干燥	1
两腮部肿痛，双耳垂下漫肿，有弹性感，触痛明显	1
口渴欲饮	1
口咽黏膜充血	1
口气重	1
咳嗽，声嘶	1
口腔黏膜及手指、足趾皮疹	1
口腔黏膜疱疹（咽腭弓、软腭、悬雍垂）	1
口腔疱疹	1
口腔疼痛	1
口腔疼痛且流涎	1
口唇周围红肿疼痛，红斑水肿	1
口渴尿黄	1
低烧	1
大便黑溏	1
大便略干	1
大便偏干	1
大便色黑质坚如羊屎	1
鼻旁红斑刺痒灼痛	1

续表

症状	症状之计数
大便溏	1
大便溏薄，小便短赤	1
淡红色斑丘疹	1
得热重	1
高热咳嗽，左侧胸痛	1
低热恶风	1
打喷嚏，鼻塞	1
恶风，发热	1
恶风发热	1
恶风无汗	1
恶寒发热，咳嗽，左侧胸痛	1
恶寒发热，头痛头晕	1
恶心	1
耳后淋巴结略肿大	1
耳后皮疹	1
耳内疼痛	1
耳内胀闷闭塞	1
低热持续不退	1
不寐	1
鼻塞流清涕	1
鼻煽	1
鼻血	1
鼻咽干燥	1
鼻痒	1

症状	症状之计数
鼻胀	1
扁桃体Ⅱ度肿大，有脓点	1
扁桃体Ⅱ度肿大并有咽部黏膜充血	1
扁桃体充血肿大	1
扁桃体肿大	1
大便黑	1
便稍干	1
大便干燥	1
不思饮食	1
部分红斑融合成地图状，高出皮肤	1
晨起呕吐	1
抽搐	1
触之痛甚，汗出加剧	1
唇干咽燥	1
唇红而干	1
唇红干燥	1
刺激性咳嗽	1
耳下肿痛，扪之硬、热	1
便干溲赤	1
肩臂活动受限	1
耳下腮部肿胀酸痛，咀嚼不便	1
鼻塞，流涕	1
高热不退，干咳，胸痛	1
干渴	1

症状	症状之计数
高热目赤	1
巩膜以及全身黄染	1
刮去鳞屑，点状出血	1
关节疼痛	1
关节肿	1
红斑（耳后、腋窝、背部）	1
高热不退	1
间断发热，夜甚	1
面赤唇红	1
肩臂痛	1
筋惕肉瞤	1
精神不振	1
颈部结节	1
颈部少许猩红色皮疹	1
剧烈眩晕	1
咳流清涕	1
咳铁锈色痰	1
斑丘疹（红色，手指、足趾）	1
咳嗽	1
甲状腺肿大、疼痛、质硬、触痛	1
发热无恶寒	1
咳嗽，咳痰（色黄，量多，质黏稠）	1
耳胀塞闷	1
鼻出血	1

症状	症状之计数
发热，恶风	1
发热，恶寒无汗	1
发热，双下肢散在瘀斑，伴齿龈出血、黑便	1
发热，头痛	2
发热，咽痛	1
发热，周身灼热	1
高热不退	1
鼻部疥疮	1
耳下肿痛	1
烦闹不宁	1
烦热	1
反复发热	1
腹部疼痛	1
腹痛泄泻 7 次，泻下稀薄，色深而臭	1
腹泻	1
干咳	1
干咳黏痰	1
偶有惊惕	1
斑丘疹及瘢疹样损害（手、足、口、臀）	1
发热恶风	1
牙关不利	1
偶咳有痰	1
小便频数，尿痛，尿急，尿道灼热感	1
心慌，心悸，劳累或者受凉后加重	1

症状	症状之计数
胸背、四肢大小不等的红斑，上有糠皮状鳞屑	1
胸背、四肢见点状至钱币状红斑，上有白色鳞屑	1
胸背部发红色斑片，瘙痒	1
胸背皮疹，微痒	1
胸腹密集玫瑰色扁平丘疹	1
胸热	1
胸痛	1
小便不畅	1
胸胁满闷	1
消瘦	1
咽部不适	1
咽部潮红	1
咽部梗塞感	1
咽部微红	1
咽干，口渴	1
咽干，痛	1
咽干，欲饮水	1
咽干咳嗽	1
咽干咽痒	1
咽红而痛	1
咽红肿痛	1
胸脘满闷	1
微发热	1

症状	症状之计数
头痛，肢体酸痛	1
头痛身重	1
头痛头晕	1
头眩痛	1
头晕痛	1
头晕头痛	1
头胀痛	1
突然高热，持续不降	1
外耳道疼痛红肿	1
往来寒热	1
小便黄，大便偏干	1
微恶寒	1
咽微痛	1
畏光眵多	1
畏光流泪，视力下降	1
畏寒	1
胃部胀满拒按	1
胃脘痞满，纳差	1
无汗或少汗	1
膝关节痛	1
喜饮	1
下颌密集丘疹，水疱，少许渗出液和结痂	1
下肢不能站立、行走，肌肉无萎缩	1
消谷善饥	1

症状	症状之计数
微恶风寒	1
壮热恶寒	1
肢痛	1
肿硬压痛	1
周身不适	1
周身出疹且瘙痒	1
周身大小不等红色风团	1
周身红色风团，部分融合成片，水肿性红斑	1
周身红色丘疹，上覆银色鳞屑	1
周身红疹，瘙痒	1
周身弥漫性红斑及红色风团并灼热	1
周身疱疹	1
咽喉红肿	1
周身灼热无汗	1
张口不利	1
灼热（胸腹、背）	1
灼热疼痛	1
自汗	1
左侧鼻孔处疼痛，有粟米样隆起，灼热疼痛	1
左侧面部稍微红肿	1
左侧乳房红肿	1
左侧胸部剧烈疼痛	1
左侧腰部酸痛	1
左下颌结块热痛	1

症状	症状之计数
左下颌淋巴结肿大如鸡卵，压痛	1
左眼红痛	1
周身针尖大出血点	1
喑哑	1
头面部红色斑块，高出皮肤	1
咽痒干呕	1
颜面浮肿	1
颜面及双下肢浮肿	1
颜面及四肢深红色紫癜	1
颜面阵发性剧痛	1
眼睑不能闭合	1
眼睑浮肿	1
眼睑及下肢水肿	1
眼睑及颜面部浮肿	1
眼睑水肿	1
肢体无力	1
腰痛，身痛	1
疹处瘙痒	1
饮食不振	1
右侧面部刀割样剧痛，放射至眼额部	1
右侧腮肿	1
右侧头痛如刀割	1
右耳下肿大	1
右耳肿胀痛	1

续表

症状	症状之计数
右前额部灼痛伴粟粒大小水疱	i
右手背部发痒伴丘疹、水疱、风团	1
语言謇涩	1
遇凉可	1
咽喉痛	1
腰腹至胸胁以及右前额部水疱，针刺般的烧灼样疼痛	1
丘疹	1
全身皮肤泛发红斑	1
皮疹瘙痒	1
疲乏	1
偏头痛	1
奇痒	1
气喘鼻煽	1
气粗	1
气促	1
气息喘急	1
前额、面颊部白头或黑头样丘疹	1
皮疹（红色，全身）	1
丘疱疹	1
皮下出血	1
丘疹（暗紫，臀部、下肢、踝部、足背）	1
丘疹、疱疹	1
躯干、四肢大小不等红色风团	1

续表

症状	症状之计数
躯干、四肢泛发大片红色风团，扪之热	1
躯干部红斑，大如拇指，小如黄豆	1
躯干广泛颗粒性红疹	1
躯干皮肤红色丘疹融合成片	1
躯干上肢皮肤斑疹，如玫瑰色，热痒	1
全身泛发红斑	1
全身高度水肿	1
头痛，全身肌肉酸痛	1
轻微咳嗽	1
尿黄，便溏	1
面额部痤疮	1
面红	1
面颊两边及前额部黑头或者白头样丘疹	1
面颊、四肢大小不等的红色风团	1
面颊左侧一块蚕豆大小红斑，密集水疱，渗出液	1
面目浮肿	1
面色苍白	1
面肢微肿	1
默默不欲饮食	1
目红	1
皮疹（双下肢）	1
尿短黄	1
全身丘疹、疱疹、结痂	1

症状	症状之计数
衄血	1
偶喷嚏、流涕	1
左足背皮肤肿胀发热，灼热疼痛	1
疱疹	1
疱疹（红色，手足掌、肛周、口腔、颊黏膜、舌面、上颚）	1
疱疹（口腔黏膜、手、足、臀部）	1
皮肤潮红	1
皮肤出油较多	1
皮肤风团色红，瘙痒	1
皮肤红疹	1
皮肤剧烈瘙痒	1
纳呆恶心	1
四肢倦怠乏力	1
全身关节疼痛	1
双腮肿痛	1
双手抽风	1
双下肢出血点	1
双下肢见针头至黄豆大小瘀斑，微痒	1
双下肢皮肤紫癜	1
双眼睑浮肿	1
水疱	1
水疱（红色，肛周）	1
水疱（周身）	1

症状	症状之计数
双侧睾丸肿痛	1
四肢干瘦	1
双侧扁桃体 I 度肿大	1
痰（色白，质稠，不易咳出）	1
痰少白黏	1
痰少质黏	1
痰黏黄	1
痰黏量少	1
疼痛，左唇颊肿	1
体有皮疹，瘙痒	1
听力障碍	1
头昏	1
头面、躯干疱疹	1
面赤颧红	1
水疱疹（颜面、躯干）	1
身热	1
全身酸痛	1
肉团（皮下、颈、肩、腮）	1
肉眼血尿	1
乳蛾红肿，并见溃疡点	1
乳房结块	1
乳汁不通	1
腮肿痛	1
稍咳	1

续表

症状	症状之计数
少腹拘急	1
少汗	1
少汗水	1
双侧腮腺区漫肿疼痛	1
身出红斑，上覆糠状鳞屑	1
头身胀痛	1
身酸痛	1
身体微恶寒	1
身痒	1
神疲困倦	1
食少	1
食欲不振	1
食欲不振，强食则吐，胃痛	1
食欲差	1
手、足、口腔以及臀部出现皮疹	1
手心发热	1
手足心热	1
少尿	1

（3）脉象频次查询

脉	脉之计数
浮数	72
数	20
滑数	14

脉	脉之计数
细数	13
弦数	11
浮	5
弦细	5
弦	4
浮数，或络脉浮、色淡紫红	3
滑	3
弦细数	3
浮滑数	3
濡数	2
浮滑	2
弦滑	2
指纹浮紫	2
浮滑无力	1
浮数无力	1
浮弦数	1
浮数大	1
浮数，指纹浮紫	1
洪数	1
浮弦略数	1
浮数，右寸尤显	1
浮略细	1
浮紧而数	1
浮滑细数无力	1

脉	脉之计数
浮滑稍数	1
浮大	1
沉细	1
沉数	1
浮紧	1
细浮数	1
指纹紫滞	1
指纹紫在风关	1
指纹红紫在风关	1
指纹淡紫	1
细小无力	1
细弦滑	1
细数结代	1
细弱	1
脉弦滑	1
细滑数	1
两寸动数	1
细	1
微弦	1
微数	1
数有力	1
食指脉络紫	1
弱	1
指纹紫滞显露	1

脉	脉之计数
濡细	1
细缓	1

（4）舌苔频次查询

苔	苔之计数
薄黄	67
薄白	33
黄腻	20
黄	15
薄黄腻	6
薄	6
腻	5
白腻	4
薄白微黄	3
白	3
少苔	2
微黄腻	2
黄干	2
薄腻	1
薄黄而干	1
薄黄，边见紫气	1
白，少津	1
薄而泛黄	1
薄白微腻	1

续表

苔	苔之计数
薄白而燥	1
薄白欠湿润	1
白或薄黄	1
薄微黄	1
白厚，有红点	1
厚	1
白燥	1
白微黄	1
白稍剥	1
白厚	1
黄燥	1
有齿痕，苔白厚腻或黄腻	1
无苔	1
微黄	1
苔薄黄	1
舌边红苔白黄	1
少，舌面有小白烂点	1
少	1
稍厚	1
腻，微黄	1
根腻	1
灰	1

续表

苔	苔之计数
糙	1
黄稍腻	1
黄厚，中间焦褐色	1
黄厚腻	1
黄厚	1
厚燥	1
厚腻	1
中间黄	1
光	1
粗黄	1
灰腻	1

（5）舌质频次查询

舌质	舌质之计数
舌质红润	1
舌尖红点	1
舌尖红	5
舌红有瘀点	1
舌红	1
舌边尖红	2
偏红	3
嫩红	1
尖红赤	1

续表

舌质	舌质之计数
尖红	21
尖边红	3
红绛	3
红	137
淡红	8
赤	1
边尖红	4
边赤	1
暗红	1
暗淡	1
暗	1

（6）疾病分类频次查询

分科	计数
儿科	55
皮肤科	35
呼吸科	31
耳鼻喉科	22
儿科、皮肤科	13
肾内科	6
儿科、传染病	9
呼吸科、耳鼻喉科	5
肾病科	5
儿科、肾病科	4

分科	计数
皮肤科	4
感染性疾病	4
儿科、皮肤病科	3
内分泌科	3
妇科	3
传染科	3
儿科、五官科	3
神经科	3
内科急症	2
妇产科	2
儿科、耳鼻喉科	2
儿科、呼吸科	2
神经内科	2
五官科	2
心血管内科	2
血液科	2
眼科	2
皮肤科、传染科、儿科	2
儿科、口腔科	1
儿科、传染科	1
儿科、肾内科	1
传染科、肾内科	1
传染病	1
儿科学	1

分科	计数
皮肤科、儿科	1
眼科、传染病	1
血液科、肾病科	1
心内科	1
消化科	1
外科、骨科	1
外科	1
呼吸科、心血管科	1
皮科	1
放疗科	1
皮肤科、传染科	1
皮肤科（热疮）	1
肿瘤科、耳鼻喉科	1
泌尿科	1
妇科、感染性疾病	1
乳腺科	1

二、桑菊饮

（一）桑菊饮的临床应用

通过查阅文献（1959 年 7 月至 2014 年 3 月，共 120 篇文献，除去实验研究、实验观察、无病例及重复的文献 88 篇，共统计 32 篇文献）发现，后世对桑菊饮的运用广泛，涉及临床各科各类疾病 14 类 46 种，其中在咳嗽的临床治疗中应用最为广泛，在感染性疾病、呼吸科、耳鼻喉科及皮肤科中运用较多，所治病证热证居多。

1. 呼吸科疾病

小儿风热咳嗽属于外感咳嗽，起病急，病程短，是小儿咳嗽中最常见的一种证型，相当于西医学的急性气管炎、支气管炎。周伟等经过临床观察，发现针对小儿风热咳嗽，单独使用中药疗效明显，尤其是大多数病例为病毒引起时，选用桑菊饮加金银花、黄芩两味中药，以加味桑菊饮清宣肺热，有良好的治疗效果。杨少洁等用加味桑菊饮治疗小儿风热咳嗽，63 例均有效，临床上每每应用不仅疗效提高，而且病情缩短。刘瑞珍等以桑菊饮加减治疗小儿风热咳嗽，46 例中治愈 39 例，占 84.8%；好转 7 例，占 15.2%；总有效率 100%。李民浩以热性咳嗽方为主，整理出临床咳嗽常用方，以桑菊饮为热性咳嗽方之首选。孙威以桑菊饮加减治疗支气管炎 60 例，总有效率比应用急支糖浆治疗（73.3%）明显升高（93.3%）。顾大军选取所在科室收治的 180 例风热犯肺型支气管炎患者，将其随机分为观察组（加减桑菊饮治疗）和对照组（急支糖浆治疗），观察组总有效率为 91.11%，对照组为 73.33%，两组比较有统计学差异，加减桑菊饮治疗急性支气管炎疗效肯定。

小儿春季上呼吸道感染、咳嗽属中医"风温"的范畴，桑菊饮常为首选方。春病风温为其常，风温夹寒病为变，石定华受辛凉配辛温之银翘散的启迪，选桑菊饮加麻黄、干姜治疗小儿春季因上呼吸道感染引起的咳嗽，效果满意。李达娥以桑菊饮加减治疗 52 例感冒后咳嗽不愈症，全部病例皆为抗生素及止咳药治疗之后症状无明显减轻者，疗效较好。

喉源性咳嗽是在呼吸道疾病中引起咳嗽较为常见的一个病种，近年来日益增多，是内科门诊中的多发病和常见病。此类患者常有急慢性咽喉炎的病史，素体多喜辛辣、甜腻之品，一般有嗜烟酒史，多因感受风热之邪而诱发。咽喉为肺系所属，与肺相通，外感风热之邪侵犯咽喉，或胃热之邪上冲咽喉，致使肺胃郁热，肺气郁闭，肺失宣降，肺气上逆而致咳嗽。林国清选用桑菊饮加减治疗喉源性咳嗽 75 例，有效率为 96%。罗国林以桑菊饮化裁治疗 56 例喉源性咳嗽，亦获得满意疗效。

验案报道中，周瑞堂报道应用桑菊饮加减治疗感冒、干咳各一例。胡春兰应用桑菊饮加减治疗因风热入侵手太阴肺经所引起的支气管扩张咯血。

2. 感染性疾病

（1）甲型 H1N1 流感

娄国强等观察浙江杭州地区的 24 例甲型 H1N1 流感住院患者，其中以轻症病例为主，在达菲基础上结合桑菊饮加减治疗，效果可靠，总体预后良好。韩亚芳所在感染性疾病科室观察应用桑菊饮联合炎琥宁治疗的甲型 H1N1 流感病例 144 例，并与 65 例应用奥司他韦治疗的病例对比，结果为桑菊饮联合炎琥宁的疗效更为显著。

（2）感染性发热

化脓性扁桃体炎属中医学"风火乳蛾""喉关痈"的范畴，其具有起病急骤、发热、传变迅速的特点。患者多因嗜食辛辣炸炒，致肺胃积热，复感风热邪毒而发。杨丽芬应用桑菊饮加减治疗化脓性扁桃体炎 35 例，特别是出现高热的病例，临床疗效显著。桂风云用石膏桑菊饮治疗小儿外感高热，50 例患者中，有效 13 例，显效 37 例，疗效显著。范东林等报道灵活应用桑菊饮治疗高热一则。

（3）胸膜炎胸腔积液

门定平报道以桑菊饮治疗胸膜炎胸腔积液验案一例，此例胸腔积液产生的中医病机为温邪上袭，邪在肺卫，予辛凉宣肺法，正中病机。

3. 耳鼻喉科疾病

鼻衄，历代医家大多从火热立论。由于火性炎上，循经脉而上结鼻窍，灼伤津液，使鼻膜受损，加上火灼阳络，络破致血溢出鼻窍而成鼻衄。沈金城以桑菊饮加减治疗 60 例小儿鼻衄，疗效满意。范东林等报道灵活应用桑菊饮治疗鼻衄（伴眼角出血）。尚红亦用桑菊饮加味治疗小儿鼻衄，疗效显著，同时指出对于气血亏虚引起的鼻衄，此方不宜。

徐艳丽观察 60 例慢性鼻炎患者，以桑菊饮加味联合维生素 A 治疗，临床效果满意。

王雅玲以桑菊饮化裁治疗耳鼻喉科的某些疾病，收效甚捷，报道了四则验案。一为耳胀、耳闭（卡他性中耳炎），属风热犯肺，肺气失宣，邪热上扰耳窍，闭塞耳之气道，以桑菊饮疏风清热，加苍耳子、川菖蒲，取芳香通窍之用。二为鼻疳（鼻前庭炎），《医宗金鉴·幼科杂病心法要诀》曰："鼻疳者，因疳热攻肺而成。"桑菊饮为辛凉轻清之剂，祛邪而不伤正，清热而不伤阴，用于治疗鼻疳，多能奏效。三为风热喉痹（急性咽炎），《喉科心法》称风热喉痹为"阳证喉痹"，属急性实热病证。四为暴喉喑（急性喉炎），多属金实不鸣，多因风寒或风热之邪侵袭肺金所致，本例为风热犯肺，肺气失宣，邪热上蒸于喉，客于声带所致。

在感染性发热中出现的报道，如化脓性扁桃体炎等，不再重复出现在耳鼻咽喉疾病中，以免重复。

4. 眼科疾病

王克长等观察治疗 36 例风热型小儿目眨患者，主要症状为双眼频频眨动，多无诱发因素，方用桑菊饮加减，以祛风热轻扬之品（如桑叶、菊花、薄荷、蝉蜕、防风）入肝经，用凉泄清解之药（黄芩、栀子、大黄）清热泻火，再加滑石利窍入膀胱经，导热下行而解。

李月英等应用桑菊饮加减治疗 30 例慢性结膜炎患者，取得了明显的疗效。羊静华等用桑菊饮加减治疗多种疾病，报道验案三则，其中慢性结膜炎验案一则。

5. 皮肤科疾病

杨瑾以四弯风（特应性皮炎）、白驳风（白癜风）、白疕（副银屑病）三个病例，探讨桑菊饮化裁在皮肤科疾患中的临床应用，其对风热之邪入侵手太阴肺经所引起的皮肤科疾病的治疗效果显著。

高淑荣对 40 例婴儿湿疹用桑菊饮湿敷治疗进行疗效观察，治疗 1 周的总有效率为 95%，治疗两周的总有效率为 97.5%。药物组成为桑叶 15g，菊花 15g，连翘 15g，苦参 15g，黄柏 15g，马齿苋 20g，薄荷 6g。用药物加减来提高其清热燥湿的功效。

范东林等报道灵活应用桑菊饮治疗面部痤疮一则。胡春兰应用桑菊饮治疗因风热入侵手太阴肺经所引起的紫癜一例。

6. 妇科疾病

考虑到药物对胎儿的影响，妊娠期感冒是否用药，对于孕妇来说，是一件矛盾的事情。在治疗上，很多孕妇选择副作用相对较小的中药。韦春燕用桑菊饮加减治疗妊娠期感冒 26 例，取得很好的疗效。朱蕊以桑菊饮合小柴胡汤加减治疗妊娠期感冒，亦取得满意疗效。

7. 儿科疾病

小儿急性肾小球肾炎属中医学"阳水"的范畴。小儿为纯阳之体，阳气相对比阴气旺盛，生长发育迅速，阳常有余，患病易从热化。再因肺为娇脏，脾常不足，感受六淫之邪后，容易转化为湿热毒邪蕴结于内，导致肺失宣降，脾失运化，肾失气化，水湿内停而形成水肿。牛雪华以桑菊饮加减治疗小儿急性肾小球肾炎 50 例，收到满意效果。

熊晓刚以桑菊饮加减治疗儿科疾病，报道小儿瘰疬（颈淋巴结结核）、小儿遗尿、小儿水肿验案各一例。

在呼吸科、感染性疾病、耳鼻喉科、眼科、皮肤科中出现的报道，如小儿咳嗽、小儿高热、小儿鼻衄、小儿目眨、婴儿湿疹等，不再重复出现在儿科疾病中，以免重复。

8. 其他

羊静华等用桑菊饮加减治疗多种疾病，如颈椎病（椎动脉压迫型）、原发性高血压病各一则。

周瑞堂和胡春兰均报道应用桑菊饮加减治疗病案三则，其中一则皆为头痛。陈世礼以桑菊饮加减治疗风热疼痛一则，此案对因治疗，用药并无一味功效主止痛，但疗效满意。

参考文献

［1］周伟，王冬波，徐薇薇，等.加味桑菊饮治疗小儿风热咳嗽的临床观察［J］.中医药学报，2010，5：119-120.

［2］杨少洁，鞠鲤亦.加味桑菊饮治疗小儿风热咳嗽 63 例［J］.中国民族民间医药，2009，17：100.

［3］刘瑞珍，李虹.桑菊饮加减治疗小儿风热咳嗽 46 例［J］.光明中医，2009，6：1074-1075.

［4］李民浩.外感咳嗽理论探讨与桑菊饮应用体会［D］.北京中医药大学，2007.

［5］孙威.加减中药桑菊饮治疗支气管炎的临床观察［J］.中国医药指南，2012，30：266-267.

［6］顾大军.中药桑菊饮加减治疗支气管炎的临床观察［J］.中外医学研究，2011，36：64-65.

［7］石定华．桑菊饮加味治疗小儿咳嗽80例［J］.实用中医药杂志，1999，7：16.

［8］李达娥．桑菊饮加减治疗咳嗽52例［J］.福建中医药，1999，1：53.

［9］林国清．加味桑菊饮治疗喉源性咳嗽75例［J］.辽宁中医学院学报，2006，3：64.

［10］罗国林．桑菊饮化裁治疗喉源性咳嗽56例［J］.实用中医药杂志，2002，6：11.

［11］周瑞堂．桑菊饮组方特点与应用刍议［J］.中医药临床杂志，2004，1：27-28.

［12］胡春兰．桑菊饮临床新用举隅［J］.实用中医药杂志，2000，3：42.

［13］娄国强，荀运浩，施军平，等．24例甲型H1N1流感的临床特征及桑菊饮加减治疗的疗效［J］.中华中医药学刊，2010，2：368.

［14］韩亚芳．桑菊饮联合炎琥宁治疗甲型H1N1流感144例临床观察［J］.中医药临床杂志，2010，5：417-418.

［15］杨丽芬．桑菊饮加减治疗化脓性扁桃体炎35例［J］.内蒙古中医药，2002，6：11.

［16］桂风云．石膏桑菊饮治疗小儿外感高热50例［J］.甘肃中医，2010，6：44-45.

［17］范东林，颜敏．桑菊饮临床新用［J］.湖北中医杂志，2001，12：33.

［18］门定平．桑菊饮治验胸膜炎胸腔积液一例［J］.陕西中医函授，1990，5：47-48.

［19］沈金城．桑菊饮加减治疗小儿鼻衄60例［J］.新中医，1999，1：48.

［20］尚红，魏霞．加味桑菊饮治疗小儿鼻衄48例［J］.国医论坛，1999，4：35.

［21］徐艳丽．桑菊饮加味联合维生素A治疗慢性鼻炎60例［J］.中国医学创新，2012，25：130-131.

［22］王雅玲．桑菊饮在耳鼻喉科的运用［J］.现代中西医结合杂志，1998，4：571-572.

［23］王克长，刘东成．桑菊饮加减治疗风热型小儿目眨临床观察［J］.中国中医眼科杂志，1997，1：18.

［24］李月英，刘倩，安培祯．桑菊饮加减治疗慢性结膜炎30例［J］.江西中医药，1996，S1：35-36.

［25］羊静华，罗火泉，黄德惠．桑菊饮临床应用举隅［J］.陕西中医，1996，6：281-282.

［26］杨瑾．桑菊饮在皮肤科的应用体会［J］.皮肤病与性病，2010，3：29-30.

［27］高淑荣．桑菊饮湿敷治疗婴儿湿疹40例［J］.光明中医，2010，1：68-69.

［28］韦春燕．桑菊饮加减治疗妊娠期感冒26例［J］.中国民族民间医药，2010，

17：173.

［29］朱蕊.小柴胡汤合桑菊饮加减治疗妊娠感冒 56 例［J］.实用中医药杂志，2012，6：470-471.

［30］牛雪华.桑菊饮加减治疗小儿急性肾炎 50 例［J］.湖北中医杂志，1999，S1：34-35.

［31］熊晓刚.桑菊饮儿科新用举偶［J］.陕西中医，1995，8：368.

［32］陈世礼.桑菊饮加减治风热疼痛案［J］.江西中医药，1995，S1：40.

（二）桑菊饮的药理学研究

现代人根据桑菊饮的中医药理基础进行了相关的现代药理研究。张保国等通过对桑菊饮的相关药理文献进行整理、统计，发现桑菊饮具有抗炎、抗菌、解热、发汗、抑制肠蠕动亢进、增强免疫等多种作用。临床可用于治疗细菌感染、病毒感染及免疫力低下所致的多种疾病，如儿科疾病的小儿肾炎、小儿鼻衄、小儿水痘、小儿目眨、小儿遗尿、小儿湿疹等。此外，对某些皮肤科疾病、脑血管疾病、炎症反应性疾病均有独特的治疗效果。

杜新亮等采用荧光定量 PCR 方法测定 TLR-1 ～ TLR-9mRNA 的表达时发现，桑菊饮含药血清在 7.7g/（kg·U）时，可以促进 TLR-4 和 TLR-7 的表达，而对 TLR-1、TLR-2、TLR-3、TLR-5、TLR-6、TLR-8 和 TLR-9 的表达没有明显影响。因此，桑菊饮可通过影响细胞膜上 TLR 的表达，从而对炎症反应和机体免疫起到调节的作用。

杨奎等经过研究证实，桑菊饮对实验性急性炎症模型有较强的抑制作用。表明桑菊饮有较好的抗炎作用；桑菊饮能明显增加大鼠肾上腺中胆固醇的含量，升高血浆中醛固酮和皮质醇水平，可能对胆固醇转化为皮质激素的某一环节产生抑制作用，从而阻碍皮质激素的合成，同时又可促进已合成的皮质激素的分泌。此外，桑菊饮能降低大鼠肾上腺中 VitC 的含量，兴奋下丘脑 - 腺垂体 - 肾上腺皮质轴，表明桑菊饮抗炎作用的产生是通过多种途径整合而实现的。

王晓聪将 60 例诊断为肺炎支原体感染的成年患者随机分为两组，试验组 30 例给予桑菊饮加味口服联合阿奇霉素治疗 3 天，对照组 30 例单纯使用阿奇霉素治疗 5 天；两组中轻症者给予阿奇霉素 0.5g，口服 1 次 / 日，伴恶寒、中重度发热者给予阿奇霉素 0.5g，静脉注射 1 次 / 日。结果发现，试验组显效 20 例，有效 10 例，无效 0 例，好转率 100%；对照组显效 10 例，有效 10 例，无效 10 例，好转率 66%。因此认为桑菊饮加味联合阿奇霉素治疗风热咳嗽具有疗程短、见效快、治疗彻底、不易复发的优势，缩短了阿奇霉素的治疗时间，尤其在发病初期单用中药辨证施治即可见效，解决了反复使用抗生素容易出现的耐药问题。

佘佑林将 48 例支气管炎患者随机分为两组，每组 24 例患者，试验组根据中医辨证论治的原则给予加减桑菊饮治疗；对照组给予急支糖浆治疗。治疗 7 天后对比两组疗效，结果试验组患者总有效率为 83.3%，对照组为 66.7%，试验组疗效显著优于对照组（$P < 0.05$）。

孙威应用桑菊饮加减治疗风热犯肺型支气管炎患者，随机将其分为对照组（急支糖浆治疗）和试验组（加减桑菊饮治疗），每组各 30 例，采用临床疗效评定标准对两组的临床疗效进行评价。结果试验组临床控制 13 例，显效 6 例，有效 9 例，无效 2 例；对照组临床控制 10 例，显效 5 例，有效 7 例，无效 8 例。对照组总有效率为 73.3%，试验组为 93.3%，两组间具有显著的统计学差异（$P < 0.05$）。

冼雪梅等将 68 例急性支气管炎患者随机分为治疗组 36 例和对照组 32 例。对照组采用常规对症治疗，治疗组除常规对症治疗外加用桑菊饮加减治疗。观察两组治疗前后中医证候积分、热程改变、血常规 WBC 及 C 反应蛋白改变。结果对照组治疗 2 天后积分与治疗前比较无显著性差异（$P > 0.05$），治疗 4 天后积分与治疗前比较有显著性差异（$P < 0.01$）；治疗组治疗 2 天后 WBC、C 反应蛋白均较治疗前明显下降（$P < 0.01$）。

周伟等将确诊为小儿风热咳嗽的 90 例患儿随机分为两组，其中治疗组 60 例予以口服加味桑菊饮，对照组 30 例予以口服西药阿莫西林分散片，疗程均为 5 天，观察两组治疗前后临床症状的变化。结果治疗组咳嗽消失 47 例（78.33%），对照组 16 例（53.33%），治疗组疗效明显优于对照组（$P < 0.05$）。根据疗效判断标准，治疗组痊愈 37 例，显效 12 例，有效 9 例，无效 2 例，总有效率 96.67%；对照组痊愈 11 例，显效 5 例，有效 6 例，无效 8 例，总有效率 73.33%，治疗组疗效明显优于对照组（$P < 0.05$）。

刘忠华等在研究不同中药复方对禽流感病毒感染模型小鼠的影响时发

现，桑菊饮能够明显减缓模型小鼠的体质量下降，对模型小鼠体温的保护以及延长模型小鼠的存活时间具有一定的作用。

娄国强等在西药达菲治疗的基础上予桑菊饮加减治疗 24 例甲型 H1N1 流感患者，结果 24 例患者均于 5 天后症状明显缓解，23 例患者 5～8 天获临床痊愈，1 例患者 12 天咽拭子甲型 H1N1 流感病毒核酸检测转阴，总治愈率 100%。

参考文献

［1］张保国，梁晓夏，刘庆芳.桑菊饮药效学研究及其现代临床应用［J］.中成药，2007，29（12）：1813-1816.

［2］杜新亮，隋峰，张畅斌，等.桑菊饮含药血清对小鼠巨噬细胞 Toll 样受体表达的影响［J］.中国实验方剂学杂志，2010，16（1）：57-61.

［3］杨奎，曾南，沈映君，等.桑菊饮抗炎作用的研究［J］.中药药理与临床，1994，（3）：4-5.

［4］王晓聪.桑菊饮加味联合阿奇霉素治疗风热咳嗽［J］.社区中医药，2013，15（8）：192.

［5］佘佑林.加减桑菊饮治疗支气管炎 24 例疗效观察［J］.中医临床研究，2013，5（6）：13-14.

［6］孙威.加减中药桑菊饮治疗支气管炎的临床观察［J］.中医中药，2012，10（30）：266-267.

［7］冼雪梅，韦继政.桑菊饮加减治疗小儿急性支气管炎临床研究［J］.实用中医药杂志，2013，29（5）：336-337.

［8］周伟，王冬波，徐薇薇，等.加味桑菊饮治疗小儿风热咳嗽的临床观察［J］.中医药学报，2010，38（5）：119-120.

［9］刘忠华，张薇，林培政，等.不同中药复方对禽流感病毒感染模型小鼠的影响［J］.广州中医药大学学报，2010，27（3）：208-213.

［10］娄国强，荀运浩，施军平，等.24 例甲型 H1N1 流感的临床特征及桑菊饮加减治疗的疗效［J］.中华中医药学刊，2010，28（2）：368-369.

（三）桑菊饮现代文献病例要素提取

1. 研究对象

（1）资料来源

系统全面检索现代（1959 年 7 月至 2014 年 3 月）对桑菊饮临床应用的文献，主要通过中国期刊全文数据库（CNKI）、中国万方数据库、维普数据库检索，北京中医药大学图书馆馆藏图书补充检索。

（2）检索策略

以桑菊饮为检索词，进行 CNKI、万方数据库、维普数据库的文献检索，共检索出 120 篇文献。

（3）文献纳入标准

①文献内容主要是方剂使用的临床研究、个人经验的文献。

②文献中病案需要有明确的症状描述、诊断及处方组成，大样本研究文献（近 5 年）则以标准症状为资料录入。

③文献中使用处方组成为桑菊饮的原方或化裁方。

④对于综述文献，参照相关本研究的参考文献，人工检索原始文献，按照上述三条标准进行纳入统计。

（4）文献排除标准

①资料来源不清，与临床实际明显不符者。

②对桑菊饮的学术思想及方剂分析的理论研究文献。

③动物实验研究、现代药理实验研究观察等文献。

（5）文献筛选方法

①对文献编号后进行人工查重。

②两篇文献名称不一致，但内容雷同及一稿多投的按一篇文章统计。

2. 研究方法

运用 ACCESS 2007 数据库进行分析。

3. 研究内容

经过筛选，共有 33 篇文献（54 例医案）纳入研究。

（1）建立 ACCESS 2007 数据库，以纳入研究的 33 篇现代文献为基础，分别建立"疾病及分科对应表""病机对应表""舌苔脉象表""主次症状表"4个表。

（2）统计分析：分别建立"病机频次查询""症状频次查询""脉象频次查询""舌苔频次查询""舌质频次查询""疾病分类频次查询"6个查询。

4. 查询结果

（1）病机频次查询

病机	病机之计数
外邪侵袭，致肺经燥热伤及鼻窍	2
风热犯肺	2
风热咳嗽兼有表证	2
风热犯肺，肺气失宣，邪热上扰耳窍	1
风热邪毒，聚结咽喉所致	1
风热袭表	1
风热外袭，肺气不宣，水湿内停	1
风热外袭	1
风热外感	1
风热上犯，肝肾阴虚	1
风热夹寒，邪气内陷	1
风热犯肺，热结咽喉	1
风热夹寒犯肺，肺失宣肃之证	1
风热犯肺，肺气不宣，夹痰凝于少阳、阳明之络	1
风热犯肺，肺气不宣，邪客声户	1
风热犯表	1
肺胃炽实，腑实不通，复感热邪，内外热毒搏结于喉，邪正相争	1
肺热上扰，湿阻膀胱	1
风热犯肺，上灼鼻窍	1

病机	病机之计数
肝经风热	1
邪热壅肺上蒸咽部	1
邪热犯肺，肺气失宣	1
外感风热	1
外感风寒，热邪蕴肺	1
外感发热	1
素体肺有燥热，肝火之盛，复感风温之邪，灼伤肺络，迫血妄行	1
湿热蕴蒸肌腠	1
风热邪毒侵袭肺卫，上扰咽喉	1
寒邪郁久，化热伤肺	1
燥邪伤肺，肺失宣降	1
风壅痰凝肺经，痰火搏结	1
风邪外感，内郁肌肤，化热化火，灼伤血络，血溢脉外	1
风温外袭，邪阻络脉	1
风温上袭，邪在肺卫	1
风热之邪侵犯咽喉，肺气郁闭，肺失宣降	1
风热夹湿	1
热毒内归，下迫肾与膀胱，损伤脉络，膀胱气化不利	1

（2）症状频次查询

症状	症状之计数
咳嗽	22

续表

症状	症状之计数
发热	12
咽痛	10
头痛	7
口干	6
鼻塞流涕	4
鼻塞	3
乏力	3
大便干结	2
眩晕	2
胸痛	2
大便秘结	2
低热	2
恶寒	2
大便干	2
流涕	2
间断性鼻出血	2
瘙痒剧烈	2
咳嗽气粗	2
口干微渴	2
口渴	2
口苦	2
头昏	2
咽痒痛	2
咽痒痛干	2

症状	症状之计数
咽喉肿痛	2
便秘	2
呼吸略急促	1
鼻塞鼻干	1
精神萎靡	1
颈痛	1
颈项瘰疬	1
鼻腔疼痛	1
剧烈刺激性干咳	1
咳甚面红目赤，泪涕俱出	1
鼻腔干燥，灼热感	1
咳嗽，咳白痰	1
咳嗽频作	1
咳嗽频频	1
口微渴	1
两侧头痛	1
汗出	1
鼻衄	1
咳痰	1
鼻流黄涕	1
口干舌燥	1
鼻干	1
（咳时）面色潮红	1
（咳时）喉中痰鸣	1

续表

症状	症状之计数
口燥欲饮	1
咳嗽不爽	1
烦渴思饮	1
唇红干，尿短赤	1
唇红而干	1
唇干红而裂	1
大便数日未解	1
便干难解	1
端坐呼吸	1
扁桃腺肿大	1
耳鸣	1
发低热	1
扁桃体Ⅱ度肿大	1
喉燥咽痛	1
鼻塞，流黄涕	1
喉中有痰	1
反复发热	1
腹泻，水样便	1
干咳	1
干咳无痰	1
高热	1
高热不退	1
高血压	1
刺激性阵咳	1

症状	症状之计数
黑便	1
发热（中低热）	1
面红唇赤	1
小便短赤	1
痰少色白	1
咽干	1
咽部干燥发痒	1
咽部充血	1
胸闷（夜间加重）	1
心烦易怒	1
咽喉部明显充血	1
小便黄	1
咽喉疼痛甚	1
微汗出	1
吞咽困难	1
头胀痛	1
听力减退	1
体质虚弱	1
面部痤疮	1
心烦	1
颜面及双下肢浮肿	1
黏稠黄痰	1
遇风加重	1
右面部白斑	1

症状	症状之计数
右耳胀闷	1
遗尿	1
夜间干咳	1
咽红肿痛	1
眼角出血	1
痰色黄质稠	1
颜面浮肿	1
咽痒	1
咽微痛	1
咽痛作痒，咽痒即咳	1
咽痛剧	1
咽喉痛	1
腰膝酸痛	1
目赤肿痛	1
痰中带血	1
气急易怒	1
皮肤红斑	1
尿血	1
尿频短不畅	1
全身起疹	1
目胀	1
如裹，喜按	1
目赤痛	1
面色潮红	1

症状	症状之计数
阵发性呛咳	1
面部红热	1
咳痰不爽	1
咳痰（色黄、量少、质黏难咳）	1
尿短赤少	1
双侧扁桃腺Ⅱ度肿大	1
痰多	1
痰白、量少、质黏难咳	1
双眼频繁眨动	1
双下肢水肿	1
双膝关节肿痛	1
躯干及四肢皮疹	1
双肺呼吸音粗糙	1
咳痰（色白、量多、质黏、难咳）	1
湿疹	1
失音	1
声哑	1
声嘶	1
神差嗜睡	1
少痰，咳痰不爽	1
瘙痒	1
双目干痒	1

（3）脉象频次查询

脉	脉之计数
浮数	13
浮	4
弦数	4
滑数	3
弦细	2
浮滑	2
数	2
脉数	1
浮略数	1
浮稍数	1
浮数有力	1
浮细数	1
滑细略浮	1
脉浮数，指纹浮紫	1
指纹紫红	1
细滑	1
细数	1
弦	1
弦浮	1
弦滑	1

脉	脉之计数
指纹浮露风关，色红紫	1
六部浮数	1

（4）舌苔频次查询

苔	苔之计数
薄白	15
薄黄	14
黄腻	3
黄	3
薄微黄	2
薄黄腻	2
白	2
略白	1
黄厚腻	1
薄黄欠津	1
白润	1
白滑	1

（5）舌质频次查询

舌质	舌质之计数
红	28
尖红	6
淡红	6
有裂纹，芒刺	1

续表

舌质	舌质之计数
尖红及边有芒刺	1
淡	1

（6）疾病分类频次查询

分科	频次
呼吸科	25
儿科	13
耳鼻喉科	9
皮科	5
眼科	3
肾内科	2
妇科	2
内科（心血管）	1
骨科	1
内科	1
内科（血液科）	1
普外科	1
其他	1
神内科	1
泌尿科	1

三、现代文献提取结果讨论

（一）病机频次分析

银翘散

病机	频次	比例（%）
热	163	91.06
风热	117	65.36
风温	10	5.59
肺	73	40.78
邪热、邪毒	18	10.06
毒热、热毒	18	10.06
时疫、时邪	6	3.35

桑菊饮

病机	频次	比例（%）
热	36	90.0
风热	23	57.5
风温	3	7.5
肺	23	57.5
燥	4	10.0
邪热	6	15.0
热毒	4	10.0

后世运用银翘散所治疾病的257例病案中，明确提及病机的报道有179例。从结果可以看出，病机多为热（91.06%）。其中，除了近一半的风热（57.5%）、风温（7.5%）之外，还有邪热、邪毒、热毒、毒热及一些时疫

报道。

后世运用桑菊饮所治疾病的 53 例病案中，明确提及病机的报道有 40 例。从结果可以看出，病机多为热（90.0%）。其中，除了近一半的风热（57.5%）、风温（7.5%）之外，还有邪热、燥热、热毒等报道。

由此可见，病机的分析可以作为银翘散、桑菊饮以清热为主的佐证之一。

至于"风热"与"风温"的报道是因为"风热表证"以及"辛凉解表"的概念沿袭已久，几乎已成定论，所以，大多数学者都不会对其加以怀疑，而是不断地在其他方面进行探究。仅所言"风热"，是不足以证明本身辨证为表证，也不足以证明该方功用为解表。这在下面的症状分析中，可以得到验证。

（二）症状查询分析

银翘散

症状	频次	症状	频次
发热恶寒	17	恶风	4
恶寒	13	发热恶风	2
恶寒发热	12	恶风发热	2
恶寒发热，咳嗽，左侧胸痛	1	低热恶风	1
恶寒发热，头痛头晕	1	恶风无汗	1
发热，恶寒无汗	1	微恶风寒	1
发热无恶寒	1	–	–
身体微恶寒	1	–	–
微恶寒	1	–	–

续表

症状	频次	症状	频次
壮热恶寒	1	–	–
恶寒相关总计	49	恶风相关总计	11

热证（37.00%）					
症状	频次	症状	频次	症状	频次
咽痛	58	口干	21	大便干	10
咽红	11	口干，喜饮水	2	尿黄	5
咽干	9	口干口苦	2	便干	4
咽部充血	6	口干喜饮水	2	便秘	4
咽喉肿痛	6	口苦	2	小便黄	4
咽部红肿	3	全身皮疹伴瘙痒	3	小便黄，大便干	4
咽喉疼痛	3	面部发热，轻度瘙痒	2	大便干，小便黄	3
咽痒	3	全身皮疹伴瘙痒	3	便结	2
咽疼	2	面部发热，轻度瘙痒	2	大便干结	2
咽痒痛	2	–	–	大便秘结	2
扁桃体Ⅱ度肿大	3	–	–	–	–

桑菊饮

主要症状	频次	比例（%）
咳嗽	39	72.2
恶寒	2	–
热证	97	53.8

症状	频次	症状	频次	症状	频次	症状	频次
咽痛	10	大便干结	2	口干	6	间断性鼻出血	2
咽痒痛	2	大便秘结	2	口干微渴	2	瘙痒剧烈	2
咽痒痛干	2	大便干	2	口渴	2	咳甚面红目赤，泪涕俱出	1
咽喉肿痛	2	便秘	2	口苦	2	鼻腔干燥，灼热感	1
扁桃腺肿大	3	尿短赤	1	口微渴	1	面红唇赤	1
喉燥咽痛	1	大便数日未解	1	口干舌燥	1	心烦易怒	1
咽干	1	便干难解	1	烦渴思饮	1	鼻衄	1
咽部干燥发痒	1	小便短赤	1	唇红而干	2	鼻流黄涕	1
咽部充血	1	小便黄	1	唇干红而裂	1	鼻干	1
痰中带血	1	尿血	1	–	–	耳鸣	1
咽喉部明显充血	1	尿频短不畅	1	–	–	微汗出	1
咽喉疼痛甚	1	尿短赤少	1	–	–	面部痤疮	1
咳痰（色黄、量少、质黏难咳）	1	–	–	–	–	心烦	1

续表

症状	频次	症状	频次	症状	频次	症状	频次
黏稠黄痰	1	—	—	—	—	眼角出血	1
咽红肿痛	1	—	—	—	—	目赤肿痛	1
痰色黄质稠	1	—	—	—	—	气急易怒	1
咽痒	1	—	—	—	—	皮肤红斑	1
咽微痛	1	—	—	—	—	目胀	1
咽痛作痒，咽痒即咳	1	—	—	—	—	目赤痛	1
咽痛剧	1	—	—	—	—	面部红热	1
咽喉痛	1	—	—	—	—	瘙痒	1
声哑	1	—	—	—	—	双目干痒	1
声嘶	1	—	—	—	—	—	—

对于银翘散 257 例病案的症状提取，除去恶寒（特征性症状）及仅出现一次的症状分析，表证或然证的比例与热证相关症状比例相近。

对于恶寒（含恶风）的 60 例病案报道，分析其临床治疗组方用药，均包含辛温之品，保留原方之荆芥、豆豉的为 46 例，在此基础上加入防风的有 11 例，共 56 例，占 95.00%。而没有恶寒症状的病案报道为 197 例，组方中去荆芥、豆豉者，为 190 例，占 96.45%。

临床上治疗外感咳嗽，最常用的方剂就是桑菊饮。53 例病案中，就有 39 例以咳嗽为主症，占 72.2%。吴鞠通认为"咳，热伤肺络也"，桑菊饮所治的咳嗽，是肺热的表现，不是表证。

在理论部分已述，恶寒是表证的特征性表现。有恶寒就有表证，无恶寒就无表证，221 个症状中仅有两处有恶寒，且详查处方用药，一则加入了荆芥、豆豉等药[①]，一则加入了防风且合用小柴胡汤[②]。其余病例中，均无相关配伍。

---

① 李民浩. 外感咳嗽理论探讨与桑菊饮应用体会 [D]. 北京：北京中医药大学，2007.
② 朱蕊. 小柴胡汤合桑菊饮加减治疗妊娠感冒 56 例 [J]. 实用中医药杂志，2012，28（6）：470-471.

中医"热"的概念，是指一组特异症状而言，如口渴、烦躁、面赤、溲黄、便结、舌红苔黄、脉数等。热邪犯肺，火热上灼则咽痛、头痛、口渴、舌红，肺气不宣则咳喘胸痛等。这些症状可呈现全身性的反应，也可仅见于局部，如头痛、耳鸣、目痛、目赤、鼻干、浊涕或清涕、龈肿、牙痛、唇肿、咽干、咽痛、咳喘、心悸、溲淋痛、魄门热、肢体某局部热、手心热、足心热等。

（三）脉象频次查询分析

银翘散

脉象	频次	比例（%）
浮数	80	39.80
浮	101	50.25
数（含指纹紫）	166	82.59

脉象	频次	脉象	频次
浮数	72	浮数	72
浮	5	数	20
浮滑数	3	滑数	14
浮数，或络脉浮，色淡紫红	3	细数	13
浮滑	2	弦数	11
指纹浮紫	2	浮滑数	3
浮大	1	浮数，或络脉浮，色淡紫红	3
浮滑稍数	1	弦细数	3
浮滑无力	1	濡数	2
浮滑细数无力	1	沉数	1
浮紧	1	浮滑稍数	1

脉象	频次	脉象	频次
浮紧而数	1	浮滑细数无力	1
浮略细	1	浮紧而数	1
浮数，右寸尤显	1	浮数，右寸尤显	1
浮数，指纹浮紫	1	浮数，指纹浮紫	1
浮数大	1	浮数大	1
浮数无力	1	浮数无力	1
浮弦略数	1	浮弦略数	1
浮弦数	1	浮弦数	—
细浮数	1	洪数	1
—	—	两寸动数	1
—	—	数有力	1
—	—	微数	1
—	—	细浮数	1
—	—	细滑数	1
—	—	细数结代	1
—	—	指纹浮紫	2
—	—	食指脉络紫	1
—	—	指纹淡紫	1
—	—	指纹红紫在风关	1
—	—	指纹紫在风关	1
—	—	指纹紫滞	1
—	—	指纹紫滞显露	1

脉象	频次	脉象	频次
浮脉	101	数脉（含指纹紫）	166

桑菊饮

脉象	频次	比例（%）
浮数	16	35.6
浮	28	62.2
数	30	66.7

脉象	频次	脉象	频次
浮数	13	浮数	13
浮	4	弦数	4
浮滑	2	滑数	3
浮略数	1	数	2
浮稍数	1	脉数	1
浮数有力	1	浮略数	1
浮细数	1	浮稍数	1
滑细略浮	1	浮数有力	1
脉浮数，指纹浮紫	1	浮细数	1
弦浮	1	脉浮数，指纹浮紫	1
指纹浮露风关，色红紫	1	指纹紫红	1
六部浮数	1	细数	1
—	—	指纹浮露风关，色红紫	1

脉象	频次	脉象	频次
—	—	六部浮数	1
浮脉	28	数脉（含指纹紫）	30

后世运用银翘散所治疾病的 257 例病案中，明确提及脉象的报道有 201 例。其中，浮数脉 80 例，占 39.80%；浮脉相关 101 例，占 50.25%；数脉（含指纹紫）相关 166 例，占 82.59%。后世运用桑菊饮所治疾病的 53 例病案中，明确提及脉象的报道有 45 例。其中，浮数脉 16 例，占 35.6%；浮脉相关 28 例，占 62.2%；数脉相关 30 例，占 66.7%。前述表证的主要依据是恶寒，而不以脉浮与否作为主要依据。因为浮脉虽然常见于表证，但并不仅见于表证；而且浮脉也常见于热证，如《伤寒论》第 138 条的小陷胸汤就是"脉浮滑"，第 176 条的白虎汤证也是"脉浮滑"。

（四）舌象分析

银翘散

舌象	频次
红	137
尖红	21
淡红	8
舌尖红	5
边尖红	4
偏红	3
尖边红	3
红绛	3
舌边尖红	2

舌象	频次
舌质红润	1
舌尖红点	1
舌红有瘀点	1
舌红	1
嫩红	1
尖红赤	1
赤	1
边赤	1
暗红	1
红舌	195
所占比例（%）	98.98

舌象	频次	舌象	频次
薄黄	67	薄白	33
黄腻	20	白腻	4
黄	15	白	3
薄黄腻	6	薄白微黄	3
薄白微黄	3	白，少津	1
黄干	2	白厚	1
微黄腻	2	白厚，有红点	1
白或薄黄	1	白或薄黄	1
白微黄	1	白稍剥	1

舌象	频次	舌象	频次
薄而泛黄	1	白微黄	1
薄黄，边见紫气	1	白燥	1
薄黄而干	1	薄白而燥	1
薄微黄	1	薄白欠湿润	1
粗黄	1	薄白微腻	1
黄厚	1	苔少，舌面有小白烂点	1
黄厚腻	1	舌边红苔白黄	1
黄厚，中间焦褐色	1	有齿痕，苔白厚腻或黄腻	1
黄稍腻	1	–	–
黄燥	1	–	–
腻，微黄	1	–	–
舌边红苔白黄	1	–	–
苔薄黄	1	–	–
微黄	1	–	–
有齿痕，苔白厚腻或黄腻	1	–	–
中间黄	1	—	—
黄苔	133	白苔	56
所占比例（%）	64.25	所占比例（%）	27.05

桑菊饮

舌象	频次	舌象	频次	舌象	频次
红	28	薄黄	14	白	2
尖红	6	黄腻	3	略白	1
淡红	6	黄	3	白润	1
尖红及边有芒刺	1	薄微黄	2	白滑	1
—	—	薄黄腻	2	—	—
—	—	黄厚腻	1	—	—
—	—	薄黄欠津	1	—	—
红舌	41	黄苔	26	白苔	5
所占比例（%）	95.3	所占比例（%）	83.9	所占比例（%）	16.1

　　银翘散舌体病案共197例，舌苔病案共207例。红舌195例，占98.98%；黄苔有133例，占64.25%；白苔有56例，占27.05%。桑菊饮舌体病案共45例，舌苔病案共46例。红舌41例，占95.3%；黄苔有26例，占83.9%；白苔（不含正常的薄白苔）有5例，占16.1%。红舌所代表的病机为实热或阴虚，但阴虚见舌红少苔或无苔或裂纹，并无此病例报道，此处的红舌代表病机即为实热。火热郁闭，不得外达而上灼，其舌当红；郁热初起者，可舌边尖红。黄苔所代表的病机为：主热证、里证。白苔所代表的病机为：主表证、寒证、湿证，亦可见于热证。根据上文关于病机的分析，可以看出，后世所治疗的疾病病机多为热病，故而舌质以红舌为最多，舌苔以黄苔为最多。至于因体内痰湿或者食积而致的白苔，则可以解释气郁、肝郁、郁热等的病机。

（五）所治疾病分类

1. 银翘散

（1）感染性疾病频次 31 次，主要涉及的病种有：呼吸道感染、肺炎、感染性发热、病毒性心肌炎、亚急性甲状腺炎等。

（2）传染性疾病频次 26 次，涉及的病种多为儿科传染病，如水痘、风疹、疟腮、手足口病、幼儿急疹、疱疹性咽峡炎、麻疹，其余可见流感、病毒性肝炎等相关报道。

（3）耳鼻喉科疾病频次 28 次，涉及的病种有：耳胀、耳鸣、中耳炎、耳疮、鼻衄、鼻渊、鼻鼽、鼻咽癌、鼻窦炎、鼻唇部疖疮、急慢性咽喉炎、扁桃体炎、咽源性咳嗽等。

（4）皮肤科疾病频次 38 次，涉及的病种有：过敏性紫癜、玫瑰糠疹、单纯疱疹、中毒性红斑、药物性皮炎、温病皮疹、面部激素依赖性皮炎、银屑病、急性荨麻疹、虫咬皮炎、痤疮、多形性红斑、带状疱疹等。

（5）肾病频次 12 次，涉及的病种有：急慢性肾炎、紫癜性肾炎及 IgA 肾病、肾病综合征等。

（6）儿科疾病频次 71 次，主要涉及病种：小儿上呼吸道反复感染、小儿急性支气管炎、小儿感冒、小儿肺炎、水痘、小儿风疹、疟腮、手足口病、幼儿急疹、疱疹性咽峡炎、麻疹、小儿口疮、小儿化脓性脑膜炎、丹痧、小儿肺炎喘嗽、厌食、泄泻、小儿乙肝、烂喉痧、小儿湿疹、小儿乙型脑炎等。

（7）妇科疾病频次 4 次，涉及的病种有：产褥感染、产后发热、妊娠期感冒等。

（8）眼科疾病频次 8 次，涉及的病种有：麦粒肿、眼睑丹毒、眼睑炎性水肿、眼部带状疱疹、急性结膜炎、春季卡他性结膜炎、疱疹性角膜结膜炎、巩膜炎、单纯疱疹病毒性角膜炎、流行性出血性结膜炎。

（9）面部神经病变频次 3 次，涉及的病种有：面神经炎、面神经麻痹、三叉神经痛。

（10）其他疾病频次 13 次，涉及的病例报道有：再生障碍性贫血、继发性血小板减少性紫癜、白细胞下降、老年人眩晕、急性重症胰腺炎、泌尿系感染、头风、下肢不用、心悸、肺源性心脏病发作、手臂抬举困难、乳腺炎等。

2. 桑菊饮

（1）呼吸科疾病频次 25 次，涉及的病种多为咳嗽，如风热咳嗽、喉源性咳嗽、干咳案，还有支气管炎、支气管咯血案的报道。

（2）感染性疾病频次 12 次，主要涉及的病种有：甲型 H1N1 流感、化脓性扁桃体炎引发的高热、外感高热、胸膜炎胸腔积液。

（3）耳鼻喉科疾病频次 9 次，涉及的病种有：鼻衄、慢性鼻炎、鼻疳（鼻前庭炎）、耳胀、耳闭（卡他性中耳炎）、风热喉痹（急性咽炎）、暴喉喑（急性喉炎）。

（4）眼科疾病频次 3 次，涉及的病种有：小儿目眩、慢性结膜炎。

（5）皮肤科疾病频次 5 次，涉及的病种有：四弯风（特应性皮炎）、白驳风（白癜风）、白疕（副银屑病）、婴儿湿疹、面部痤疮、紫癜。

（6）妇科疾病频次 2 次，涉及的病种均为妊娠期感冒。

（7）儿科疾病频次 13 次，主要涉及病种：小儿急性肾小球肾炎、小儿瘰疬（颈淋巴结结核）、小儿遗尿、小儿咳嗽、小儿高热、小儿鼻衄、小儿目眩、婴儿湿疹。

第四节 其他"辛凉解表剂"方证辨析

一、麻黄杏仁甘草石膏汤方证辨析

（一）《伤寒论》中的麻黄杏仁甘草石膏汤

《伤寒论·辨太阳病脉证并治》

第 63 条："发汗后，不可更行桂枝汤，汗出而喘，无大热者，可予麻黄杏仁甘草石膏汤。"

第 162 条："下后，不可更行桂枝汤，若汗出而喘，无大热者，可予麻黄杏子（仁）甘草石膏汤。"

麻黄杏仁甘草石膏汤方：麻黄四两（去节），杏仁五十个（去皮尖），甘草二两（炙），石膏半斤。

上四味，以水七升，煮麻黄，减二升，去上沫，内诸药，煮取二升，去滓，温服一升。

根据《伤寒论》原文，麻杏甘石汤证，原为太阳中风（即桂枝汤证，从"不可更行桂枝汤"可知），或汗或下后，外邪入里化热（表邪已尽），而成邪热壅肺的汗出而喘。其主症是：汗出而喘，无大热。其病机是：邪热壅肺，肺气不降，故喘；里热炽盛，迫津外泄，故汗出。无大热，是体表无大热，因为热邪壅聚于肺，不能透达于外所致，但临床所见也有高热者。还可以见到咳嗽、口渴、舌红、苔黄、脉数等。其功效为：清宣肺热，降气平喘。方义：麻黄味辛性温，宣肺平喘；石膏味辛甘，性大寒，直清里热。麻黄得石膏，则去其热性而存宣肺之功；石膏得麻黄，则清热而又有宣透之功，即所谓的清宣肺热。石膏倍于麻黄，是以清为主，清宣并用。杏仁降气平喘，配麻黄以恢复肺气之宣降功能。甘草和中缓急，调和诸药。石膏清肺热，针对的是致喘病因；麻杏宣降肺气，针对的是致喘的病机，肺热得清，肺气得以宣降，则喘自平，汗自止。麻黄与石膏的配伍（石膏倍于麻黄）是清宣肺热的经典方法，也是治疗肺热壅盛致喘而汗出的最有效方法。

（二）《方剂学》教材中的麻黄杏仁甘草石膏汤

麻黄杏仁甘草石膏汤在《方剂学》教材中也是辛凉解表剂的代表方。下面是《方剂学》教材中有关麻黄杏仁甘草石膏汤的内容：

功用：辛凉疏表，清肺平喘。

主治：外感风邪，邪热壅肺证。身热不解，有汗或无汗，咳逆气喘，甚则鼻煽，口渴，舌苔薄白或黄，脉浮数。

证治机理：本证是表邪入里化热，壅遏于肺，肺失宣降所致。风寒之邪郁而化热入肺，或风热袭表，表邪不解而入里，热邪充斥内外，则身热不解、汗出、口渴、苔黄、脉数；热壅于肺，肺失宣降，故咳逆气急，甚则鼻煽；若表邪未尽，或肺气闭郁，则毛窍闭塞而无汗；苔薄白，脉浮，亦是表证未尽之征。治当清肺热，止咳喘，兼以疏表透邪。

方解：方中麻黄辛甘而温，宣肺平喘，解表散邪。《本草正义》曰："麻黄轻清上浮，专疏肺郁，宣泄气机，是为治外感第一要药。虽曰解表，实为开肺；虽曰散寒，实为泄邪。风寒固得之而外散，即温热亦无不赖之以宣通。"石膏辛甘大寒，清泻肺热以生津。二药相伍，一以宣肺为主，一以清肺为主，合而用之，既宣散肺中风热，又清宣肺中郁热，共为君药。石膏倍于麻黄，相制为用，全方主以辛凉。麻黄得石膏，宣肺平喘而不助热；石膏得麻黄，清解肺热而不凉遏。杏仁苦温，宣利肺气以平喘咳，与麻黄相配则宣降相因，与石膏相伍则清肃协同，是为臣药。炙甘草既能益气和中，又防石膏寒凉伤中，更能调和于寒热宣降之间，为佐使药。四药合用，共奏辛凉宣肺、清热平喘之功。

配伍特点：本方辛温与寒凉相伍，共成辛凉之剂，宣肺不助热，清肺而不凉遏。

辨证要点：本方为治疗表邪未解、邪热壅肺而致喘咳之基础方。因石膏倍麻黄，其功用重在清肺热，不在发汗，所以临床应用以发热、喘咳、苔黄、脉数为辨证要点。

从上述《方剂学》教材中关于麻黄杏仁甘草石膏汤的内容，有以下问题需要质疑：

第一，既然将麻黄杏仁甘草石膏汤放在"解表剂"中，为什么其功能不说是"辛凉解表"，而要说成是"辛凉疏表"？二者究竟是相同还是不同？

第二，凭什么说麻黄杏仁甘草石膏汤的功用是"辛凉疏表"？张仲景是这么认为的吗？

第三，本方"主治"中的"外感风邪"是什么？有什么表现？根据是什么？《伤寒论》中有记载吗？

第四，"证治机理"中的"若表邪未尽，或肺气闭郁，则毛窍闭塞而无汗；苔薄白，脉浮，亦是表证未尽之征"，这些是麻黄杏仁甘草石膏汤证的表现吗？

第五，"方解"中说："方中麻黄辛甘而温，宣肺平喘，解表散邪。"麻黄杏仁甘草石膏汤证有表邪吗？方中用麻黄是为了解表吗？

第六，"方解"中说："二药相伍，一以宣肺为主，一以清肺为主，合而用之，既宣散肺中风热，又清宣肺中郁热，共为君药。"肺中的风热是什么热？肺中的郁热是什么热？二者怎么区别？

第七，"方解"中说："四药合用，共奏辛凉宣肺、清热平喘之功。"怎么麻黄杏仁甘草石膏汤的功用又变成"辛凉宣肺"了？这个"辛凉宣肺"和"辛凉解表""辛凉疏表"是相同还是不同？如果相同为什么要用这么多的名称？如果不同为什么说的是同一件事？

第八，"辨证要点"中说："本方为治疗表邪未解、邪热壅肺而致喘咳之基础方。"又说："临床应用以发热、喘咳、苔黄、脉数为辨证要点。"这"发热、喘咳、苔黄、脉数"有表邪未解吗？

第九，最根本的问题是，有哪位医生用麻黄杏仁甘草石膏汤是以解表为目的的？因此，长期以来，不断有学者提出，应将麻黄杏仁甘草石膏汤归入"清热剂"中的"清脏腑热剂"一节。

因为麻黄是辛温解表的主药，有人通过调整麻黄与石膏的用量比例来发挥麻黄的解表作用,即便如此,也不是所谓的"辛凉解表",而是解表清里并用,《伤寒论》中已有成例在先,如大青龙汤证是。但这已经不是麻黄杏仁甘草石膏汤证的原意,麻黄杏仁甘草石膏汤证只以肺热而喘为准,没有表证。这是对原方证的扩展和延伸。

(三)麻黄杏仁甘草石膏汤医案分析

1.刘渡舟医案

张某,男,18岁。患喘证颇剧,已有五六日之久,询其疾因为与同学游北海公园时失足落水,经救上岸则一身衣服尽湿,乃晒衣挂于树上,时值深秋,金风送冷,因而感寒。请医诊治,曾用发汗之药,外感虽解,而变为喘息,撷肚耸肩,病情为剧。其父请中医高手服生石膏、杏仁、鲜枇杷叶、甜葶苈子等清肺利气平喘之药不效,经人介绍延余诊治。切其脉滑数,舌苔薄黄。余曰:肺热作喘,用生石膏清热凉肺,本为正治之法,然不用麻黄之治喘以解肺系之急,则石膏弗所能止。乃于原方加麻黄4g,服1剂喘减,又服1剂而愈。陈明.刘渡舟临证验案精选[M].北京:学苑出版社,1996.

按:本案虽因落水受寒而起,但经用发汗之药,外感已解而变为喘,在石膏等清肺药中加小量麻黄,当然不是为了解表,而是为了宣肺。

2.俞长荣医案

邱某,患肺炎,高热不退,咳嗽频剧,呼吸喘促,胸膈疼痛,痰中夹有浅褐色血液,间有谵妄如见鬼状,请我及某医师会诊。患者体温40℃,脉象洪大。我拟给予麻杏甘石汤,某医师不大同意。他认为痰中夹血难胜麻黄辛散,主张注射青霉素兼进白虎汤。我说,此证注射青霉素固未尝不可,但用之少量无效,用大量则病家负担不起(时在20世纪50年代中期)。至于白虎汤似嫌太早,因白虎汤清热见长,而平喘止咳之功则不若麻杏甘石汤。此证高热喘促,是热邪迫肺,痰中夹血,血色带褐,胸膈疼痛,均系内热壅盛、肺气闭塞之故。正宜麻黄、杏仁宣肺气,疏肺邪,石膏清里热,甘草和中缓急。经过商讨,遂决定用本方。

石膏72g,麻黄9g,杏仁9g,甘草6g。水煎,分3次服,每隔1小时服1次。

服 1 剂后，症状减约十之七八，后分别用蒌贝温胆汤、生脉散合泻白散 2 剂，恢复健康。俞长荣．伤寒论汇要分析［M］．福州：福建科学技术出版社，1984.

按：本案证只有肺热，没有表证，用麻黄 9g，配 72g 石膏，只是为了宣肺，不是为了解表。

二、柴葛解肌汤方证辨析

（一）《方剂学》教材的主要内容

柴葛解肌汤（《伤寒六书》）

组成：柴胡 3g，干葛 9g，甘草 3g，黄芩 6g，羌活 3g，白芷 3g，芍药 6g，桔梗 3g。（原著本方无用量）

用法：水二盅，加生姜三片，大枣二枚，槌法加石膏末一钱（3g），煎之热服（现代用法：水煎温服）。

功用：解肌清热。

主治：外感风寒，郁而化热证。恶寒渐轻，身体增盛，无汗头痛，目疼鼻干，心烦不眠，咽干耳聋，眼眶痛，舌苔薄黄，脉浮微洪。

证治机理：本方所治证候太阳风寒未解，化热入里。外感风寒，本应恶寒较甚，而此恶寒渐轻，身热增盛者，为寒郁肌腠逐渐化热所致。因表寒未解，故恶寒仍在，并见头痛、无汗等症。阳明经脉起于鼻，经眼眶下行；少阳经脉行于耳后，经面颊到眶下。入里之热初犯阳明、少阳，故目痛鼻干、眼眶痛、咽干、耳聋；热扰心神，则见心烦不眠；脉浮而微洪是外有表邪、里有热邪之征。此证乃太阳风寒未解，郁而化热，渐次传入阳明，波及少阳，故属三阳合病。治宜辛凉解肌，兼清里热。

方解：方中葛根味辛性凉入阳明，外透肌热，内清郁热；柴胡味辛性寒入少阳，善于祛邪解表退热。二药相须，解肌清热之力著，共用为君。羌活、白芷助君药辛散发表，并止诸痛；黄芩、石膏清泄里热，俱为臣药。其中，葛根配白芷、石膏，清透阳明之邪热；柴胡配黄芩，透解少阳之郁热；

羌活发散太阳之风寒。如此配合，三阳兼治，治阳明为主。桔梗宣畅肺气以利祛邪外出；芍药、大枣益阴养血，既防热邪伤阴，又制疏散太过；生姜发散风寒，均为佐药。甘草调和药性，为使药。

配伍特点：本方温清相伍，三阳并举，表里同治，重在疏泄透散。

辨证要点：本方为治疗太阳风寒未解，入里化热，初犯阳明或三阳合病之常用方。以发热重、恶寒轻、头痛、眼眶痛、鼻干、脉浮微洪为辨证要点。

使用注意：原书各药均未注用量，但用法中注明石膏为一钱，表明入里之热不甚，用量不宜过大，免大寒之性有碍辛凉之品解肌疏散。

以上是《方剂学》教材中辛凉解表剂柴葛解肌汤的主要内容。

（二）概念问题

1. 本方是辛凉解表剂，但其功用却是"解肌清热""辛凉解表"和"解肌清热"是等同的概念吗？

2.《伤寒论》第16条说："桂枝本为解肌，若其人脉浮紧，发热汗不出者，不可与之也。"本方的功用也是"解肌清热"，也就是说本方"解肌"的功用和桂枝汤是相同的，在桂枝汤功用的基础上再加上"清热"的功用，就等于本方的功用了？

3. 在《方剂学》教材"辛凉解表剂"的概述中说："辛凉解表剂，适用于风热表证。"而本方的主治却是"外感风寒，郁而化热证"。"风热表证"是什么？ "风热表证"就是"外感风寒，郁而化热证"吗？

4. "证治机理"中说："此证乃太阳风寒未解，郁而化热，渐次传入阳明，波及少阳，故属三阳合病。治宜辛凉解肌，兼清里热。"那"三阳合病"等于"风热表证"吗？"辛凉解肌"是什么治法？治法"辛凉解肌，兼清里热"和"解肌清热"等于"辛凉解表"吗？

（三）从临床表现分析，本方证是表证兼里热证，不是所谓的"风热表证"

在《伤寒论》中，表证指的是太阳病，太阳病的提纲是"太阳之为病，脉浮，头项强痛而恶寒"（第1条）。太阳病的临床表现有脉浮、头项强痛、恶寒，其中恶寒是太阳病的特征性表现。而恶寒的形成机理是寒邪束缚了卫气，使卫气不能温分肉，所以表证的病因是寒邪。因为寒邪具有收引、凝滞之性，才可能束缚卫气，形成恶寒，其他的邪气（湿邪除外）则不可能束缚卫气，因而也就不可能形成恶寒，不可能形成表证。《伤寒论》中的太阳病有两个证型，一个是有汗的桂枝汤证，一个是无汗的麻黄汤证，但二者的共同前提和特征是恶寒（或恶风），因此，《伤寒论》常将恶寒作为太阳病的特征，也就是表证的特征，如第164条："伤寒，大下后，复发汗，心下痞，恶寒者，表未解也，不可攻痞，当先解表，表解乃可攻痞。解表宜桂枝汤，攻痞宜大黄黄连泻心汤。"因此，凡是有恶寒的，就是有表证。表证可以单独存在，如麻黄汤证、桂枝汤证就是单纯的表证；表证也可以兼有热证，如大青龙汤证就是麻黄汤证没有及时解表，寒邪郁闭太甚而化热，出现烦躁；表证也可以兼少阳病，如柴胡桂枝汤证；当然，表证也可以兼阳明病，就是太阳阳明合病或者太阳阳明并病；还可以兼阳明和少阳，那就是三阳合病。三阳合病的本质还是表证兼里热证。所以，柴葛解肌汤所主治的证候，可以叫"三阳合病"，也可以叫"表寒里热证"，但是不能叫"风热表证"。

（四）从药物组成分析，本方的功用是解表清里，不是所谓的"辛凉解表"

柴葛解肌汤从组方分析，有解表的功用，但解表的功用是因为用了羌活和白芷，这两味药是辛温的，不是辛凉的，所以不是辛凉解表；方中的柴胡、葛根、黄芩是清热的药，并没有解表的功用。解表药和清热药同用，叫"解表清里"，属于表里同治的范围，不能叫"辛凉解表"。

三、升麻葛根汤方证辨析

（一）《方剂学》教材中的主要内容

升麻葛根汤（《太平惠民和剂局方》）

组成：升麻、白芍药、甘草（炙）各十两（各 6g），葛根十五两（9g）。

用法：上为粗末。每服三钱（9g），用水一盏半，煎取一中盏，去滓，稍热服，不计时候，一日二三次。以病气去，身清凉为度（现代用法：作汤剂，水煎服）。

功用：解肌透疹。

主治：麻疹初期。疹发不出，身热头痛，咳嗽，目赤流泪，口渴，舌红，苔薄而干，脉浮数。

证治机理：麻疹由肺胃蕴热，又感麻毒时疫之邪所致。若麻疹初起，又遇外邪袭表，抑遏麻毒外达之机，以致疹发不出或疹出不畅。麻毒、外邪侵犯肺卫，邪正相争，清肃失调，则身热头痛、咳嗽、脉浮数等；风邪疹毒上攻头面，故目赤流泪；热灼津伤，则口渴、舌红苔干。治当辛凉解肌，透疹解毒。

方解：方中升麻辛甘微寒，入肺、胃经，为透疹之要药，既可辛散透疹，又能清热解毒，为君药。葛根辛甘性凉，入胃经，解肌透疹，生津除热，为臣药。二药轻扬升散，通行肌表内外，对疹毒欲透未透，病势向外者，能因势利导，相配则透达疹毒之功彰。芍药益阴和营，以防君臣升散太过，为佐药。使以炙甘草调和药性。四药配伍，共奏解肌透疹之功。

配伍要点：本方辛凉与酸甘合法，主以升散清解，少佐酸敛益阴，共成透解之方。

辨证要点：本方为治疗麻疹未发，或发而不透之基础方。以疹发不出或出而不畅、舌红、脉数为辨证要点。

使用注意：若麻疹已透，或疹毒内陷而见气急而粗，喘息抬肩，鼻翼扇动者，则当禁用。

辨证加减：对于麻疹初起，疹发不畅者，若因风热袭表，酌加薄荷、荆芥、蝉蜕、牛蒡子、金银花等以增强透疹清热之力；若风寒袭表，兼见恶寒、无汗、鼻塞、流清涕、苔薄白等症，宜加防风、荆芥、柽柳以发表散寒透疹；若麻疹未透，色深红者，宜加紫草、丹皮、大青叶以凉血解毒。

以上是《方剂学》教材中辛凉解表剂升麻葛根汤的主要内容。

（二）原方的主治

《太平惠民和剂局方》卷二：大人、小儿时气温疫，头痛发热，肢体烦疼，及疮疹已发及未发。

（三）疹不是表证

疹的临床表现是皮肤出现红色或紫红色的、粟粒状的疹点，高出皮肤，摸之碍手，压之退色。常见的疹就有麻疹。疹是外感病过程中，气分（肺）热盛，热入营血，血热妄行，出于皮肤所致。温病学家常将斑疹作为热入营血的证据，如叶天士在《温热论》中说："前言辛凉散风，甘淡祛湿，若病仍不解，是渐欲入营也。营分受热，则血液受劫，心神不安，夜甚无寐，或斑点隐隐，即撤去气药。"在高等中医药院校教材《中医诊断学》和《温病学》中，将"斑疹隐隐"作为热入营分的特征，将"斑疹透露"作为热入血分的特征。关于斑疹的形成机理，古今医家都没有疑义，是热入营血的表现。因为斑疹都是气分热盛，热入营血，斑和疹也可以同见，所以有时候并不细分。但斑和疹在形态上有区别，在形成机理上也有区别。斑是胃热炽盛，热入营血；疹是肺热炽盛，热入营血。这就是所谓的"斑属阳明，疹属太阴"。显然，从发生机理分析，疹不属于表证。

（四）疹的治法是清气（肺热）凉血，不是解表

根据疹的发生机理，其治疗方法应该是气血两清，更加明确表述是清肺凉血。吴鞠通在《温病条辨》上焦篇第 16 条中说："太阴温病，不可发汗，发汗而汗不出者，必发斑疹；汗出过多者，必神昏谵语。发斑者，化斑汤主之；发疹者，银翘散去豆豉，加细生地、丹皮、大青叶，倍玄参主之。禁升麻、柴胡、当归、防风、羌活、白芷、葛根、三春柳。"用银翘散去豆豉（应该再去荆芥）清肺热，加细生地、丹皮、大青叶、玄参（银翘散中本无玄参，故无所谓"倍"）清热凉血，这是疹的正确治法，麻疹也应按此法治疗。显然，疹的治法不是解表。不仅不是解表，而且要禁用解表法。升麻葛根汤中的主药升麻、葛根也是禁用药。

（五）升麻葛根汤既不解表也不治疹

升麻在《中药学》教材中的记载为："性辛，微甘，微寒。归肺、脾、胃、大肠经。功效发表透疹，清热解毒，升举阳气。"

在临床中，升麻被用得最多的功效是升举阳气，代表方就是补中益气汤；清热解毒的功效也可以用到，如口舌生疮、牙龈肿痛等也可以用升麻；发表，就是解表的功效，只见于《中药学》教材和《方剂学》教材的记载，没有用于临床治疗的代表方和例子；透疹的功效所举的例子就是本方升麻葛根汤，这个方也只见于《方剂学》教材，没有实际运用的例子，《中医儿科学》教材中麻疹的治疗也没有用升麻葛根汤。

升麻在《神农本草经》中的记载为："味甘、平。解百毒，杀百精老物殃鬼，辟温疫、瘴气、邪气、蛊毒。"在《名医别录》中的记载为："味苦，微寒，无毒。主解毒入口皆吐出，中恶腹痛，时气毒疠，头痛寒热，风肿诸毒，喉痛口疮。"没有辛味，没有和解表、治疹有关的内容。

张仲景用升麻的方也很少，《伤寒论》中只有麻黄升麻汤。麻黄升麻汤证是肺热脾寒证，用升麻的目的应该是清肺热，肯定不是解表，也不是治疹。《金匮要略》中有升麻鳖甲汤，该方治疗阴阳毒，显然，用升麻的功效是解毒，肯定也不是解表，也不是治疹。

葛根在《中药学》教材中的记载："味甘、辛，性凉，归脾、胃、肺经。功效解肌退热，生津止渴，透疹，升阳止泻，通经活络，解酒毒。"

《中药学》教材中列举的与解表有关的代表方有：柴葛解肌汤、葛根汤、桂枝加葛根汤。其中，柴葛解肌汤主治三阳合病，方中羌活、白芷是典型的辛温解表药，如果有解表的功效，也不是葛根的作用；葛根汤、桂枝加葛根汤，用葛根是为了治项强，不是解表，因为有麻黄、桂枝。与透疹有关的代表方还是升麻葛根汤，前面讨论升麻的时候已经述及。

《神农本草经》记载："葛根，味甘，平。主消渴，身大热，呕吐，诸痹。起阴气，解诸毒。"《名医别录》记载："疗伤寒中风头痛，解肌发表出汗，开腠理，疗金疮，胁风痛。"没有治疹的功效，《名医别录》认为其可以解表。

张仲景在《伤寒论》中用葛根的方有葛根汤、葛根加半夏汤、桂枝加葛根汤、葛根黄芩黄连汤。其中，葛根汤、桂枝加葛根汤用葛根的目的是升津液以濡养经脉，治疗项强；葛根汤和葛根黄芩黄连汤用葛根是为了升津止泻。显然，都和解表、治疹没有关系。《金匮要略》中有葛根汤，用于治疗刚痉，葛根的功效还是升津液以濡养经脉。

温病学家中，叶天士认为斑疹是温病热入营血的表现，治疗方法为："如从风热陷入者，用犀角、竹叶之属；如从湿热陷入者，犀角、花露之品，参入凉血清热方中。若加烦躁，大便不通，金汁亦可加入，老年或平素有寒者，以人中黄代之，急急透斑为要。"叶天士虽然将这一治法称为"透斑"，但所用药物主要是清热凉血之品，并不是后世所说的辛味宣散的药物。在叶氏的《临证指南医案》中，治疹也不用升麻、葛根。

另一位温病学家吴鞠通关于疹的病机和治法方药已经在前面介绍了，他认为升麻、葛根等具有升发作用的药是禁忌，提出用银翘散去豆豉加清热凉血药，为临床所常用。

余师愚是温病学家中治疹的专家，著有专著《疫疹一得》。在《疫疹一得》的疫疹诸方中，前三方为败毒散、凉膈散、清瘟败毒饮。在败毒散的方后注："疫症初起，服此先去其爪牙，使邪不盘踞经络，有斑即透，较升、葛、荆、防发表妙多矣。"显然，余氏也是不用升麻、葛根的。

从组方分析，方中用升麻、葛根，这两味药最主要的功效是升提，其次是清肺胃热。白芍、炙甘草的配伍，就是芍药甘草汤，可以滋阴柔肝，缓急止痛，用于阴虚经脉失养的拘急疼痛有效，特别是葛根、白芍、甘草同用，对肌肉痉挛性疼痛效果肯定。根据药物组成，不能得出升麻葛根汤可以解表、治疹的结论。

参考文献

[1] 崔连有.《方剂学》麻黄杏仁甘草石膏汤分类异议 [J].国医论坛,2001,16（6）: 55.

[2] 赵宇昊.麻杏甘石汤方证探讨 [J].中国实验方剂学杂志, 2010, 16（15）: 244-245.

第五节 "辛凉解表剂"的重新归类

通过以上研究，不难看出，"辛凉解表剂"这一类方根本不是解表剂，不能放在解表剂内，需要重新归类。

一、银翘散

根据吴鞠通的本意，应该去掉原方中的荆芥穗、淡豆豉，归入清热剂的清脏腑热剂中，属于清肺热剂。

如果按照原方，应归入表里双解剂或解表清里剂中，但应该属于清肺热为主，兼以解表。适用于外感热邪初期，肺热为主兼轻微外寒者。

二、桑菊饮

应该归入清热剂的清脏腑热剂中，属于清肺热剂。适用于外感热邪初期，邪热在肺，咳嗽为主者。

三、麻黄杏仁甘草石膏汤

应该归入清热剂的清脏腑热剂中，属于清肺热剂。适用于邪热壅肺的喘证。

四、柴葛解肌汤

应该归入表里双解剂的解表清里剂中。适用于太阳阳明同病，或三阳同病。

五、升麻葛根汤

应该归入清热剂的清脏腑热剂中，属于清肺胃热剂。从上述分析不难看出，该方的组方不合理，主治功效不明确，不应该选入《方剂学》教材中。

根据以上结果，《方剂学》教材解表剂中的"辛凉解表剂"一节自然取消。